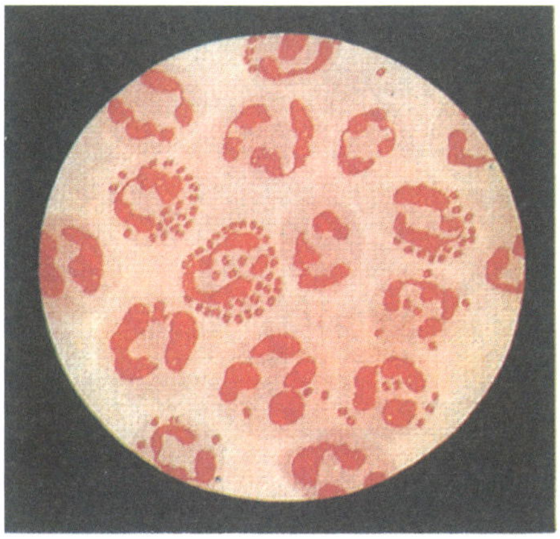

Neisseria gonorrhoeae.
Gram stain.

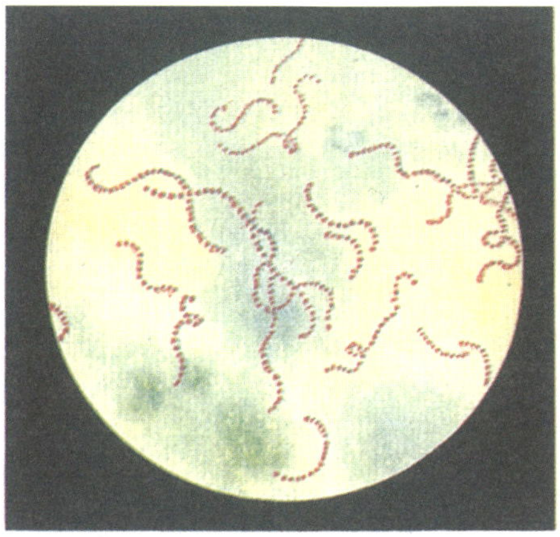

Streptococcus pyogenes
Methylene blue stain.

Streptococcus pyogenes.
Pappenheim's stain.

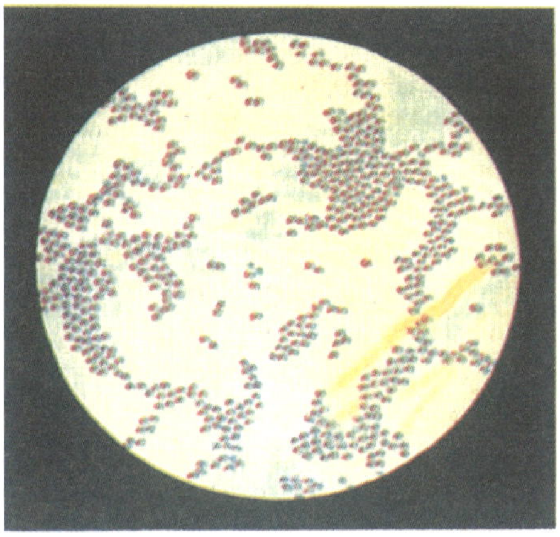

Staphylococcus aureus.
Methylene blue stain.

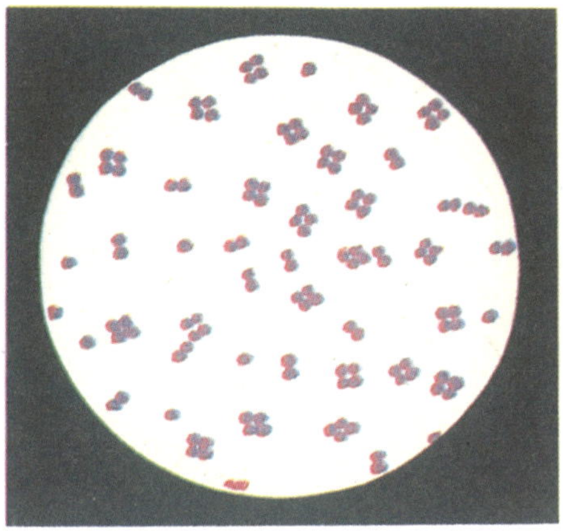

Micrococcus tetragenous
Gram stain.

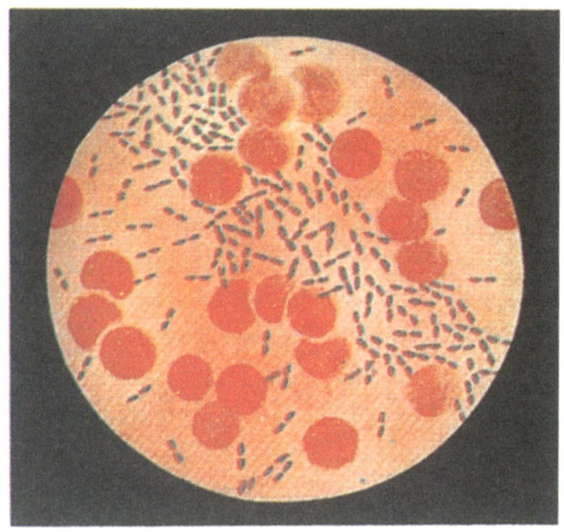

Streptococcus pneumoniae.
Gram stain.

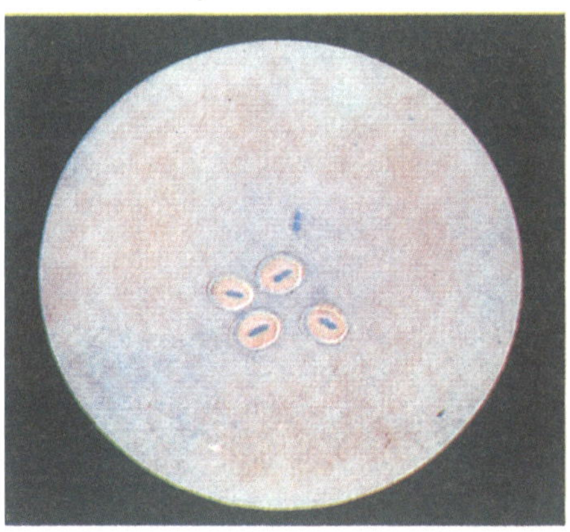

Streptococcus pneumoniae.
Neufeld test.

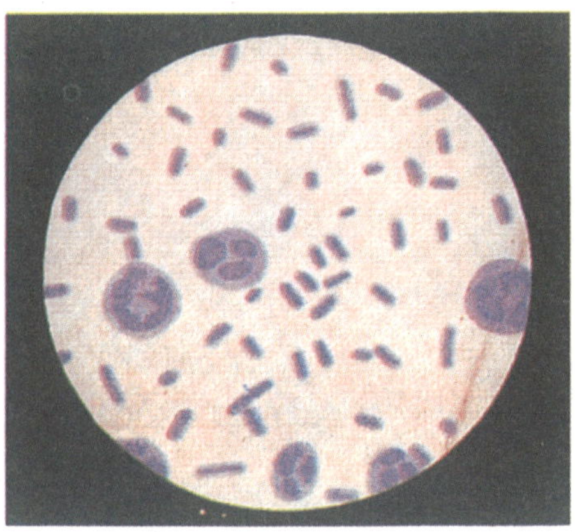

Klebsiella pneumoniae.
Hiss capsule stain.

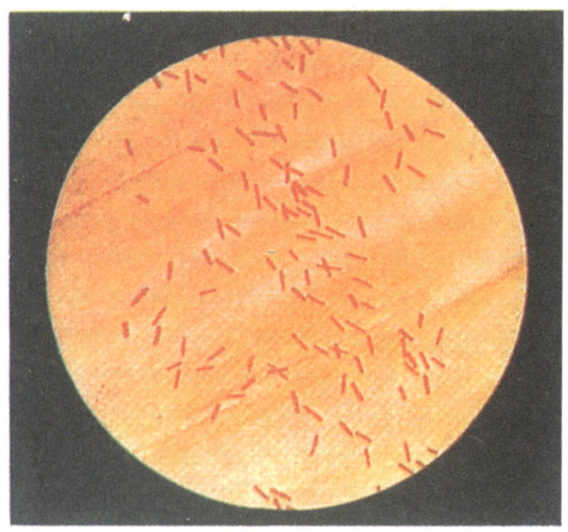

Escherichia coli.
Gram stain.

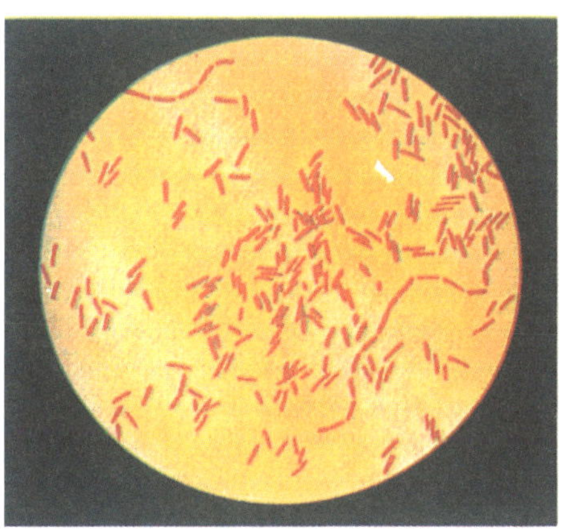

Salmonella typhi.
Gram stain.

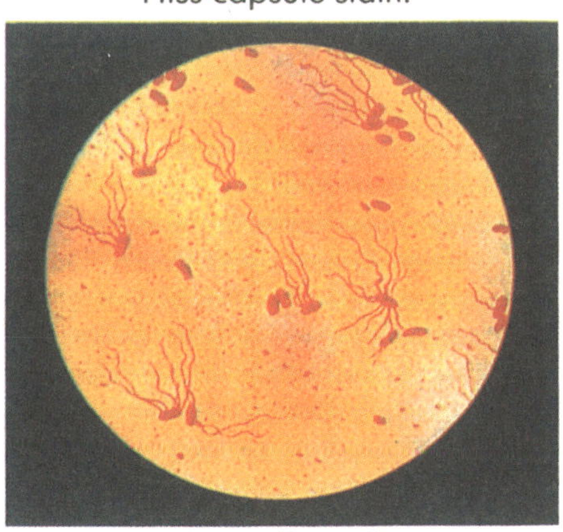

Salmonella typhi.
Flagella staining.

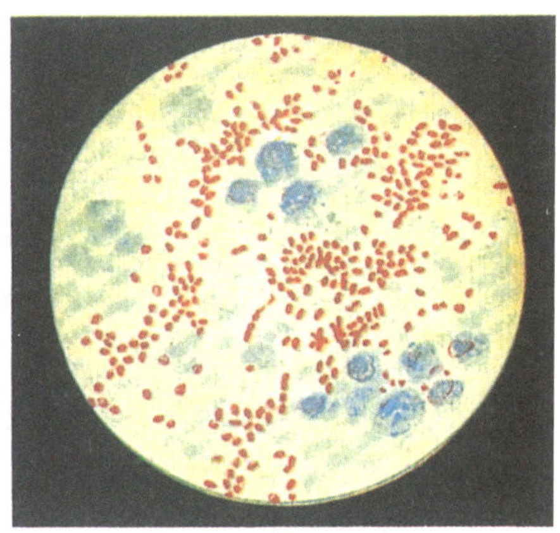

Pasteurella pestis.
Pappenheim's stain.

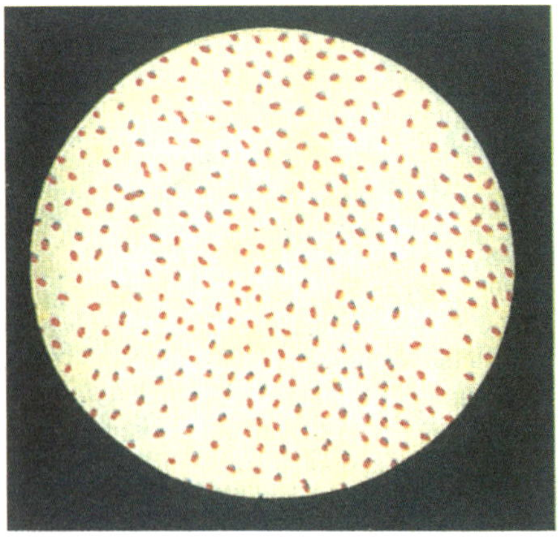

Brucella melitensis.
Carbol-fuchsin stain.

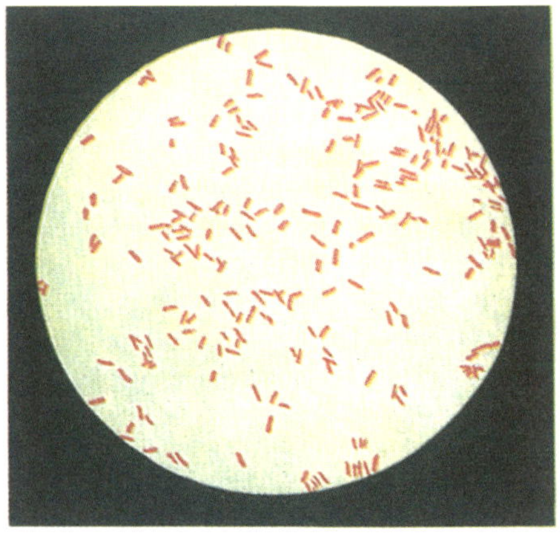

Pseudomonas aeruginosa.
Gram stain.

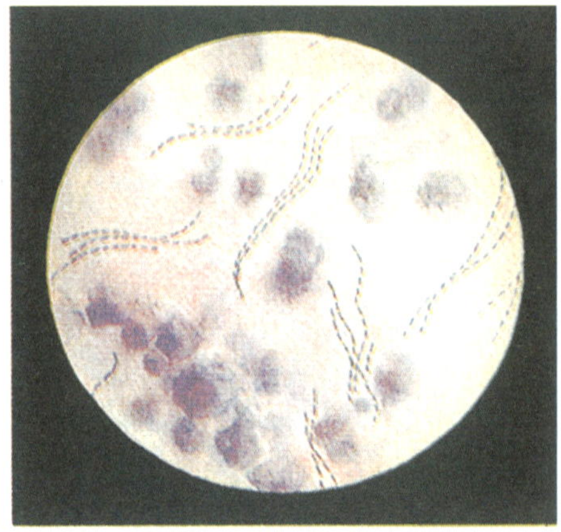

Haemophilus ducreyi.
Gentian violet stain.

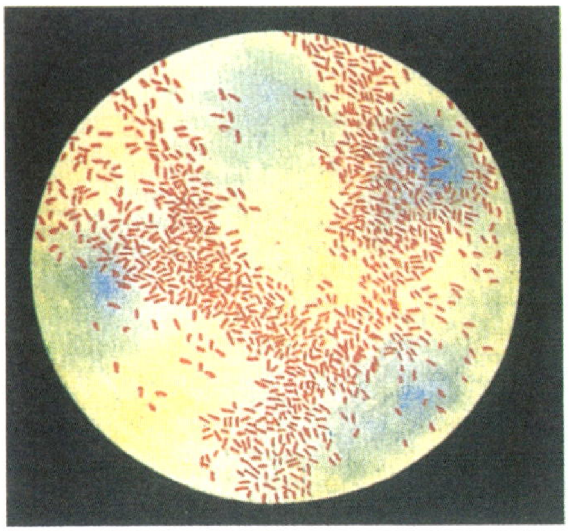

Haemophilus influenzae.
Gram stain.

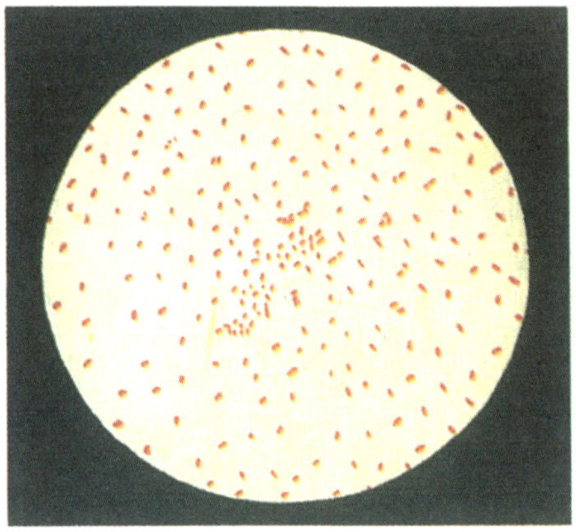

Bordetella pertussis.
Gram stain.

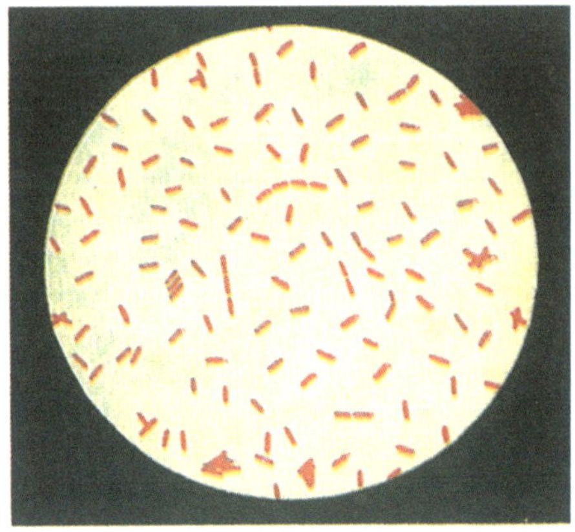

Moraxella lacunata.
Carbol-fuchsin stain.

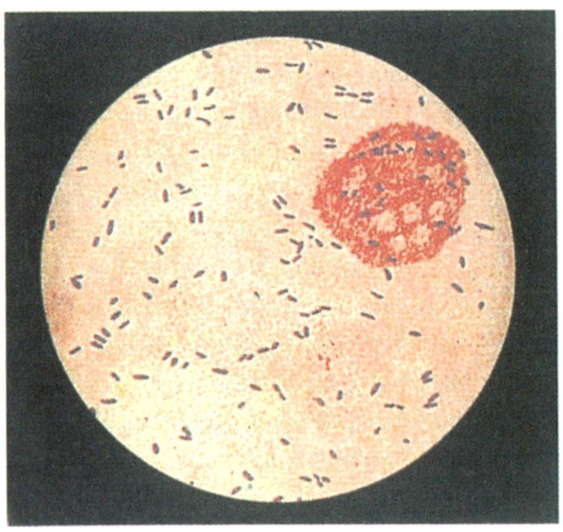

Propionibacterium acnes
Gram stain.

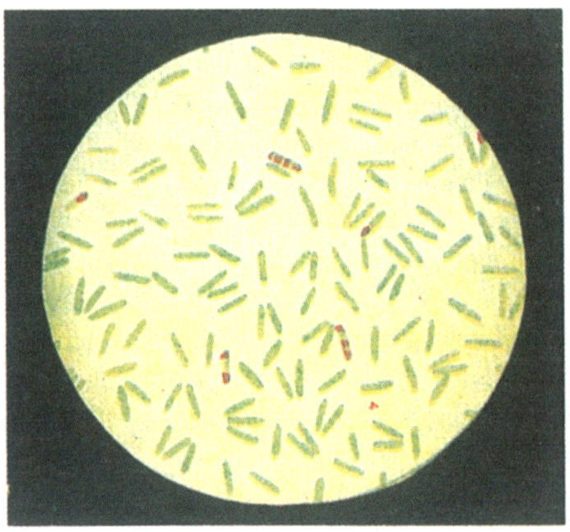

Corynebacterium xerosis
Albert's stain.

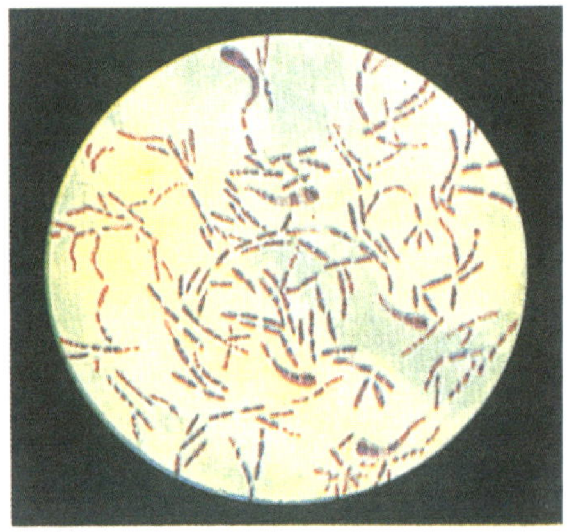

Corynebacterium diphtheriae.
Gram stain.

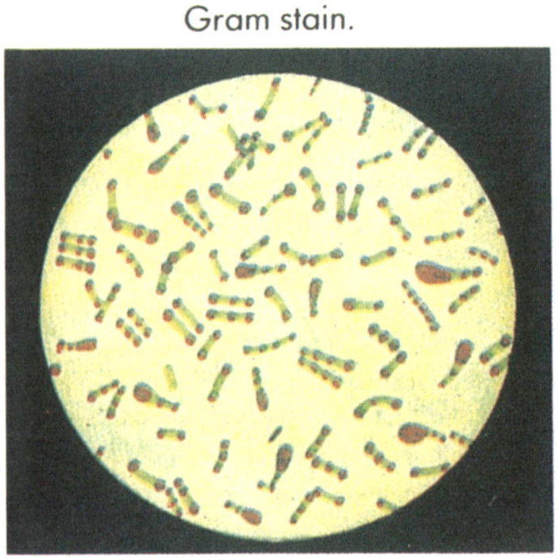

Corynebacterium diphtheriae.
Albert's stain.

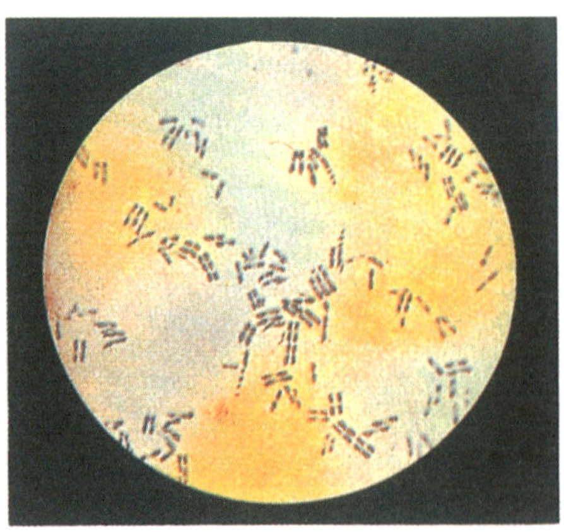

Corynebacterium pseudodiphtheriticum.
Gram stain.

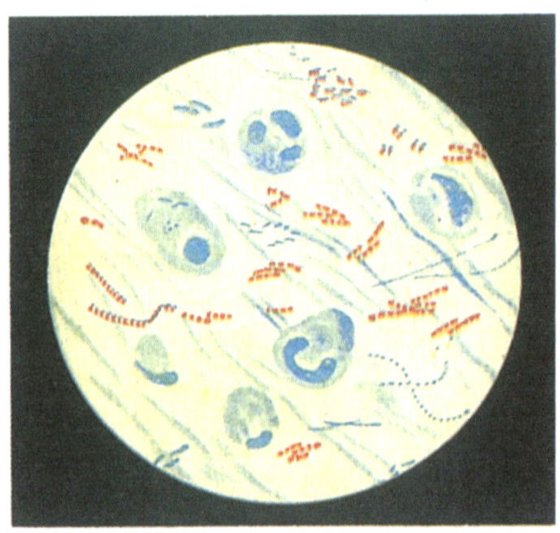

Mycobacterium tuberculosis.
Ziehl-Neelsen stain.

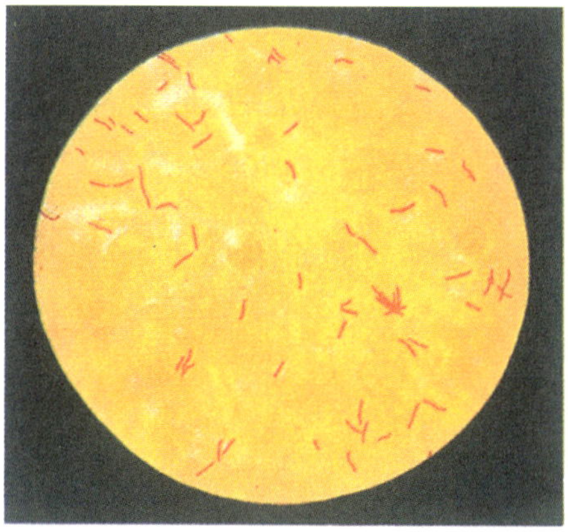

Mycobacterium tuberculosis.
Spengler stain.

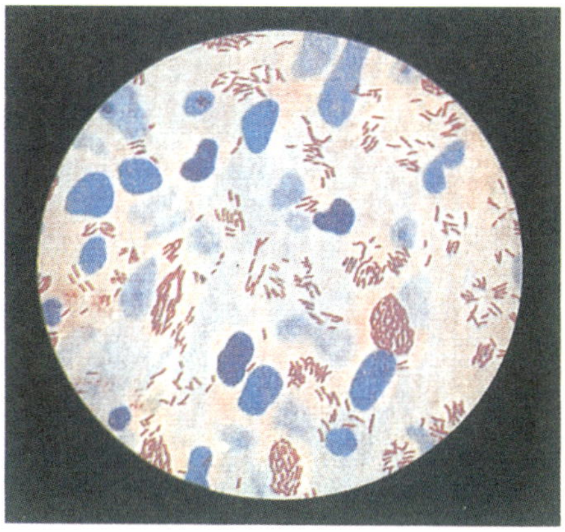

Mycobacterium leprae.
Ziehl-Neelsen stain.

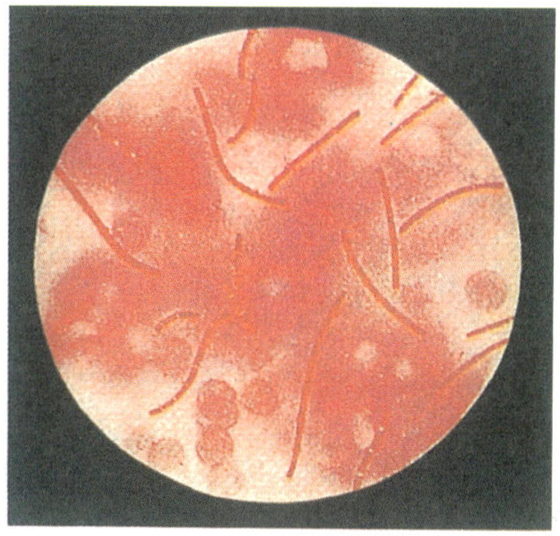

Bacillus anthracis.
Carbol-fuschin stain.

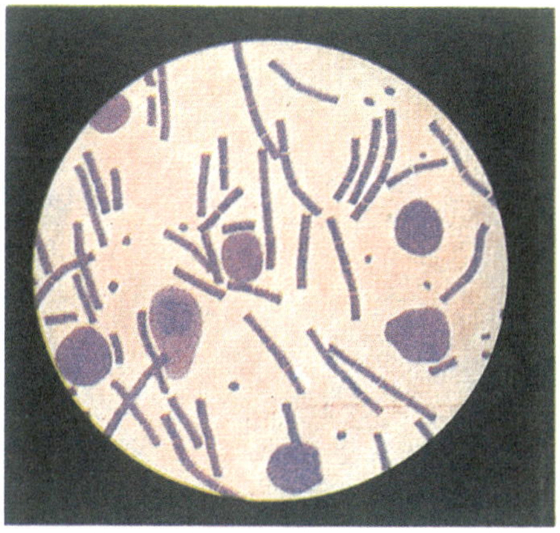

Bacillus anthracis.
Hiss capsule stain.

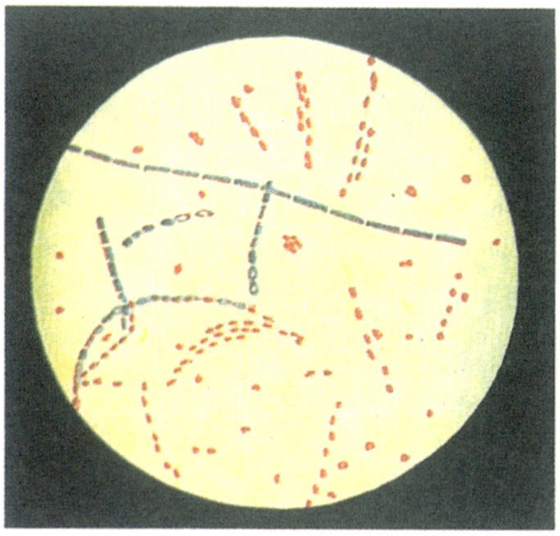

Bacillus anthracis. Fuchsin-methylene blue stained spores.

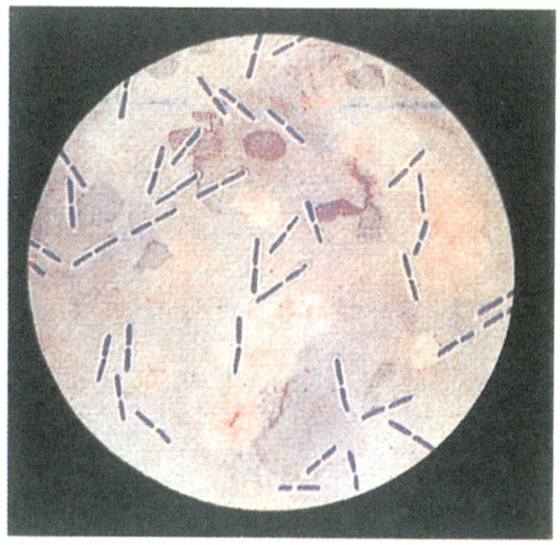

Clostridium perfringens.
Gram stain.

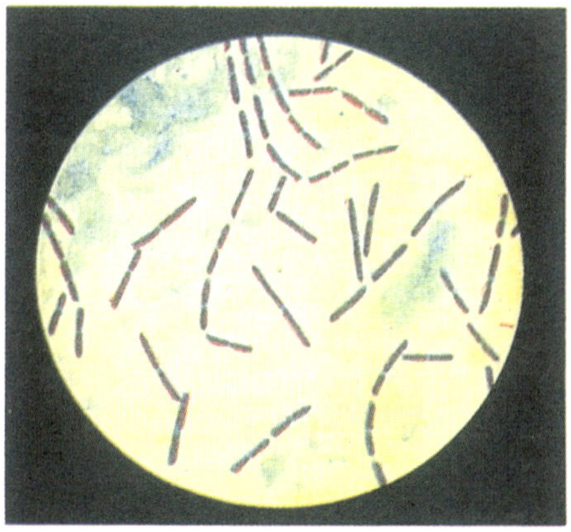

Clostridium septicum.
Methylene blue stain.

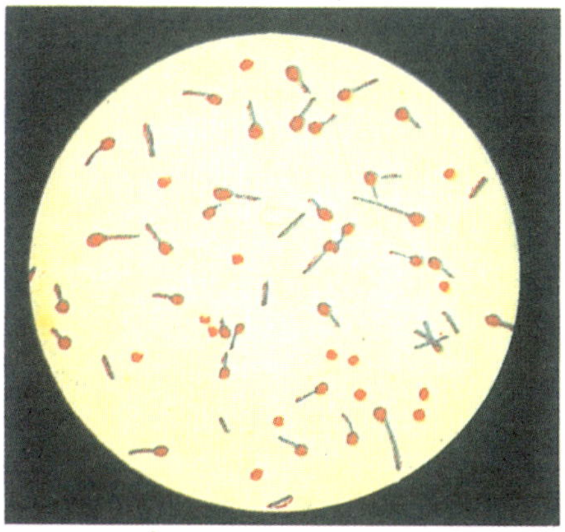

Clostridium tetani. Fuschin-methylene blue-stained spores.

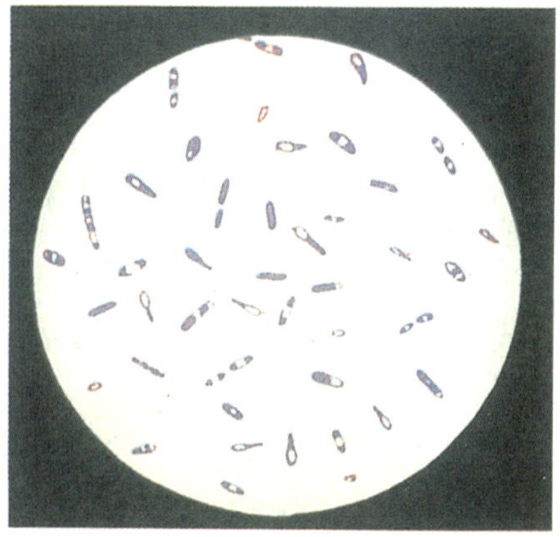

Clostridium chauvoei.
Gram stain.

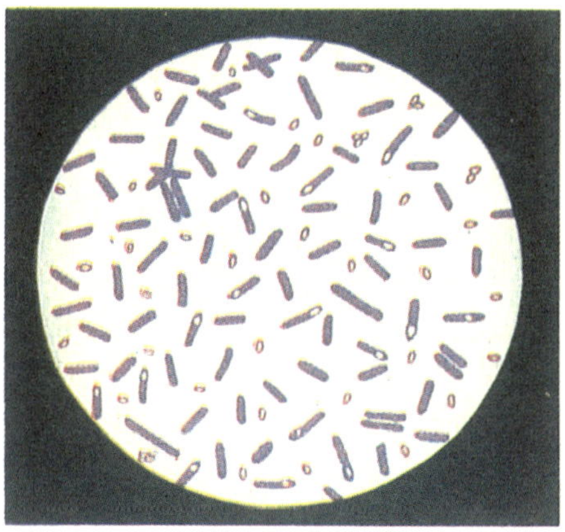

Clostridium botulinum.
Gentian violet stain.

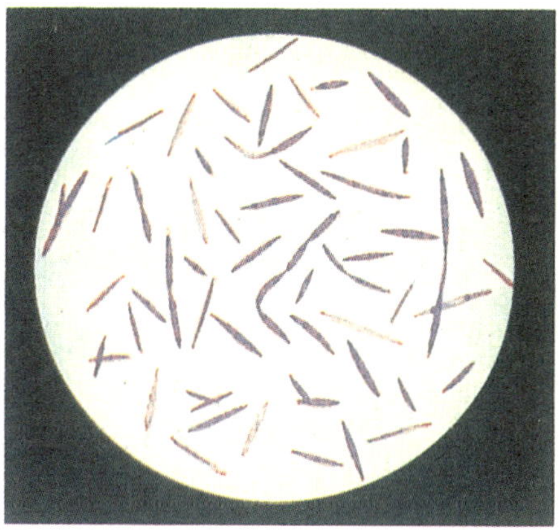

Fusobacterium nucleatum.
Gentian violet stain.

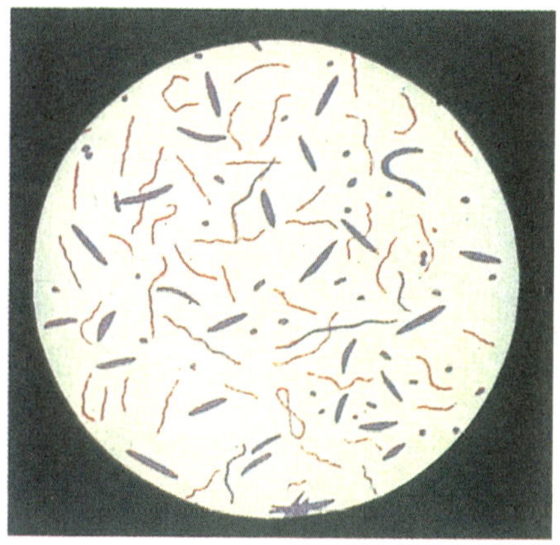

Sample from Vincent's angina lesion.
Gentian violet stain.

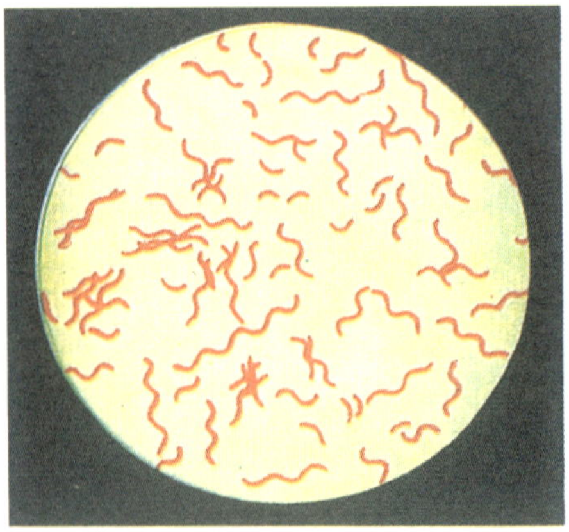

Rhodospirillum rubrum.
Carbol-fuchsin stain.

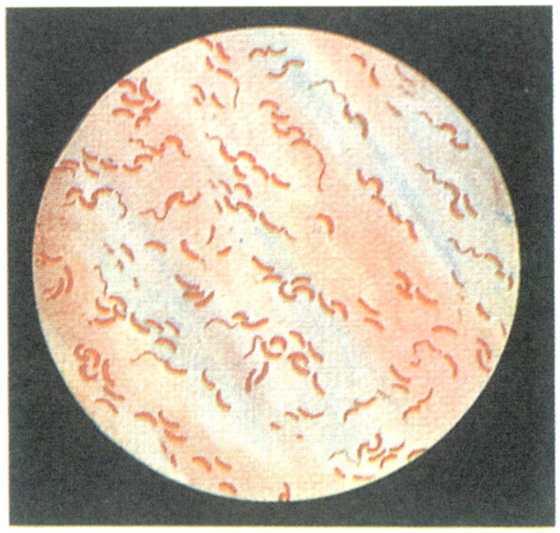

Vibrio cholerae.
Gram stain.

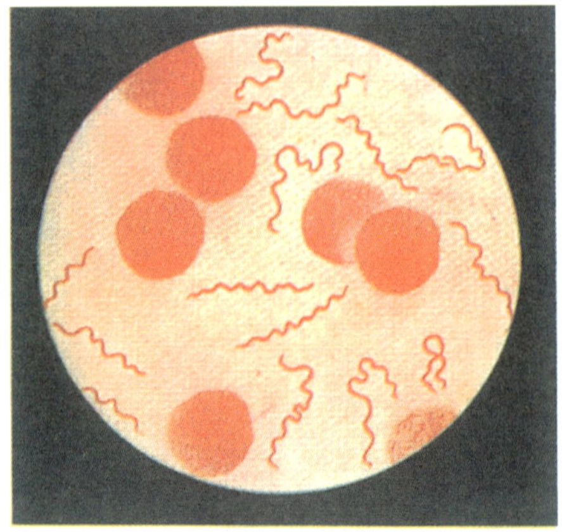

Borrelia recurrentis.
Safranin stain.

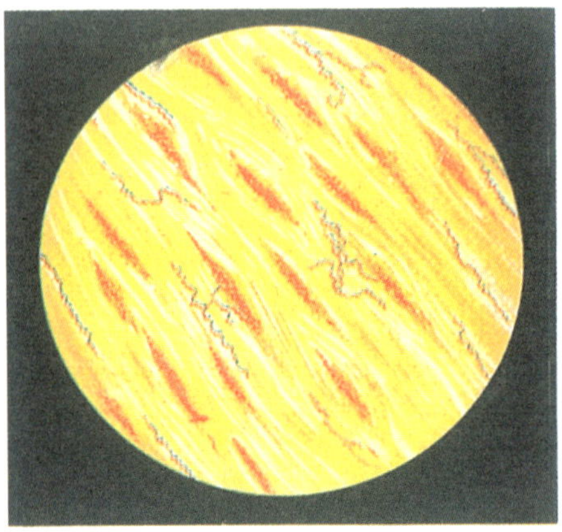

Treponema pallidum.
Levaditi's method.

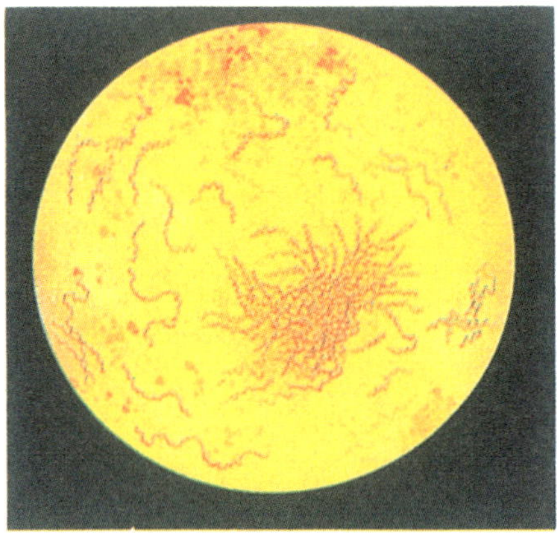

Treponema pallidum.
Fontana's stain.

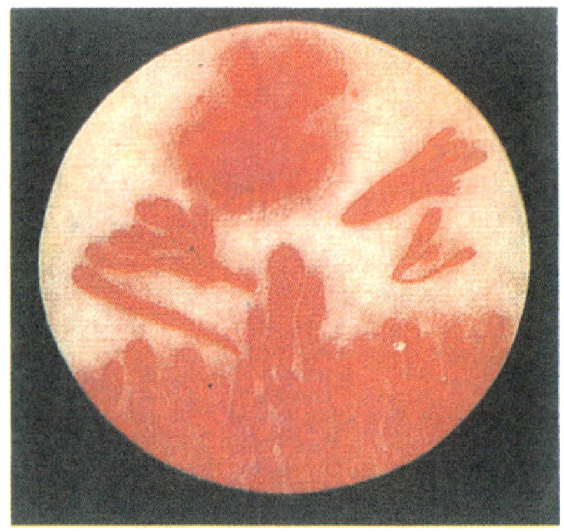

Actinomyces bovis.

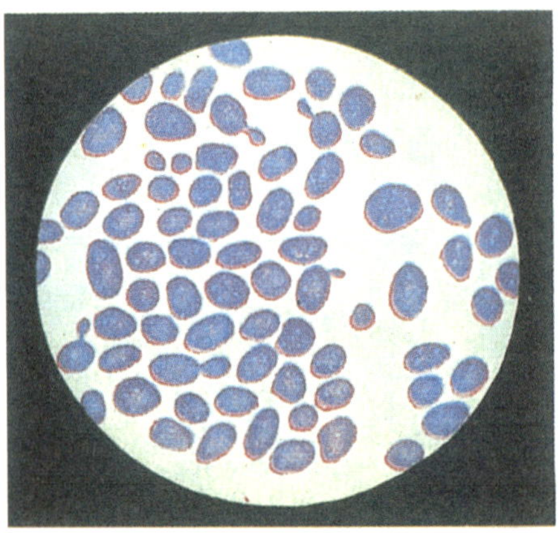

Saccharomyces sp.
Methylene blue stain.

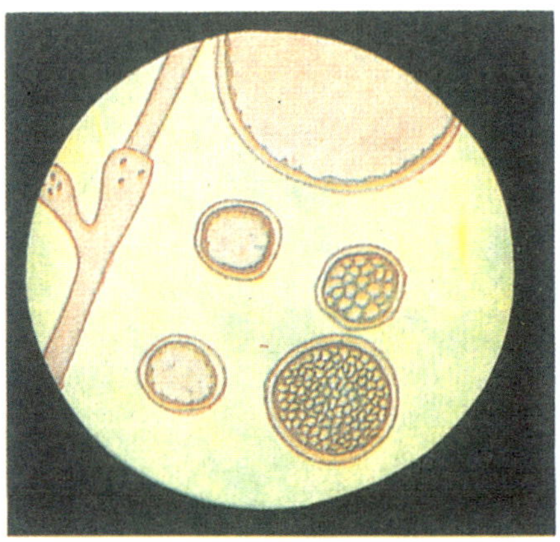

Coccidioides immitis.

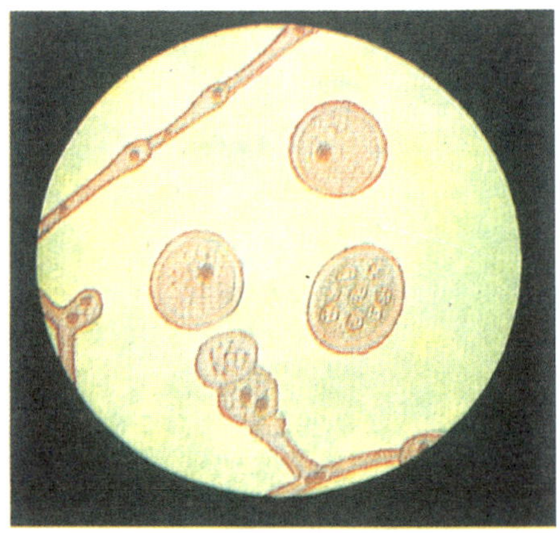

Blastomyces dermatidis.

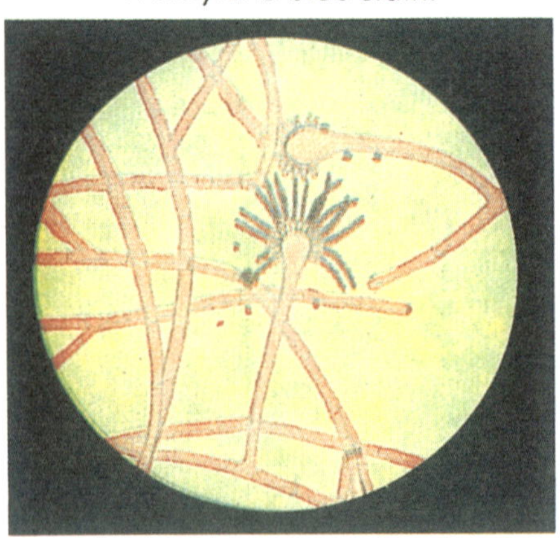

Aspergillus sp. (X 125)

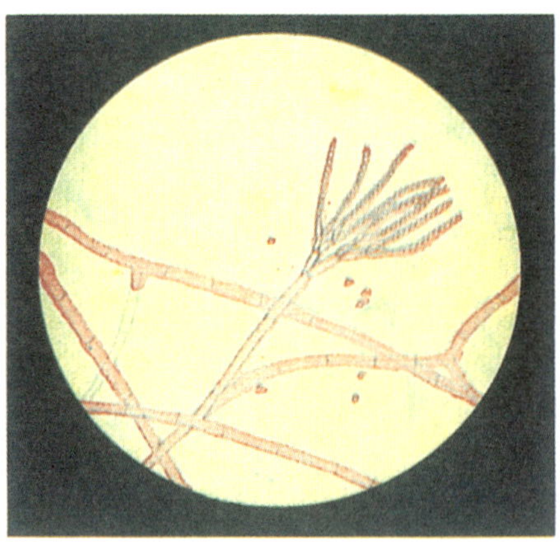

Penicillium sp. (X 125)

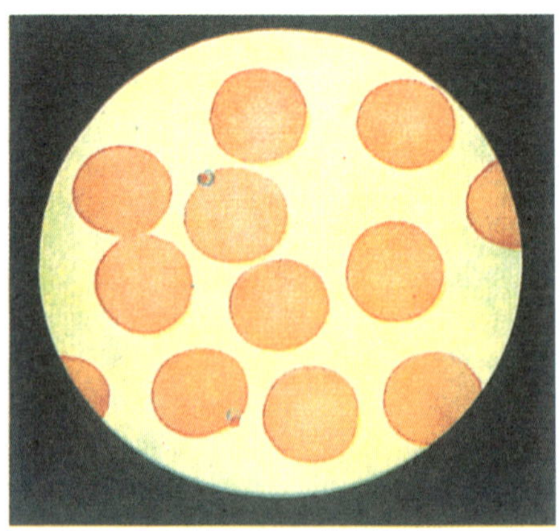

Plasmodium falciparum.
Wright's stain. (X 1500)

3th
EDITION

Laboratory Manual in General Microbioligy

임상병리사를 위한

일반 미생물학 실습

미생물학교수회 학술출판위원회

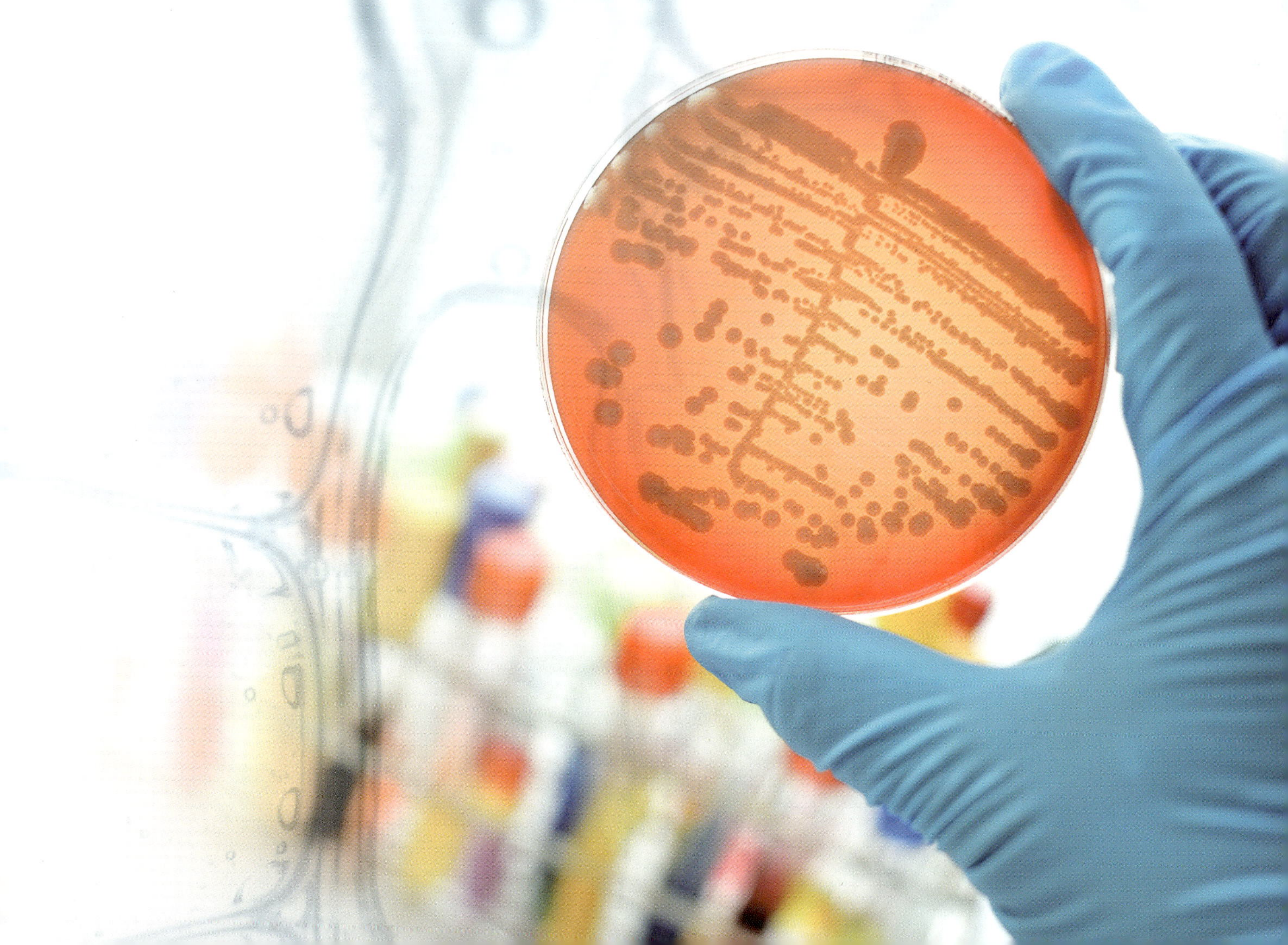

집필진 (가나다 순)

책임저자 한국임상병리학과 미생물학 교수회 학술 · 출판위원회

공동저자

권필승(원광보건대학교)
김성훈(나사렛대학교)
김소진(대구보건대학교)
김수정(대구보건대학교)
김시현(세명대학교)
김아름(서영대학교 파주)
김혜란(동의과학대학교)
김혜영 (신성대학교)
류재기(김천대학교)
박 민(마산대학교)
박상용(서영대학교 광주)
박은석(경복대학교)
박인원(전주기전대학교)
박창은(남성울대학교)
박 철(광주보건대학교)
박훈희(안산대학교)
성지연(극동대학교)
송현제(광주보건대학교)
심인숙(동남보건대학교)
염종화(동의대학교)
육근돌(대전보건대학교)
이동석(인제대학교)
이용헌(동서대학교)
이창근(연세대학교)
장경수(부산가톨릭대학교)
장연희(경남정보대학교)
장유지(호남대학교)
정무상(제주한라대학교)
정선도(신한대학교)
정운원(청주대학교)
조혜현(대전과학기술대학)
허지혜(동강대학교)
현성희(을지대학교 대전캠퍼스)

머리말

본 실험서가 출간되기까지 지혜를 주시고 함께하신 하나님께 감사와 영광을 드립니다.

본서가 1992년 처음 출간된 지 어느덧 25년의 세월이 흘렀습니다. 그동안 본서를 사랑해주시고 본서의 3차 개정에 이르기까지 많은 조언과 고견을 보내주신 동학제현들에게 진심어린 감사의 마음을 전합니다.

현대의 미생물학은 순수미생물학은 물론 병원미생물학을 포함하여 분자생물학, 유전공학, 환경미생물학, 농학, 약학, 식품미생물학, 면역학 등 거의 모든 자연과학 분야에 광범위한 영역을 차지하고 있으며 하루가 다르게 발전하고 있습니다.

모든 미생물학 연구 분야에서 가장 기초적인 실험과정인 일반미생물학 실험을 정확하게 숙련하기란 결코 쉬운 일이 아니기 때문에 어떻게 하면 교수님들이 학생들에게 좀 더 쉽게 이해하고 도움이 되는 실습서가 될까를 생각하면서 오랜 기간 동안 실험과 학생지도를 통해 얻은 노하우와 자료를 모아서 본서를 개정하게 되었습니다.

본 개정판의 특징은 가능한 사진과 삽화를 많이 사용하고 필요한 부분에 색조를 넣어 실험의 이해를 도왔습니다. 또한 실험 각 장마다 그 장에서 학습한 내용을 복습하고 정리하도록 문제와 work sheet란을 마련하여 학생 각자가 실험 중 느낀 견해와 특기사항과 주의사항을 기록하도록 하였습니다.

1장에서 6장까지는 일반미생물학 전체 미생물학 분야 및 병원미생물학의 공통 기초 분야를 다뤘으며, 7~8장에서는 식품미생물학 및 환경미생물학, 위생학 분야에서 응용할 수 있도록 하였고, 9장에서는 미생물학 실험의 정확성을 기하기 위해 미생물실험실 정도관리 분야를 언급하였으며, 부록에서는 미생물실험실에서 많이 사용하는 염색시약과 배지, 각종 지시약과 pH 범위를 정리하여 실험 중 언제라도 쉽게 참고하고 지도할 수 있도록 하였습니다.

언제나 그렇듯이 탈고하고 나면 아쉽고 부족하고 부끄러운 부분이 많아 송구스럽기까지 합니다. 그러나 제한된 지면에 최선을 다한 것으로 자위해 봅니다. 미흡한 부분은 차후 개정하면서 보충할 것을 약속하며 동학제현들의 많은 지적과 고견을 기대합니다.

본서의 출판을 맡아주신 고려의학 김영환 사장님과 편집부 직원들의 노고에 감사드립니다.

2023년 8월

한국임상미생물학 교수회 편찬위원회

학생 감염 안전관리 교육

〈교육 내용〉

1. 병원감염과 미생물의 관계 이해
2. 병원감염의 정의와 병원감염관리의 중요성 숙지
3. 손씻기 교육 실습
4. 소독과 멸균에 관한 기초 지식 숙지
5. 병원 근무중 천자 사고 감염에 대한 예방과 사고 후 처치, 대응 숙지

〈검사실 주의사항〉

1. 검사실에서는 항상 실습복을 착용한다.
2. 검사실과 실험대는 항상 청결하게 청소한다.
3. 손가락, 연필, 볼펜 등 물건들을 입에 넣어서는 안 된다.
4. 피펫을 입으로 빨아서는 안 된다.
5. 검사 전, 후 비누와 소독수로 손을 깨끗이 씻는다.
6. 검사실에서는 음식 등을 먹어서는 안 된다.
7. 검사가 끝난 후 쓰레기는 오염물질을 구분하여 분리수거를 한다.
8. 세균 감염이 있는 재료는 고압증기 멸균 후 버린다.
9. 세균 및 유해 화학약품 등을 허락 없이 외부로 반출해서는 안 된다.
10. 검사 중 상처 발생 시 즉시 보고하고, 적당한 처치를 받도록 한다.
11. 검사실 퇴실 시 전등, 가스, 수도, 전열기 등의 이상유무를 확인한다.
12. Ether, alcohol, gas같은 인화성 물질 사용 시 화재에 주의한다.
13. 소화기 보관장소를 확인하고, 관리 및 사용법을 숙지한다.
14. 검사실 냉장고에 음식물을 보관하지 않는다.
15. 샌들이나 발가락이 노출되는 신발을 신지 않는다.
16. 알콜램프와 같은 화기를 사용할 때에 타이, 머플러, 늘어지는 장신구를 착용하지 않는다.

* 위의 내용들을 학기 중 미생물학 및 실습을 통하여 감염안전교육을 하였으며, 병원 실습 전 확인 교육을 하였습니다.

- 감염안전관리교육 이수자 :

- 감염안전관리교육 담당교수 : 교수(병원미생물 담당)

차례

제3장 • 미생물의 염색 Staining of Bacteria__51

제6장 • 항균제 감수성 시험 Antimicrobial Susceptibility Test__225

제7장 • 세균의 수질검사 Water Quality Examination of Bacteria__241

제8장 • 감염관리 감시배양 검사 Microbiological Methods for Surveillance System__259

제9장 • 미생물실험의 정도관리 Quality Control in Microbiology Laboratory__295

부록 Appendix__303

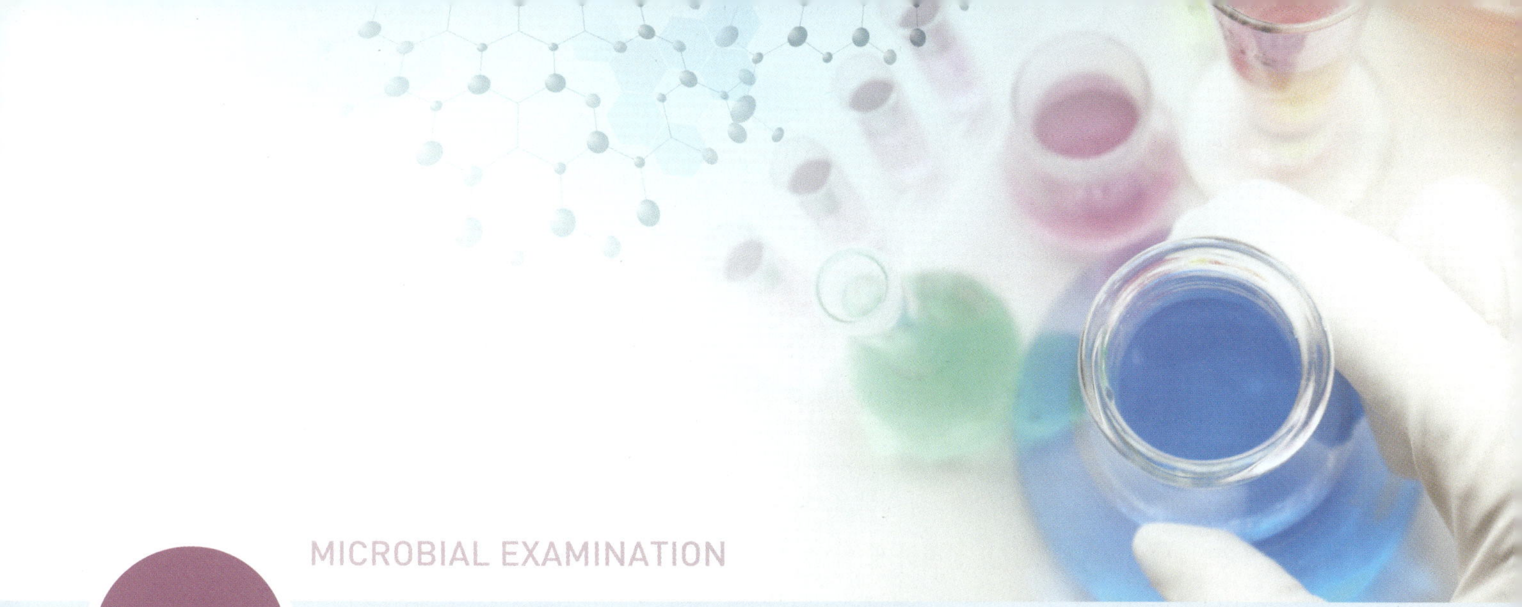

MICROBIAL EXAMINATION

제1장 미생물학 실험의 기초

Basic of Microbiology Laboratory

미생물학 실험에서 가장 중요한 것은 다른 미생물의 오염 방지이다. 특히 미생물에 의한 감염에 주의해야 한다. 따라서 미생물 실험실에서는 아래의 사항들을 잘 지켜야 한다.

1. 미생물 실험 준비물

1) 미생물학 실습에 관한 필기는 실습책의 work sheet에 기록한다.
2) 실습한 내용의 스케치는 실습책의 해당란에 그린다.
3) 실습실에 들어올 때는 반드시 실습복을 착용해야 한다.
4) 색연필(12가지색) 한 세트와 유성펜을 준비한다.
5) 집락의 관찰을 위해 확대경(돋보기)을 준비한다.
6) 실습이 끝나면 즉시 실습보고서와 work sheet에 기록하고 실험 때마다 제출한다. 시간이 늦어진 보고서는 평가대상에서 제외한다.
7) 별도의 레포트 제출 요청을 받았을 때는 규격용지를 사용하여 제출한다.
8) 실습조는 1조당 5~6명으로 편성하여 실습조의 책임자는 적어도 실습 3일 전에 담당 교수 또는 조교로부터 실습지시를 받아 준비한다.
9) 제출한 실습 보고서는 실습 성적에 반영하게 됨을 상기해야 한다.

2. 미생물 실습 시 주의사항

미생물 실습에 임하는 학생은 병원미생물의 감염 위험성을 항상 염두에 두고 아래 사항을 준수해야 한다.

1) 실습실에 들어올 때는 항상 실습복을 착용해야 한다.
2) 실습실과 실험대는 항상 청결하게 해야 한다.
3) 어떤 경우에도 손가락, 연필, 볼펜, 기타 어떤 물건도 입에 넣어서는 안 된다.
4) 실습대 위에는 실험에 필요한 도구를 제외하고는 어떤 물질도 올려놓아서는 안 된다.
5) 피펫을 입으로 빨아서는 안 된다.
6) 실습이 끝난 후에는 비누와 소독수로 손을 깨끗이 씻는다.
7) 실습이 완전히 끝난 후 바닥을 소독제로 깨끗이 닦는다.
8) 실습이 끝난 후 사용한 물품은 사용 전 상태로 깨끗이 정리·정돈하여 둔다.
9) 실습실 내에서는 절대 금연하고 음식 등을 먹어서는 안 된다.
10) 개수대(싱크대)에는 액상오물만 버리게 되어 있어 성냥, 휴지, 유리조각, 솜마개, 배지 등 일체 고형오물은 별도로 준비된 쓰레기통에 버려야 한다.
11) 실험실 내에서 항상 정숙해야 하고 먼지나 바람이 일지 않도록 주의해야 한다.
12) 실험이 끝난 미생물이나 재료는 가압증기 멸균 후 처리한다.
13) 배양된 미생물을 실험실 밖으로 허락 없이 반출해서는 안 된다.
14) 배양된 미생물을 배양기에서 꺼낼 때에는 반드시 책임자의 승낙을 받아야 한다.
15) 실험 중 입은 상처는 아무리 가벼운 상처라도 즉시 보고하여 적당한 처치를 받도록 한다.
16) 실험이 끝나고 퇴실할 때는 전등, 가스, 수도, 전열기 등의 이상 유무를 확인한다.
17) 에테르, 알코올, 가스 같은 인화성 물질 사용 시 화재에 주의해야 한다.
18) 이 외에 필요한 사항은 그때그때 지시한다.

3. 미생물학 실험의 기본 조작

모든 미생물학 실험 작업은 오염과 감염을 방지하기 위해 생물학적 안전상자(biological safety cabinet) 안에서 이루어져야 한다(그림 1-1).

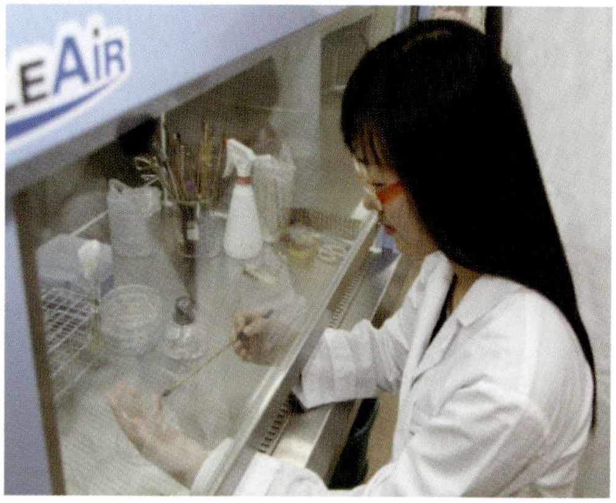

그림 1-1. 생물학적 안전상자

1) 백금이(loop)의 종류

(1) 중량용 백금이

용액 1 백금이를 채취했을 때 용액의 중량이 2 mg이 되도록 만들어진 백금이를 중량용 백금이라고 한다. 보통 두께 1 mm의 백금선을 사용하여 내경 2~4 mm의 백금이를 만들어 ring의 크기를 조절한다. 일정 농도의 용액을 제조할 때나 접종 균량을 한정하는 실험을 할 때 사용한다.

(2) 와권형(소용돌이형) 백금이

우무배지에 배양한 다량의 균을 긁어모을 때 사용한다.

(3) 꺽쇠형 백금이

백금선 선단을 약 5 mm가량 직각이 되게 구부린 것이다. 진균 접종 또는 객담과 같이 점조성이 있는 재료를 슬라이드 글라스에 도말하는 데 편리하다. 꺽쇠형 백금선은 100 V~500 W의 니크롬선을 이용하는 것이 좋다.

(4) 표준 백금이

1/100 mL(직경 4 mm), 1/200 mL, 1/300 mL, 1/400 mL, 1/500 mL, 1/1,000 mL(직경 2 mm) 등의 백금이가 일회용 plastic 제품으로 시판되고 있다. 용액 내의 세균 수 측정에 이용된다(그림 1-2).

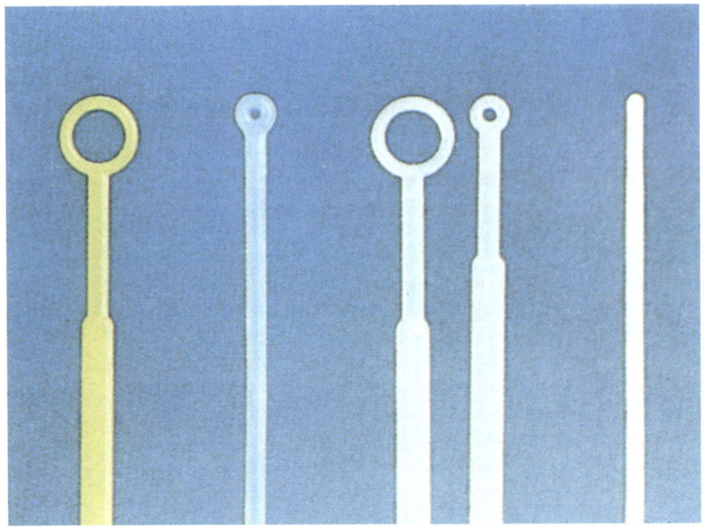

그림 1-2. 표준 백금이, 백금선의 종류

2) 백금선(needle)

두께가 약 1 mm되는 백금과 니켈의 합금으로 길이는 약 5~7 cm로 일직선이 되도록 반듯하게 만든다. 용도는 주로 천자배양(stab culture)에 이용된다.

3) 백금이, 백금선 제작법

백금이와 백금선은 그림 1-3C와 같이 선단의 니크롬선 부분으로 제작한다. 일반적으로 니크롬선을 펜치, 니퍼 등을 사용하여 똑바로 잡아당긴 후 끝에서 10~12 mm가 되는 곳을 직각이 되도록 구부리고 그 끝부분을 동그랗게 구부려 원형을 만든다. 잘 만들어졌는지 확인하기 위해서 루프를 물에 담갔다가 꺼냈을 때 원형 속에 수막이 형성되었는지 관찰한다. 만일 원형에 틈이 있으면 수막이 형성되지 않는다. 타원형이나 9자 모양이 되면 배지가 찢어지기가 쉽다(그림 1-3 B). 백금선은 분젠버너의 불꽃 속에서 잡아당겨 절단한다. 사용목적에 따라 운동성 관찰 등 천자접종 시에는 날카로운 직선을 그대로 사용하기도 하고 끝의 2 mm 되는 부위를 120° 가량 구부려서 우무배지를 손상시키지 않고 접종할 수 있다. 잘 만들어진 백금이와 백금선은 손잡이 나사로 꼭 잠그고 빠지지 않도록 확인 후에 사용한다(그림 1-3 D).

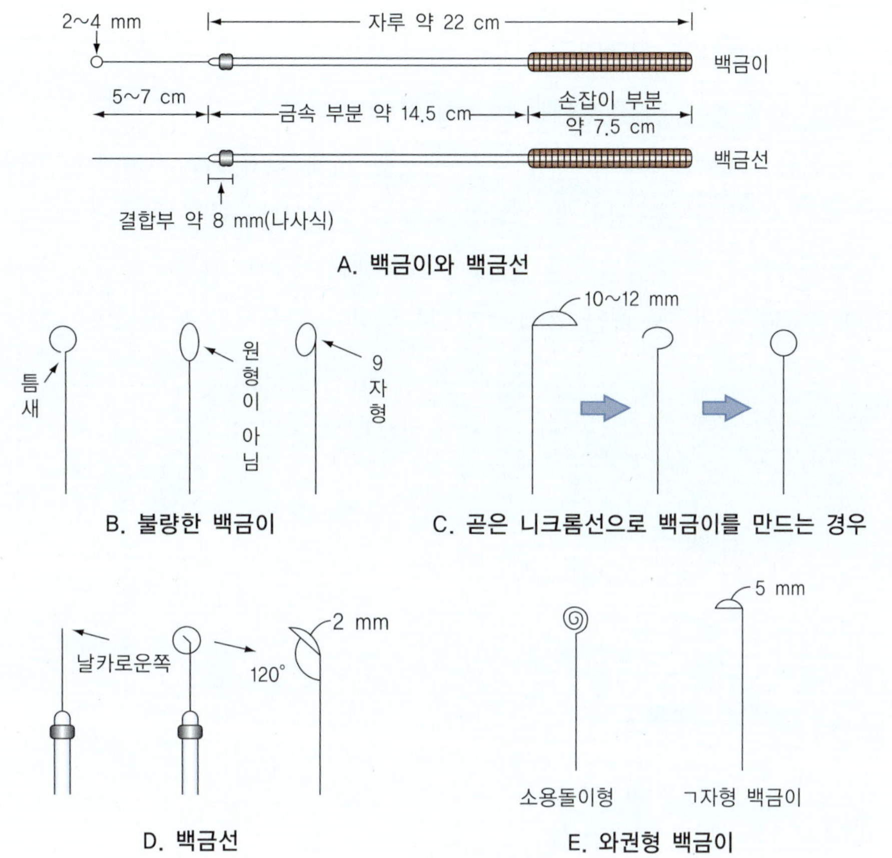

그림 1-3. 백금이와 백금선

4) 백금이, 백금선 잡는 법

백금이의 어느 부분을 잡을 것인지는 채균 후 어떤 조작을 할 것인가에 따라 결정하는 것이 좋다.

예를 들면 채균 후 소형시험관에 들어 있는 배지에 이식할 때는 백금이 선단에 너무 가까이 잡으면 배지에 접종할 때 손으로 잡았던 부분이 시험관 내부를 오염시킬 위험이 있다. 이때는 시험관의 깊이보다 더 후방 자루를 잡아야 할 것이다. 채균 후 그람염색을 하거나 평판배지에 접종하는 경우라면 백금이의 검은 자루 부분을 잡고 채균하는 조작이 가장 일반적이며 집락이 비교적 크고 밀집되지 않은 부분에서 채균하거나 슬라이드 응집반응 실험 시에 검은 자루 부분을 잡고 작업한다. 그러나 집락이 1 mm 또는 그 이하로 작은 집락에서는 선단 가까이를 잡고 조작해야 할 것이다.

5) 백금이, 백금선의 화염멸균

(1) 분젠버너 또는 알코올램프, 화염멸균

백금이, 백금선은 사용 전과 사용 후에는 반드시 화염 멸균한다. 백금이, 백금선의 멸균법은 우선 니크롬선 부분이 붉은색을 띨 때까지 가열한 후 백금선 전체의 약 1/3 정도까지 천천히 화염에 통과시킨다. 이때 백금이, 백금선을 곧바로 산화염에 넣지 말고 우선 환원염 내에 넣었다가 서서히 산화염으로 옮겨 멸균하는 것이 바람직하다. 급하게 가열하면 세균이 튀어나와 감염될 우려가 있다(그림 1-4). 이를 방지하기 위해 5% 페놀 용액에 담가두었다가 화염으로 통과시키는 방법도 권장된다.

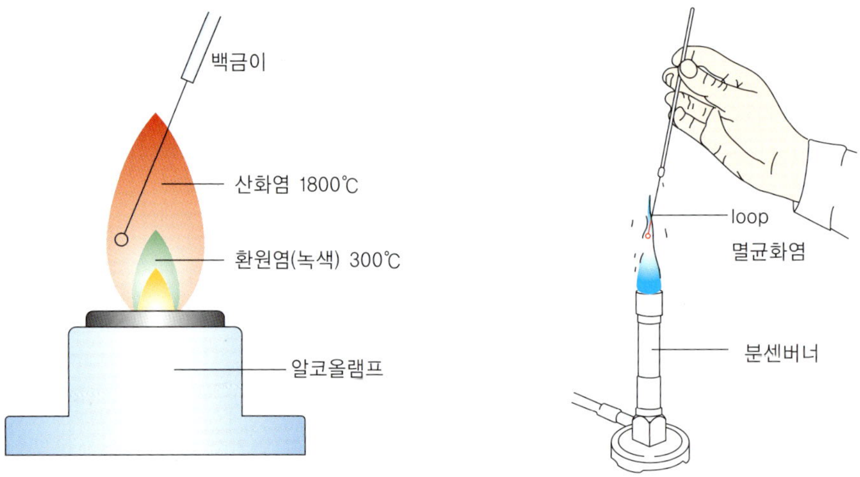

그림 1-4. 백금이의 화염멸균

(2) 전기식 화염멸균장치(cinerator)

전기식 멸균장치(cinerator)는 가스버너에 비해 다음과 같은 장점이 있다.

a. 화재가 발생할 염려가 없다.

b. 장시간 사용해도 일산화탄소, 이산화탄소로 인한 공기오염이 없다.

c. 실내 온도가 많이 상승하지 않는다.

d. 전기식 화염멸균장치(cinerator)에 붙은 진균, 결핵균 등으로 공기가 오염되는 것을 방지할 수 있다.

이상과 같은 장점이 있어 무산소성 상자(anaerobic chamber) 등의 특수한 장치 내에서 실시하는 미생물 검사, 가스배관이 없는 장소, 좁은 방에서 실험할 때 적합하다. 단점으로는 가스버너에 비해 멸균시간이 길어지고 시험관 입구, 플라스크 입구 등이 잘 멸균되지 않는 것을 들 수 있다(그림 1-5).

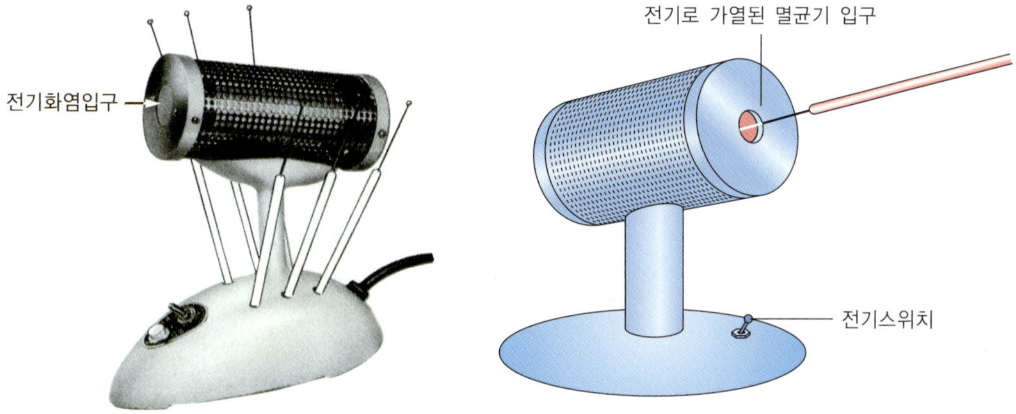

그림 1-5. 전기식 화염멸균장치(cinerator)

6) 백금이, 백금선의 냉각

백금이를 냉각시킬 때는 일반적으로 공기 중에 1~2초간 흔들어 식히거나 분리된 배지의 집락이 없는 배지 바닥에 살며시 접촉시켜 식힌다. 어느 방법이건 일단 멸균한 것을 무균상태에서 냉각시키면 될 것이다. 분리배지의 집락이 없는 부분에서 냉각시킬 때에는 다음과 같은 주의가 필요하다.

① 집락을 채균하는 분리배지가 선택배지일 경우 발육이 억제되어 집락이 형성하지 않고 있는 생균이 배지 상에 존재할 수 있기 때문에 이들 미생물에 의해 백금이가 오염될 수 있다.

② 화염 멸균 직후에 분리배지의 집락이 없는 부분에서 백금이를 냉각시키면 배지 상에 여기저기 냉각흔적이 남아서 보기에 좋지 않을 뿐만 아니라 배지성분이 튀어서 집락과 혼돈하기 쉽다. 그러므로 화염 멸균한 백금이는 공기 중에 흔들어 어느 정도 냉각시킨 후 완전히 식었는지 여부를 확인하는 정도로 배지에 접촉시키는 것이 좋다. 배지에 접촉 시 평판배지 중심부분을 피하고 가장자리를 이용하는 것이 좋다.

7) 집락에서의 세균 채취

채균 조작은 왼손으로 분리배지를 약간 가리듯이 받쳐 들고 오른손 제5지를 페트리접시(petridish) 테두리에 대어 백금이의 끝부분이 약간 떨리는 것을 방지한다. 채균 시 백금이가 집락 밑의 배지까지 들어갈 가능성이 있기 때문에 배지에 직각으로 접촉시켜서는 안 된다. 집락을 채균하는 배지가 선택배지인 경우에는 특히 조심할 필요가 있다. 왜냐하면 하나의 증식된 집락 아래 증식이 억제된 다른 종류의 세균이 있을 수 있기 때문이다. 이런 경우에 아래의 배지표면까지 백금이 선단을 접촉시키면 두 종류 이상의 균종이 채균될 위험이 있다. 분리배지 표면과 백금이는 평행에 가까운 상태로 하여 백금이 끝으로 집락의 상부를 가볍게 접촉한다. 집락을 밑바닥까지 긁어모으는 것은 좋지 않다(그림 1-6).

집락 채균 시 고려할 사항은 다음과 같다.

첫째, 어느 집락을 채균할 것인가. 집락이 밀집해 있는 부분에서는 채균 조작이 곤란하기 때문에 완전히 분리되어 있고, 발육이 양호한 것을 선택한다.

둘째, 하나의 분리배지에 여러 종류의 균종이 예상될 때: 분리배지의 뒷면에 색연필(wax pencil) 또는 유성펜으로 번호나 기호표시를 한다.

셋째, 융합된 집락에서 채균할 경우: 다시 새로운 평판배지를 사용하여 재차 분리 배양 조작을 해야 한다.

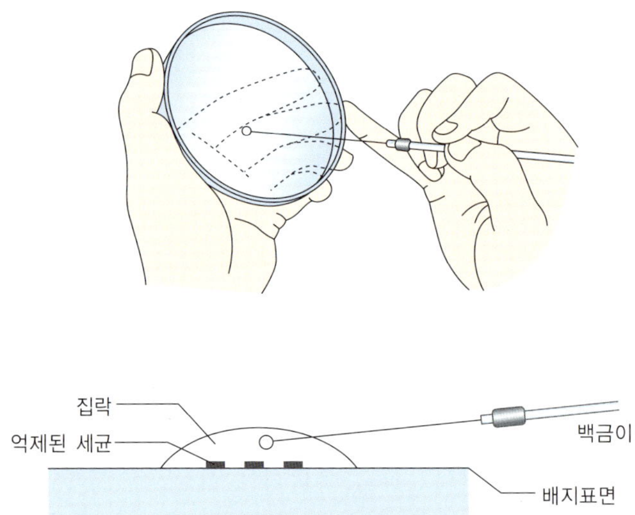

그림 1-6. 채균방법

4. 멸균

1) 건열멸균(dry heat sterilization)

주로 유리 기구, 오일, 분말 등의 멸균에 이용되는 방법이다. 멸균하려고 하는 재료를 전기용 건열멸균기에 넣어 온도를 높여 160~180℃까지 온도를 높여 1~2시간 후 전원을 끈 다음, 멸균기 내의 온도가 100℃ 이하로 떨어질 때까지 기다려 멸균기의 문을 열어 내용물을 꺼낸다.

멸균할 기구는 산, 알칼리 및 기타 불순물이 남아 있지 않도록 청결하게 한 것을 사용한다. 시험관은 밑바닥에 미세한 흠집이 많거나 유리에 얼룩이 있는 것은 배지의 투명도 등을 관찰하기 어려우니 사용하지 않는 것이 좋다. 또 입구가 파손되어 있거나 금이 가 있는 것은 멸균 및 균 접종 시에 파손될 우려가 있어 사용하지 말아야 한다.

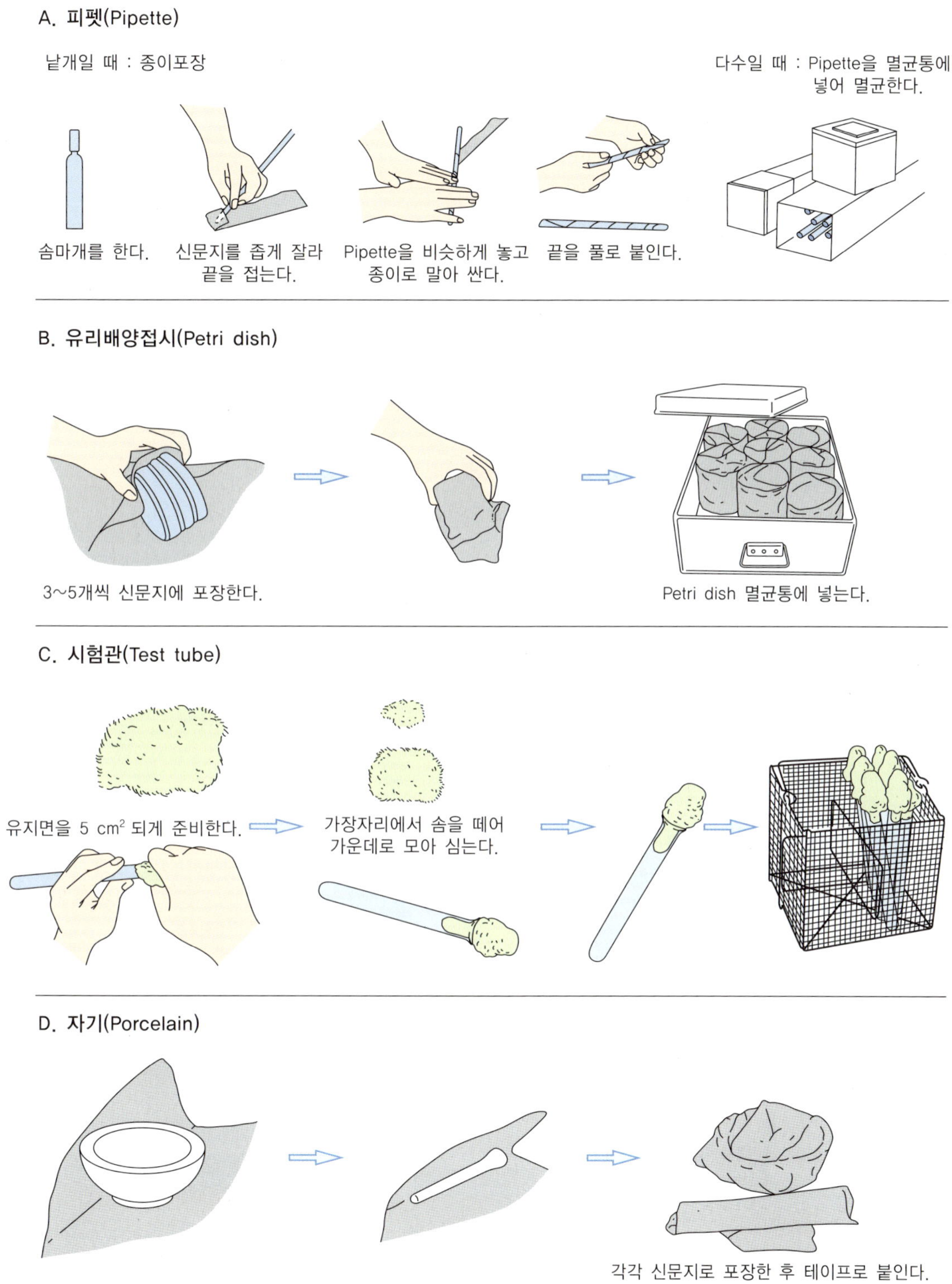

그림 1-7. 기구의 멸균을 위한 포장방법

(1) 멸균을 위한 준비

시험관이나 삼각 플라스크(flask) 등은 그 내경에 따라 적당한 크기의 솜을 거즈로 싼 후 마개를 하여 둔다. 솜마개는 적당한 길이로 시험관 내부와 외부에 적당하게 들어가고 나와 있어야 하며, 또한 관외 부분을 잡아 시험관이 떨어지지 않을 정도로 꼭 막는 것이 좋다. 최근에는 솜마개 대신에 특수한 나사마개, 고무마개, 알루미늄 마개 등이 이용되고 있다.

피펫은 스테인리스 스틸 통에 담아 멸균한다. 통이 없을 때는 한 개 또는 여러 개를 종이로 싸서 건열멸균 한다(그림 1-7 A).

유리 평판접시는 평판접시 통에 넣어 적당한 매수를 포개어 신문지 등으로 싼다. 피펫은 역시 피펫 멸균통에 넣어 약 2 cm 폭으로 자른 종이로 피펫 외부가 노출되지 않도록 말고, 마지막으로 풀이나 테이프를 이용해서 붙인다(그림 1-7 B).

금속 캡이나 종이마개를 한 시험관은 철망용기에 담아 건열 멸균한다(그림 1-7 C).

멸균 테이프 등을 이용하면 멸균 효과의 판정은 용이하지만, 솜마개나 유리기구를 싼 종이색이 약간 누런색을 띠면 멸균이 완전하다(그림 1-8).

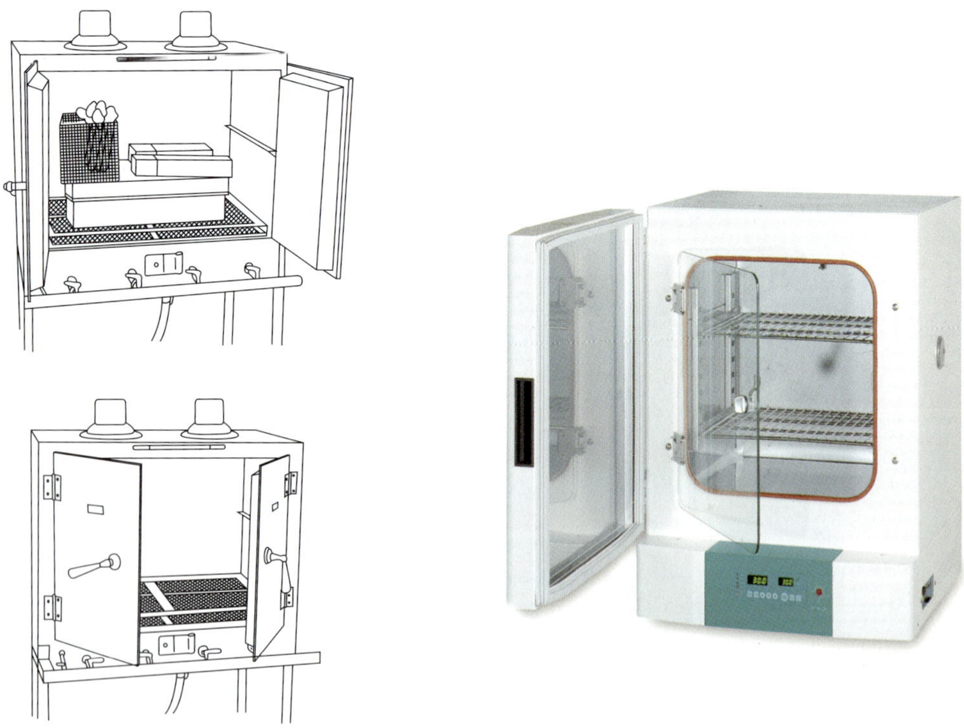

그림 1-8. 건열멸균기(dry heat sterilizer)

a. 사용상의 주의

① 멸균하려는 것을 건조멸균기(dry heat sterilizer) 내에 넣을 때 내벽에 접촉하지 않도록 한다. 특히 종이나 솜마개 같은 것은 벽에 접촉하면 멸균조작 중에 화재가 발생하는 경우가 있기 때문이다.
② 가스식으로 된 것은 점화할 때 배기구를 열어 놓지 않으면 일단 점화해도 도중에 불이 꺼져서 가스가 차서 위험한 상태가 되므로 주의한다.
③ 멸균기 내의 온도는 200℃ 이상 상승시켜서는 안 된다.
④ 소화했을 때는 배기구도 닫는다. 배기구가 열려 있으면 내용물이 빨리 냉각되므로 멸균이 불완전하게 된다. 반드시 천천히 냉각시킨다.
⑤ 멸균기의 문은 온도계가 100℃ 이하로 되었을 때 열도록 한다. 이보다 온도가 높은 시점에서 열면 용기 내의 온도가 매우 높아서 내용물이 연소하거나 유리기구 등이 파손되기 쉽다.
⑥ 멸균기의 가열 부를 켜 놓은 채 방치하지 않도록 주의한다. 이를 위해 타이머를 항상 사용한다.

b. 용도

① 유리기구(시험관, 피펫, 비커 등), 기타 건조한 내열성 기구의 멸균
② 유동 paraffin, waseline, 분말 등

2) 습열 멸균(moist heat sterilization)

습열 멸균에는 자비소독법과 가압증기멸균법이 있다. 특히 가압증기멸균법은 미생물 배양용 배지, 수술복, 내열성 용액의 멸균에 사용되는 가장 우수한 멸균방법이다.

(1) 자비소독(boiling)

소독목적물 전부를 물속에 넣어 비등후 1시간 이상 자비한다. 자비 소독은 피복, 유리 주사기, 가위, 피펫, 유발 등의 소독에 이용된다. 소독기 내의 물에 탄산나트륨을 넣어두면 소독 효과가 높아질 뿐 아니라 녹스는 것을 방지한다. 이 방법으로 아포(spore)는 사멸되지 않고 일반 영양형 세균만 사멸시킨다.

(2) 가압증기멸균(autoclave)

가압증기멸균은 포화수증기에 의해서 멸균하는 방법으로 주로 배지의 멸균에 이용된다. 가압증기멸균에는 가압증기멸균기(autoclave)를 이용하며 121℃, 15 Lbs의 압력에서 15~20분간 멸균한다. 이 방법은 아포(spore)의 사멸도 1회 멸균으로 충분하다. 배지에 들어있는 포도당과 같은 고온에 약한 물질은 고온에서 파괴 혹은 변성을 일으키기 때문에 이러한 성분이 함유되어 있을 경우에는 115~118℃에서 약 10분간 가압증기로 멸균을 실시한다(**그림 1-9, 1-10, 1-11**).

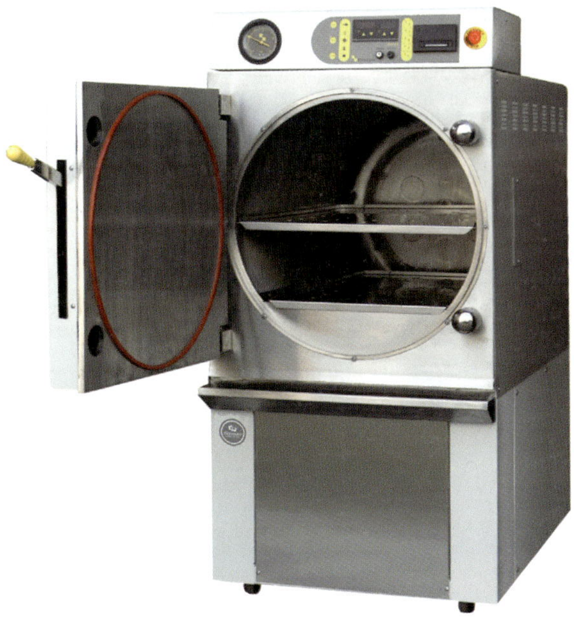

그림 1-9. 가압증기멸균기(autoclave)

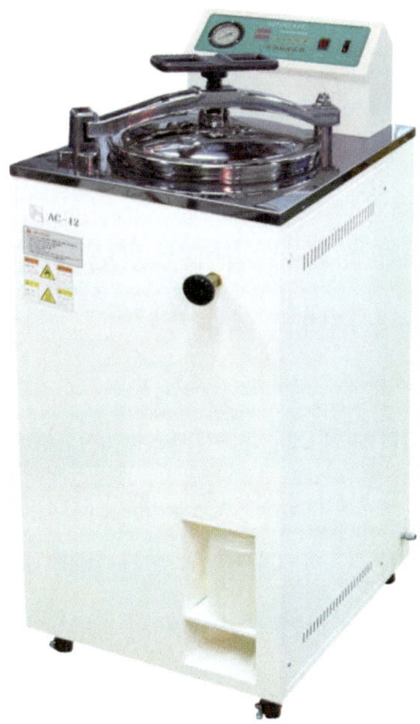

그림 1-10. 가압증기멸균기

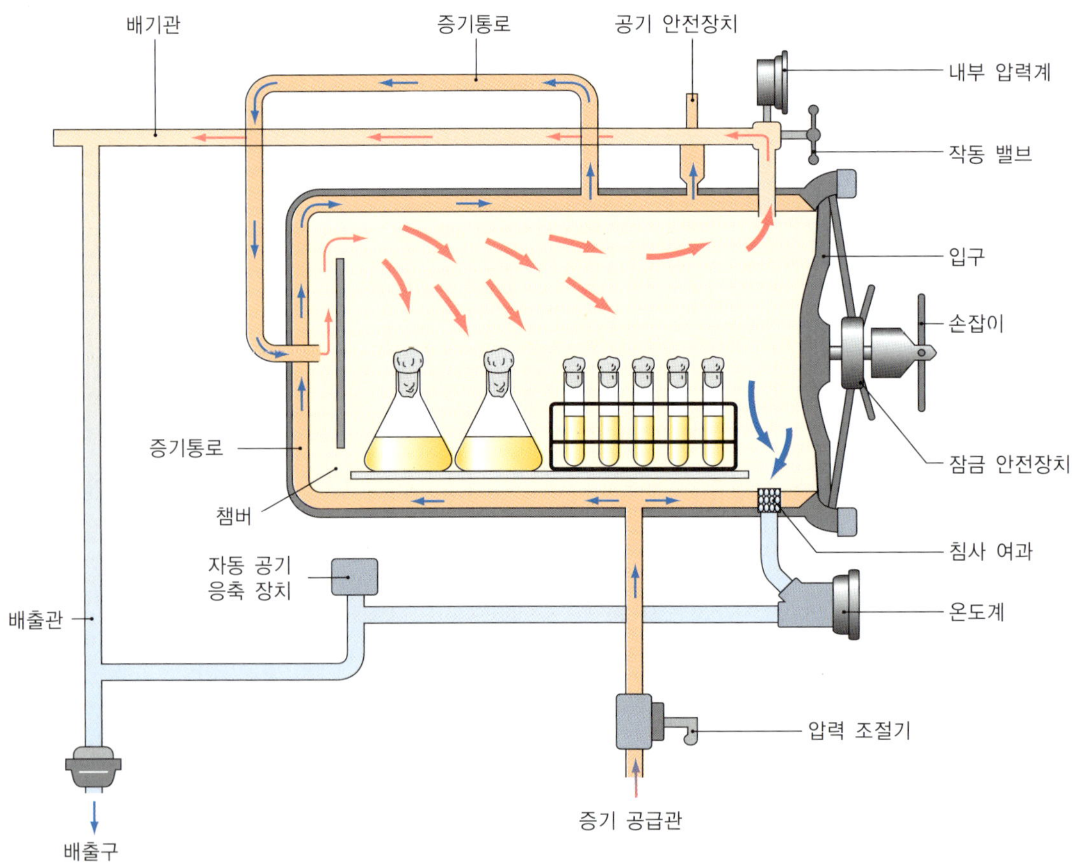

그림 1-11. 가압증기 멸균장치의 내부구조와 원리

a. 사용상의 주의

① 사용할 때는 반드시 멸균기 속에 물이 제조회사에서 지시하는 부위까지 채워져 있는지 확인하고 물이 적을 때는 보충해 준다.

② 현재 사용하고 있는 멸균기에는 자동식(전원 스위치를 놓고 멸균조건만 조절해 놓으면 되는 것)과 수동식이 있다. 기계는 제조회사에 따라 조작법이 다소 달라 바르게 사용해야 한다.

③ 전원 스위치를 넣은 후 최초로 기화된 100℃에 도달해 있지 않은 경우가 많다. 낡은 기계에서는 이때 배출구가 닫히면 멸균기 내부의 압력은 상승하지만 온도 상승이 여기에 수반되지 않아서 완전한 멸균이 되지 않는다. 따라서 최초에는 반드시 배기시켜 수증기 온도가 100℃ 부근에 도달한 후에 배출구를 완전히 닫아서 압력을 상승시키는 것이 중요하다(**표 1-1**).

④ 멸균시간을 정확히 한다. 특히 배지를 멸균할 때 너무 과열시키면 배지성분이 분해되어 세균이 발육하지 않는 경우가 있다.

⑤ 멸균시간은 약 15~20분으로 되어 있으나 이것은 멸균기 내용물의 다소에 따라 조절해야 한다. 예를 들어 대형 멸균기를 사용하여 대량을 멸균할 때는 보다 시간을 연장하지 않으면 멸균이 되지 않는다.

⑥ 멸균이 완전히 되었는지 여부를 알려면 *Geobacillus stearothermophilus*의 아포를 부착시킨 여지(또는 견사)나 시험관을 함께 멸균하여 이것을 배양해 보면 알 수 있다. 특수한 멸균테이프를

표 1-1. 멸균기 안의 증기압력과 온도와의 관계

Steam Pressure lbs./sq. in	Temperature		Steam Pressure lbs./sq. in	Temperature		Steam Pressure lbs./sq. in	Temperature	
	℃	°F		℃	°F		℃	°F
0	100.0	212.0						
1	101.9	215.4	11	116.4	241.5	21	126.9	260.4
2	103.9	218.5	12	117.6	243.7	22	127.8	262.0
3	105.3	221.5	13	118.6	245.8	23	128.7	263.7
4	106.9	224.4	14	119.9	247.8	24	129.6	265.3
5	108.4	227.1	15	121.0	249.8	25	130.4	266.7
6	109.8	229.6	16	122.0	251.6	26	131.3	268.3
7	111.3	232.3	17	123.0	253.4	27	132.1	269.8
8	112.6	234.7	18	124.1	255.4	28	132.9	271.2
9	113.9	237.0	19	125.0	257.0	29	133.7	272.7
10	115.2	239.4	20	126.0	258.8	30	134.5	274.1

사용하여 그 색조 변화로 멸균완료를 알 수 있다(그림 1-12).

⑦ 종이마개 또는 솜마개를 한 용기에 들어 있는 것을 멸균할 때에는 수증기에 의해 마개 부분이 젖으면 잡균이 부착하기 쉬워 유산지 또는 알루미늄 포일 등으로 마개 부분을 덮어서 넣는다. 고무마개나 금속 캡은 그럴 필요가 없다.

⑧ 내용물을 꺼낼 때는 온도계의 눈금이 100℃ 이하로 되어 있는지 확인한 후에 꺼낸다. 이때는 먼저 배출구를 열어서 멸균기 내의 수증기를 완전히 배출시킨 다음에 뚜껑을 열고 내용물을 꺼낸다. 온도가 100℃ 이상일 때 배출구를 열면 압력의 급격한 저하로 인해 내용물이 액체일 때는 이것이 비등하여 용기 밖으로 새어나오는 경우가 있다. 또 알루미늄 포일과 같은 간단한 마개는 열리는 수가 있다.

⑨ 멸균기 내의 물은 자주 갈아서 깨끗이 해 둔다.

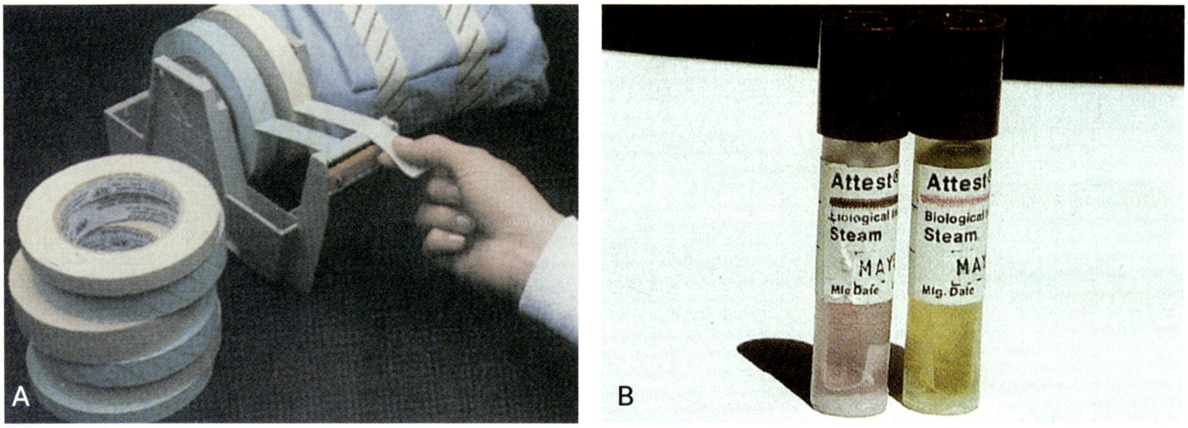

그림 1-12. 멸균 테이프과 멸균확인 지시약

A. 화학적 지시약: 멸균이 되면 백색선이 검정색으로 변한다.
B. 멸균확인 지시약(생물학적 지시약): 아포를 가진 세균이 들어 있는 배지를 멸균한 후 배지를 배양했을 때 적색이 황색으로 변하면 멸균이 되지 않았다는 증거이다.

b. 안전관리

가압멸균기는 잘못 취급하면 사고가 발생할 수 있다. 이상이 발견되면 즉시 사용을 중지하고, 또 평상시의 조작에 지장이 없더라도 1년에 1회 정도는 전문가에 의한 정기점검을 하여 안전관리를 해야 한다.

c. 용도

습열에 의해 변질되지 않는 각종 물건의 멸균에 사용된다. 검사실에서는 주로 배지를 멸균하는 데 사용한다. 당 분해용 배지나 기타 열에 비교적 불안정한 성분이 함유된 배지는 간헐멸균법으로 하는 것이 좋지만, 검사실에서는 가압멸균을 단시간 하는 경우가 적지 않다. 이때에는 115~118℃에서 약 10분간으로 하는 등 통상적 가압멸균보다 저온 단시간에 멸균조작을 완료해야 한다(표 1-1).

(3) 간헐멸균(intermittent sterilization)

Loeffler serum 배지 등 특수배지의 멸균 시에 100℃ 이상으로 상승시키면 배지성분이 현저히 변하므로 당분해용 배지 등의 당 배지와 담즙배지, 우유가 함유된 배지 등에 사용된다.

a. 사용상의 주의

① 가압증기멸균에서 기술한 ①, ④, ⑦, ⑨의 주의는 본 법에도 사용된다.

② 멸균소요시간 경과 후에는 즉시 내용물을 꺼내어 열에 의한 영향을 최소한으로 한다. 멸균시간은 80~90℃에서 1시간씩 3일 연속 실시한다.

③ 1회의 멸균조작이 끝난 후에는 반드시 실온에 방치한다. 실온에서 아포가 발아하기도 하지만 증식이 억제되는 가장 적당한 환경이다. 1회 멸균으로 증식형 세포가 사멸되고, 2회 멸균으로 발아한 아포가 사멸되며, 3회 멸균으로 완전히 멸균된다.

(4) 응고멸균(coagulation sterilization)

단백을 고농도로 함유한 배지(Ogawa 계란배지, Löeffler 혈청배지 등)를 멸균할 때 쓰인다. 위의 방법과 마찬가지로 습열 멸균의 일종이다. 80~90℃에서 60분간 혈청응고기를 이용하여 실시한다.

a. 사용상의 주의

가압증기멸균에서 기술한 ①, ②, ③, ④, ⑨의 주의사항이 해당된다.

이 멸균에서는 끓여서는 안 된다. 특히 단백이 고농도로 함유된 배지를 끓이면 배지표면에 거품이 일어나서 작은 구멍이 생기므로 검체를 접종하기 어렵거나 판정할 때 세균의 집락을 관찰하기 어렵고, 성분이 변성될 우려가 있다.

멸균기의 가열부(대개 밑바닥)에 위치, 즉 가열부에 가까운 부분과 먼 부분에 따라, 각기 그 조건이 다를 때가 있다. 이런 경우에 가열부에 가까운 부분에는 배지가 끓을 수 있기 때문에 놓지 않도록 한다.

본 법은 위의 두 방법과 같이 완전한 것은 아니다. 따라서 멸균할 성분이 상당히 오염되어 있으면 완전히 멸균되지 않는 경우가 있다. 그러므로 사용 기구를 미리 멸균하거나, 일부 성분 중에서 위의 두 방법에 견딜 수 있는 것은 멸균하여 사용하고 무균적으로 조작해야 한다.

3) 여과멸균(filtration sterilization)

앞에서 설명한 열을 가하는 멸균법에서 변질될 위험성이 있는 재료(혈청, 당, 요소, 효소 등)의 멸균과 바이러스의 분리, 세균의 대사산물 등을 균체로부터 분리할 때 이용하는 방법이다.

(1) 여과기의 종류

a. Seitz filter

여과 판은 석면을 압축해서 만든 것이며, 여과공의 크기에 따라 0.22 μm와 0.45 μm의 두 종류가 있다. 장치의 약도는 **그림 1-13 A**와 같으며, 여과 판의 재질에 의한 성질 때문에 여액이 알칼리로 기울어 사용 전에 멸균증류수 또는 멸균생리식염수를 부어서 이 성질을 감약시킨 다음에 사용한다. 또 Seitz filter는 유리로 만든 여과 판에 비해 pH의 변화, 여액 중의 성분 흡착이 적으며, 또 재생하여 사용할 수 있다는 장점이 있다.

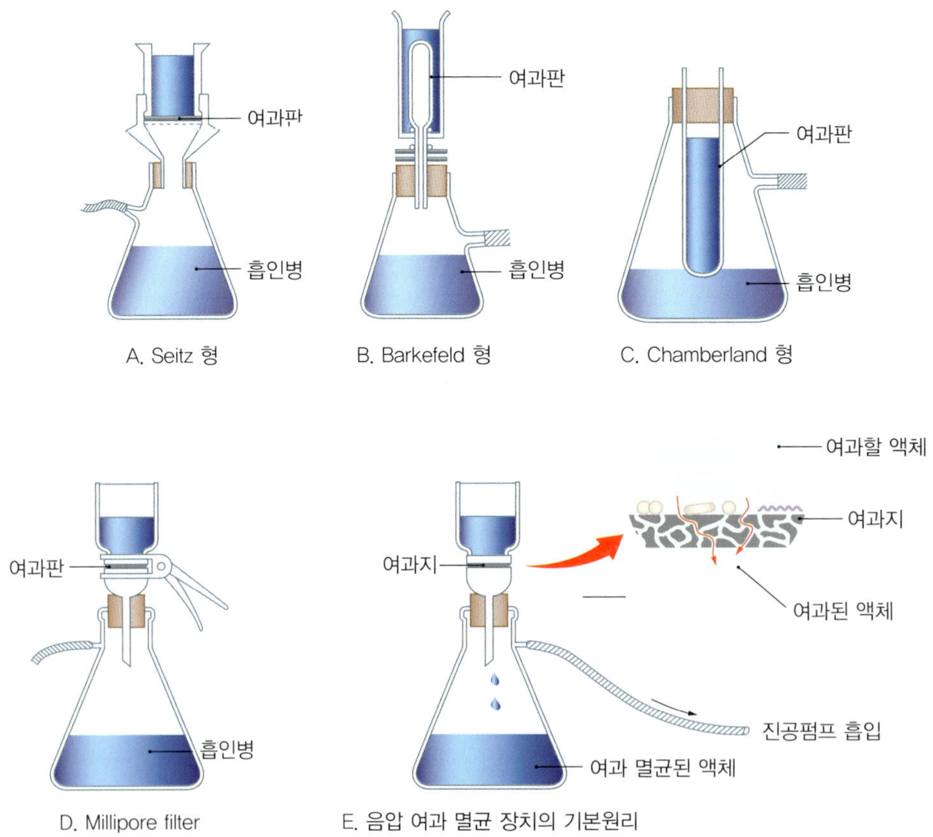

그림 1-13. 각종 여과멸균법

b. **베르케펠드 여과기**(Berkefeld filter)

여과기는 규조토로 만든 통이다. 여과공의 크기에 따라 V, N, W의 3종이 있으며 V는 청징용, W는 멸균용, N은 그 중간이다.

c. **샴벨란형 여과기**(Chamberland filter)

여과기는 고령토(kaolin)와 규사 혼합물에 고열을 작용시켜 만든다.

여과공의 크기에 따라 L1~L13 형이 사용된다.

d. **밀리포어 여과기**(Millipore filter)

원리는 Seitz filtration과 비슷하나 본 법은 얇은 cellulose acetate membrane을 사용하는 여과법이다. 여과공의 크기가 매우 다양하며, 세균은 물론이고 바이러스를 제거하는 목적에도 사용된다. 또 본 법은 세포진의 원심 침전 대신 사용되기도 하며, 단백용액, 바이러스 등의 입자 크기를 측정하는 데도 이용되는 등 그 용도가 넓다. 또 소량의 재료를 여과할 때는 주사기 끝에 전용 필터를 장착하여 사용한다(그림 1-14).

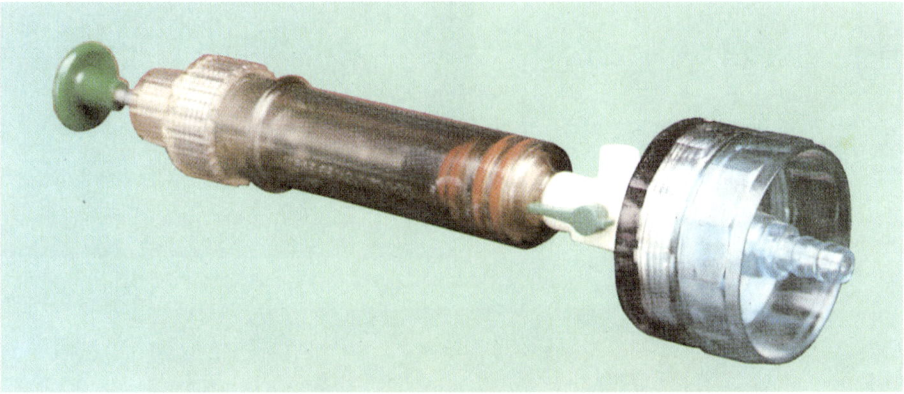

그림 1-14. 일회용 양압 여과 멸균기

(2) 사용상의 주의

a. 재료는 미리 여과지로 여과하거나 원심침전 등에 의해 침전물을 제거한 것을 사용한다.
b. 여과기의 장치는 미리 멸균한 것을 사용한다. 여과장치의 유리기구 금속부분 등은 통상적으로 유산지에 싸서 가압 멸균한다.
c. 혈청 기타 점조성이 있는 액체를 여과할 때는 멸균증류수 또는 멸균생리식염수 등을 통과시켜 젖은 상태에서 실시한다.

d. 흡인할 때 흡인펌프(vacuum pump)를 사용하는 경우에는 20~30 mmHg 정도의 음압이 적당하다. 흡인이 너무 강하면 혈청 등은 거품을 일으키며, 너무 약하면 여과시간이 길어진다.

e. 여과는 될 수 있는 한 빠른 시간 내에 실시한다.

f. 베르케펠드 여과기(Berkefild filter) 및 샴벨란형 여과기(Chamberland filter)는 사용 후에 석탄산수로 충분히 소독한 후에 여과할 때와는 반대방향으로 물을 통과시켜 충분히 세척한 다음 건조한다.

g. 흡인여과인 경우에는 흡인펌프와 흡인병 사이에 역류방지장치(trap)를 사용한다(그림 1-15).

(3) 여과기의 용도

a. 가열에 의한 멸균이 부적당한 액체(혈청, 복수 등의 체액, 단백질, 당, 요소 등)의 멸균

b. 세균, 세포 등을 모을 때

c. 입자의 크기를 측정할 때

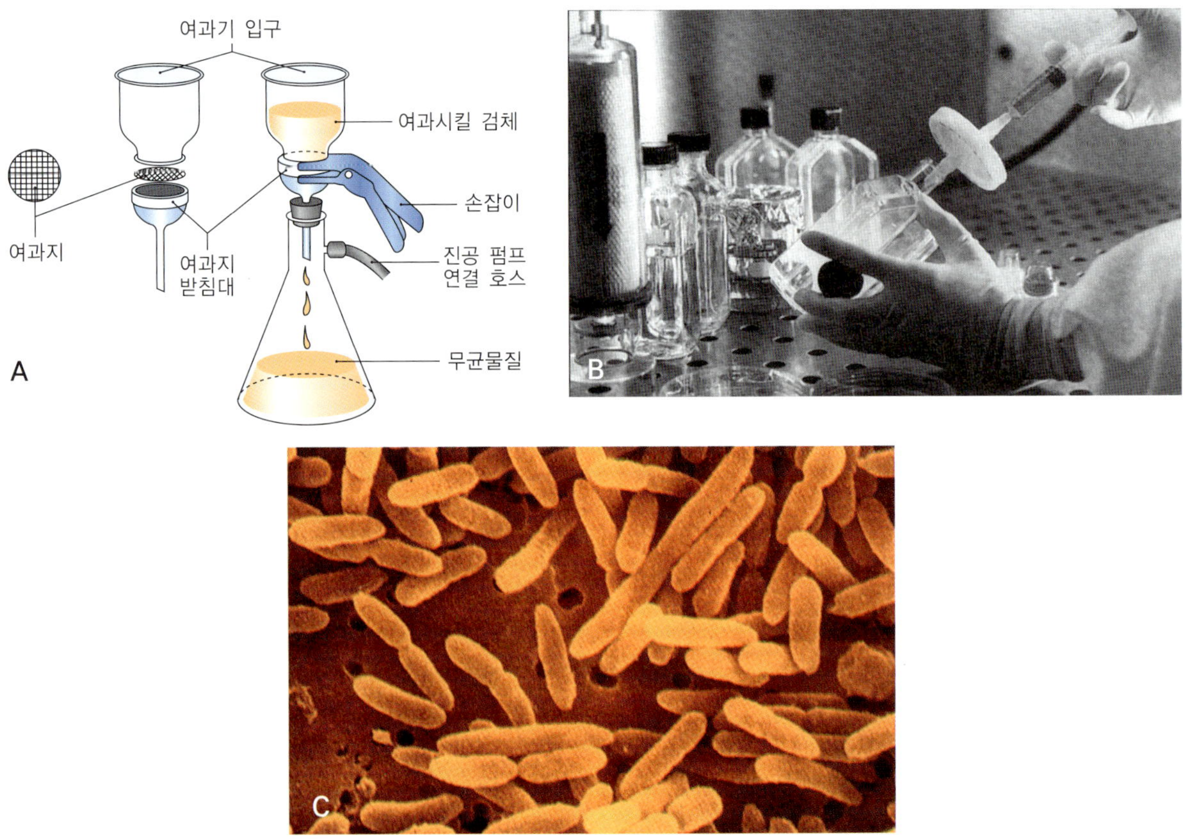

그림 1-15. 다양한 여과멸균장치

A. 음압진공펌프를 이용한 여과멸균장치

B. 일회용 여과멸균장치에 주사기를 연결하여 양압을 이용한 여과멸균(그림 1-14 참조)

C. 여과멸균 후 여과지에 남아 있는 다양한 세균의 전자현미경적 관찰. 여과공(filter pores)의 크기에 따라 여과되는 미생물의 크기가 다르다.

요약 : 멸균의 종류

1. 건열멸균 (Dry–heat)
   - 160 내지 180℃에서 1시간 내지 2시간
   - 초자기구, 피펫, 오일, 분말
2. 습열멸균 (Moist–Heat)
   - 간헐멸균(Intermittent sterilization)
     - 100℃에서 10~15분씩 3일 연속
     - 우유, 계란, 혈청 등 열에 약한 물질 멸균
   - 고압증기멸균(autoclave)
     - 121℃에서 15분간 멸균
     - 배양용 배지, 유리주사기, 내열성 용액, 수술복 등
3. 여과멸균 (Filtration)
   - Millipore cellulose acetate disk, Seitz asbestos pad, Berkefeld diatomaceous carth, candle filter, sintered glass — 열에 약한 혈청, 당, 효소, 독소, virus 분리
4. 가스 또는 화학약품 (Chemicals)
   - Ethylene oxide (EO 가스) — 플라스틱 제품(주사기, 페트리 디시)
   - Betapropiolactone — 조직표본
5. 광선조사 (Radiations)
   - ultraviolet light — 수술실, 실내공기멸균
   - X–ray, Neutrons, Cathod ray — 식품, 통조림

5. 실험실 안전장치

1) 실험실 부스

(1) 부스(booth)

a. 제어풍속은 부스를 개방한 상태로 개구면에서 0.4 m/sec 정도로 유지 되어야 한다. 다만, 부스가 없는 실험대에서 실험을 할 경우 상방향 후드의 제어풍속은 실험대 상에서 1.0 m/sec 정도로 유지되어야 한다.

b. 부스 입구의 공기의 흐름방향은 입구 면에 수직이고 안쪽으로 향하여야 한다.

c. 부스 위치는 문, 창문, 주요 보행통로로부터 떨어져 있어야 한다.

d. 부스 앞에 서 있는 작업자는 주위에 흐르는 공기를 난류로 만들므로 실험자를 2인 이하로 최소화한다.

e. 실험장치를 부스내에 설치할 경우에는 전면에서 15 cm 이상 안쪽에 설치하여야 하며, 부스 내 전기기계기구는 방폭형이어야 한다.

f. 부득이하게 시약을 부스내에 보관할 경우는 항상 후드의 배기장치를 켜두어야 한다.

(2) 유지관리

a. 부스는 규정에 맞추어 설치하여야 한다.

b. 부스는 항상 양호한 상태로 유지되어야 하며, 후드나 배기장치에 이상이 생겼을 경우에는 즉시 수리를 의뢰하고 수리중이라는 표지를 붙인다.

c. 후드로 배출되는 물질의 냄새가 감지되면 배기 팬이 작동되는지 점검하고, 후드의 작동 상태가 양호하지 않으면 정비하도록 한다.

d. 후드 및 국소배기장치는 1년에 1회 이상 자체검사를 실시하여야 하며, 제어풍속을 3개월에 1회 측정하여 이상 유무를 확인한다.

e. 실험용 기자재 등이 후드위에 연결된 배기 덕트 안으로 들어가지 않도록 한다.

2) 유해물질 저장 캐비넷(cabinet)

(1) 실험실내에 시약 등 유해물질을 저장할 경우에는 강제배기장치가 설치되어 통풍이 되는 캐비넷에 저장되어야 한다.

(2) 유해물질의 사용 및 유지는 다음 각호의 요령에 따른다.

a. 유해물질은 물성이나 특성별로 저장하여야 하며 알파벳순이나 가나다순 등 이름 분류로 저장하지 않아야 한다.

b. 서로 반응할 수 있는 유해물질을 함께 두지 않아야 한다.

c. 유리상자에 저장된 것은 가능한 캐비넷 선반의 제일 아래에 보관한다.

(3) 캐비넷의 형식은 다음 요령에 따라 선택한다.

a. 가연성 물질용 캐비넷은 가연성물질 및 인화성 액체 저장용으로 사용한다.

b. 산, 부식물질용 캐비넷은 내부식성 재질의 것을 사용한다.

c. 실험실 외부의 가연성 및 부식성 액체를 저장할 때에는 저장 캐비넷을 별도로 설치하여 사용한다.

3) 개별저장용기

(1) 유해물질을 저장하는 용기를 선택할 때에는 약품과 반응하지 않는지 확인한다.

(2) 용기는 크기를 20리터 이하로 제한한다.

(3) 용기는 꼭 막을 수 있는 뚜껑, 배출구 덮개를 가지고 있어야 하며 용기 내부 압력이 상승되지 않도록 서늘한 장소에 보관한다.

(4) 유리용기를 구매할 때에는 폭발위험을 최소화 할 수 있도록 배기구 뚜껑 등이 부착된 것으로 한다.

4) 실험실용 냉장고

(1) 일반 냉장고를 가연성물질과 같은 특별한 위험이 있는 물질 보관용으로 사용하지 말아야 한다.

(2) 실험실 용도의 냉장고는 유해물질의 저장이 가능한 것을 사용한다.

(3) 위험물질의 보관기간은 가능한 한 짧게 한다.

(4) 냉장고는 정기적으로 점검하여야 한다.

(5) 냉장고의 사용 및 유지는 다음 각호의 요령에 따른다.

a. 냉장고에 저장할 수 있는 유해물질은 표지를 붙여야 한다.

b. 방사능 물질을 저장할 경우에는 냉장고에 방사능물질을 저장하고 있다는 표지를 붙인다.

c. 냉장고속에 보관되는 용기들은 완전히 밀폐되거나 뚜껑이 덮여있어야 하며, 안전하게 놓이고, 물질표지가 붙어 있어야 한다.

d. 뚜껑이 알루미늄 호일, 코르크마개, 유리마개 등으로 제작된 것은 저장을 피한다.

e. 냉장고는 물이 떨어지는 것을 방지할 수 있도록 서리가 끼지 않는 것을 사용한다.

5) 세안장

(1) 세안장치는 유해물질을 취급하는 실험실에 설치하여야 하며, 실험실내의 모든 인원이 쉽게 접근하고 사용할 수 있도록 준비되어 있어야 한다.

(2) 세안장치는 실험실의 모든 장소에서 15 m 이내, 또는 15~30초 이내에 도달할 수 있는 위치에 확실히 알아볼 수 있는 표시와 함께 설치되어 있어야 한다.

(3) 실험실 작업자들은 눈을 감은 상태에서도 가장 가까운 세안장치에 도착될 수 있어야 한다.

(4) 눈 부상은 보통 피부 부상을 동반하게 되므로 세안장치는 샤워장치와 같이 붙어 있어서 눈과 몸을 동시에 씻을 수 있도록 한다.

(5) 세안장치의 사용 및 유지는 다음 각호의 요령에 따른다.

a. 물 또는 눈 세척제는 직접적으로 눈을 향하게 하는 것 보다는 코의 낮은 부분을 향하도록 하는 것이 좋다.

b. 눈꺼풀은 강제적으로 열리도록 하여 눈꺼풀 뒤도 효과적으로 세척하도록 한다.

c. 코의 바깥쪽에서 귀 쪽으로 세척하여 씻겨진 화학물질이 거꾸로 눈안이나 오염되지 않은 눈으로 들어가지 않도록 하여야 한다.

d. 물 또는 눈 세척제로 최소 15분 이상 눈과 눈꺼풀을 씻어 낸다.

e. 유해한 화학물질로 오염된 눈을 씻을 때에는 가능한 빨리 콘택트 렌즈 등은 벗겨낸다.

f. 피해를 입은 눈은 깨끗하고 살균된 거즈로 덮는다.

g. 병원이나 구급대에 전화한다.

h. 세안장치는 분기별 1회 정기적으로 점검한다.

i. 수직형의 세안장치는 공기 중의 오염물질로부터 노즐을 보호하기 위한 보호커버를 설치한다.

6) 샤워장치

(1) 유해물질을 취급하는 실험실에는 샤워장치를 설치하여야 하며, 항상 사용 가능하게 준비가 되어 있어야 한다.

(2) 샤워장치의 사용 및 유지는 다음 요령에 따른다.

a. 샤워장치는 신속하게 접근이 가능한 위치에 설치하고 알기 쉽도록 확실한 표시를 한다.

b. 실험실 작업자들이 눈을 감은 상태에서 샤워장치에 도달할 수 있어야 한다.

c. 샤워장치는 쥐고 당길 수 있는 사슬이나 삼각형 손잡이로 작동되게 한다.

d. 잡아당기는 장치는 모든 사람의 키에 맞도록 높이를 조절하고 항상 사용이 가능하도록 분기별 1회 이상 작동시험을 하여야 한다.

e. 샤워장치에서 쏟아지는 물줄기는 몸 전체를 덮을 수 있어야 한다.

f. 샤워장치가 작동되는 동안 혼자서 옷을 벗고 신발이나 장신구를 벗을 수 있어야 한다.
g. 샤워장치는 전기 분전반이나 전선 인입구 등에서 떨어진 곳에 위치하여야 한다.
h. 샤워장치는 배수구 근처에 설치하여야 한다.

7) 소방설비

(1) 경보설비

a. 경보설비는 실험실 종사자들에게 위험사항을 신속히 알릴 수 있어야 한다.
b. 모든 종사자(교직원, 학생포함)들은 그들의 실험실에 가장 가까운 화재발신기의 정확한 위치를 잘 알고 있어야 한다.
c. 자동화재탐지 설비는 정전이 되었을 때에는 작동을 하지 않는다는 점을 유의해야 한다.

(2) 소화

a. 소화기는 화재의 종류에 따라서 분류되며 화재에 따라서 해당되는 문자나 표시를 갖춘 종류를 사용한다.
b. 소화기는 적합한 표시에 의하여 확실히 구분되어야 하며 출입구 가까운 벽에 안전하게 설치되어 있어야 한다.
c. 모든 소화기들에 대해 정기적으로 충전상태, 손상여부, 압력저하, 설치불량 등을 점검 한다.
d. 사용되었거나 손상을 입고 내부 충전상태가 불량하면 새것으로 교체하거나 재충전한다.

(3) 소방담요는 불을 끄기 위한 용도뿐만 아니라, 화상자 또는 쇼크 상태에 있는 환자를 따뜻하게 하기 위해 사용한다.

(4) 소화전

a. 옥내소화전함 앞에는 물건을 두지 말아야 하며, 옥내소화전은 항상 사용 가능하도록 준비 되어 있어야 한다.
b. 호스는 꼬이지 않도록 감아 사용 시 쉽게 펼칠 수 있어야 한다.
c. 옥내소화전함 내부는 습기가 차거나 호스 내에 물이 들어있지 않도록 하여야 한다.
d. 호스를 사용한 후에는 건조한 후 원래 위치에 보관하여야 한다.

(5) 스프링클러설비

a. 스프링클러설비는 자동적으로 작동되므로 실험실 종사자들이 임의로 설비를 정지시키지 않도록 하여야 한다.

b. 실험실내 용품들은 스프링클러 헤드에서 적어도 50 cm 이상 떨어진 위치하도록 한다.

c. 스프링클러 헤드에 물건을 매다는 일이 없도록 한다.

d. 자동화 재탐지 설비는 정전이 되었을 때에는 비상전원 등으로 정상 작동을 하도록 조치해야 한다.

문제

1. 백금이의 종류와 그 직경은?

2. 전기식 멸균장치(cinerator)의 장점은?

3. 백금이, 백금선으로 집락을 채균할 때 주의할 점은?

4. 시험관, pipette 등의 초자기구 멸균은?

5. 가압증기멸균의 온도와 시간은?

6. 여과멸균을 하는 재료는?

7. 응고멸균을 하는 배지와 온도 및 시간은?

8. 실험실 안전장치는?

실습 1과 실험보고서

학번 : 이름 : 실험일자 : 담당교수 :

※ 가압증기멸균(autoclave) 과정을 그리고 설명할 것.

Work sheet

∴ 특이사항, 주의사항, 멸균과정, 실험실 안전장치를 설명할 것

Work sheet

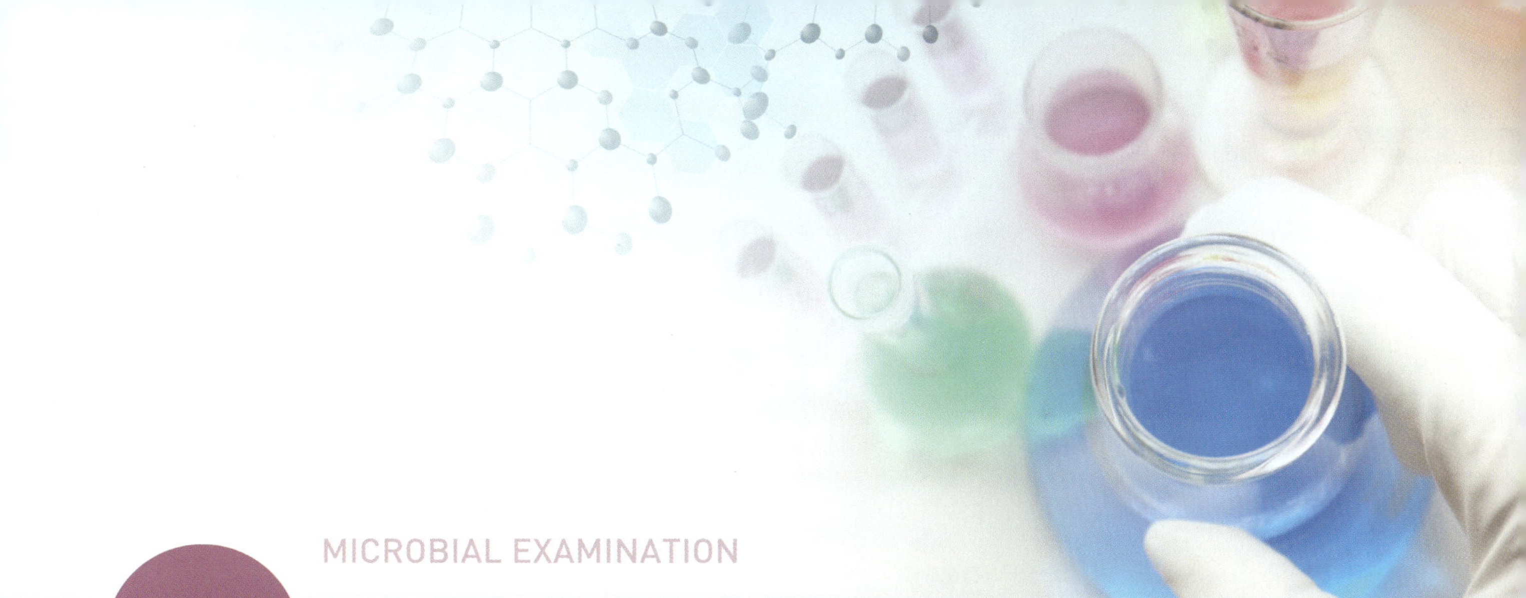

MICROBIAL EXAMINATION

제2장 현미경의 구조와 사용법

Instruction and Structure of Microscope

1. 개요

현미경은 육안으로 관찰할 수 없는 미생물이나 생물의 일차적 구조와 세포학적 특성을 연구하는데 꼭 필요한 기구이다. 따라서 현미경을 사용하기에 앞서 현미경의 종류, 구조, 관리법에 대한 이해와 사용방법의 숙달이 요구된다.

현미경의 종류는 그 기능에 따라 여러 가지가 있다. 일반적으로 가장 널리 사용되고 있는 광학현미경(light microscope)**(그림 2-1)**, 습윤표본으로 암시야 콘덴서를 이용하여 어두운 시야에서 빛나는 물체를 관찰하는 암시야 현미경(dark field microscope)**(그림 2-2)**, 생물체를 해부할 때 사용하는 해부 현미경(dissecting microscope), 자외선(UV)에 의한 형광반사광을 이용한 형광 현미경(fluorescence microscope)**(그림 2-3)**, 피검체의 광학적 두께의 차이에 의하여 상에 생긴 명암의 차로 관찰할 수 있는 위상차 현미경(phase contrast microscope)**(그림 2-4)**, 조명광선 대신 전자파를 이용하여 세포의 미세구조까지 관찰이 가능한 높은 해상력을 가진 전자 현미경(electron microscope)**(그림 2-5, 6, 7)** 등 다양한 종류가 있다. 그러나 이와 같이 다양한 기능과 다양한 종류의 현미경이 있음에도 불구하고 전자 현미경을 제외한 일반 광학 현미경들의 기본 구성은 거의 동일하다고 할 수 있다**(그림 2-8)**.

그 기본 구성요소들은 렌즈, 광원조절장치 렌즈와 시료의 거리를 조절하는 장치로 구성되어 있다. 따라서 광학현미경을 구성하는 기본구조의 특징과 사용법, 사용 시 주의점 등을 숙지하여야한다. 일반 광학현미경은 제조회사, 기능에 따라 다소 차이가 있을 수 있으나 기본적인 구조와 광학계는 **그림 2-9**와 같다.

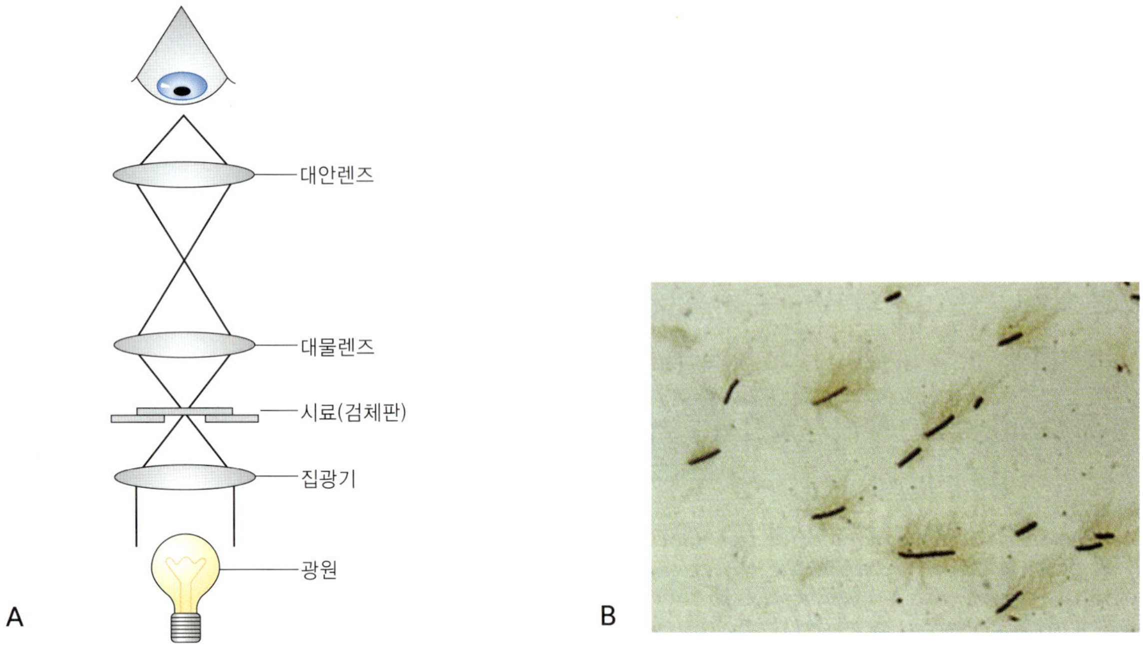

그림 2-1. 광학현미경의 원리

A. 집광기에서 모아진 빛이 시료를 통과하면서 대물렌즈에서 전달되어 10×, 40×, 100×로 확대되고 대안렌즈 10×와 작용하여 최종 배율이 100×, 400×, 1,000×로 확대된 물체의 상을 관찰한다.

B. Silver 염색된 *Salmonella* 균의 편모

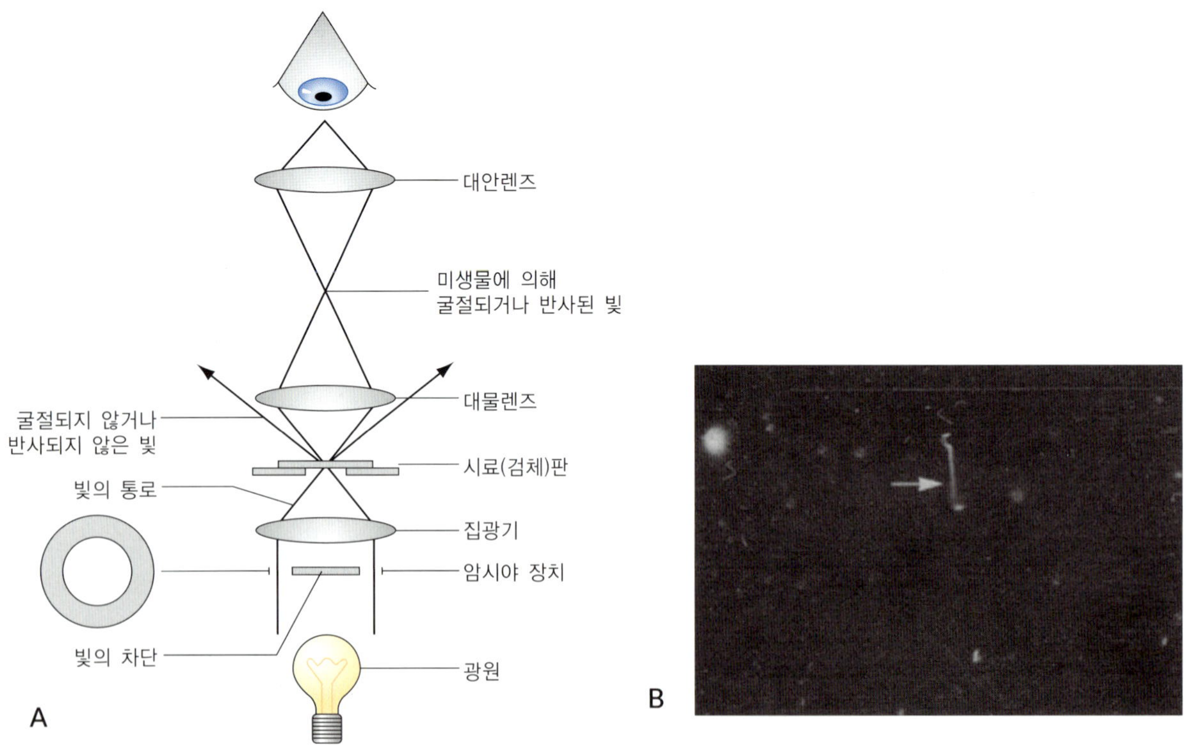

그림 2-2. 암시야 현미경의 원리

A. 암시야 현미경에서 미생물에 의해 굴절되거나 반사된 빛이 대물렌즈에 모아서 관찰한다.

B. 검체는 검정색 배경에 밝게 빛난다(화살표).

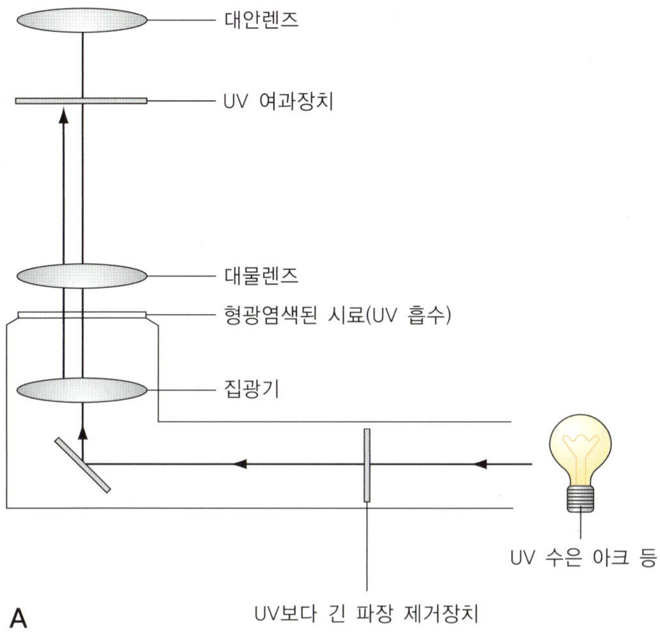

A

B

그림 2-3. 형광현미경의 원리

A. UV 램프를 이용하여 형광염색된 시료에 반사되는 형광빛을 관찰

B. Auramine 형광 염료로 염색된 결핵균 검정색 배경에 황록색 형광

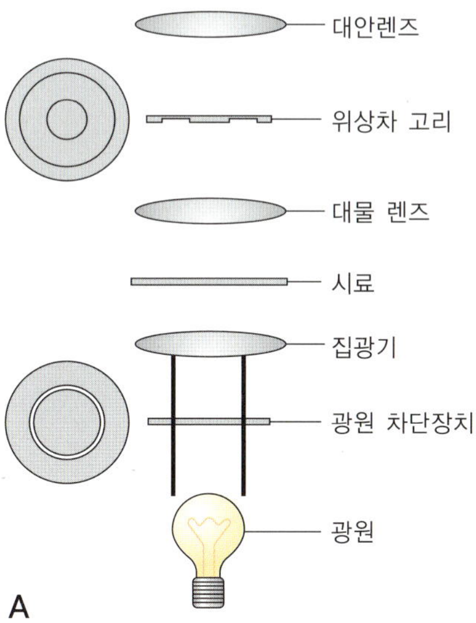

A

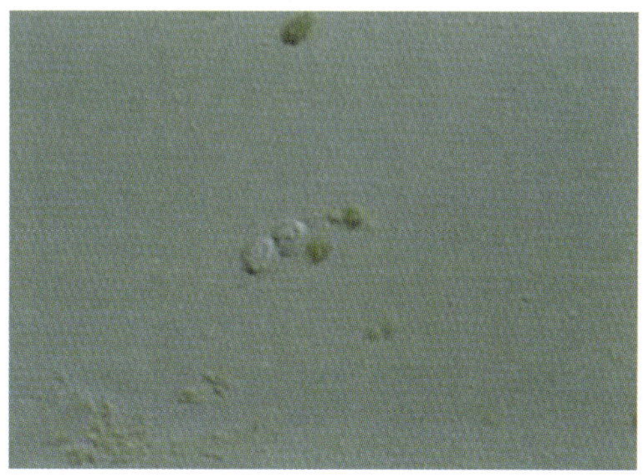

B

그림 2-4. 위상차 현미경의 원리

A. 빛의 강도와 빛의 반사지수의 차이에 따라 나타난 물체의 위상차이를 관찰한다.

B. 진균 포자의 관찰

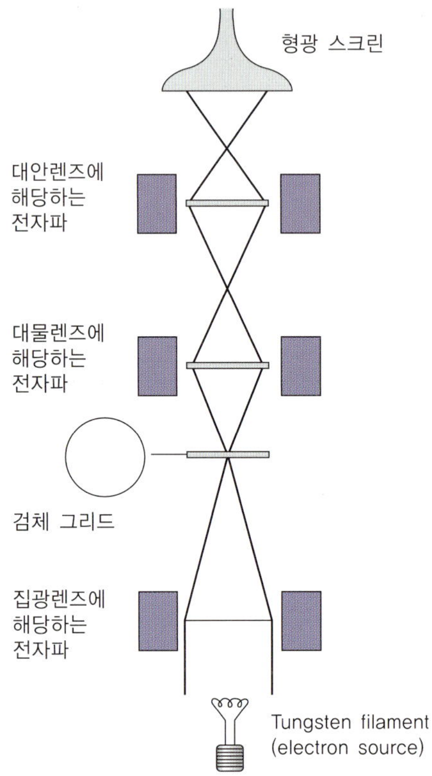

그림 2-5. 전자 현미경의 원리

텅스텐 필라멘트로부터 생성된 전자 빔은 전자석을 통과하여 검체에 모아진다. 전자는 대물렌즈에 해당하는 전자석과 대안렌즈에 해당하는 전자석을 통과하면서 상(image)이 확대되어 형광스크린에 보인다. 전자는 공기에 의해 흡수되기 때문에 검체와 렌즈가 들어 있는 column은 진공상태가 된다.

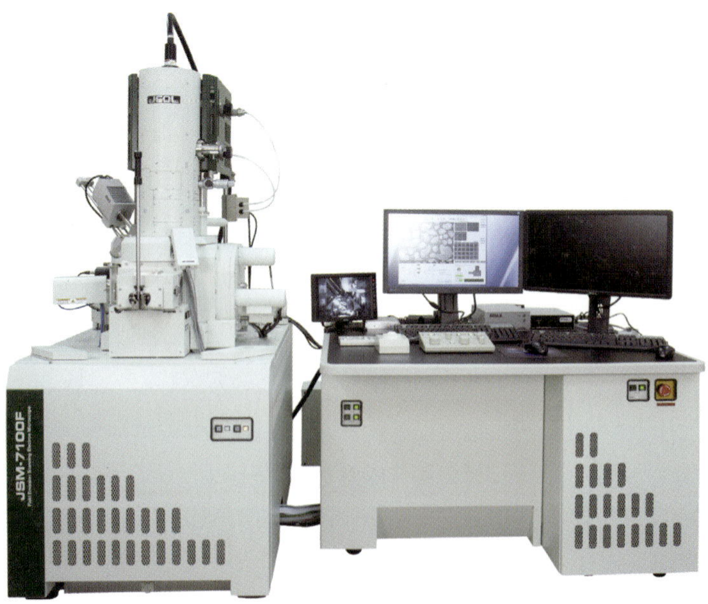

그림 2-6. 전자 현미경

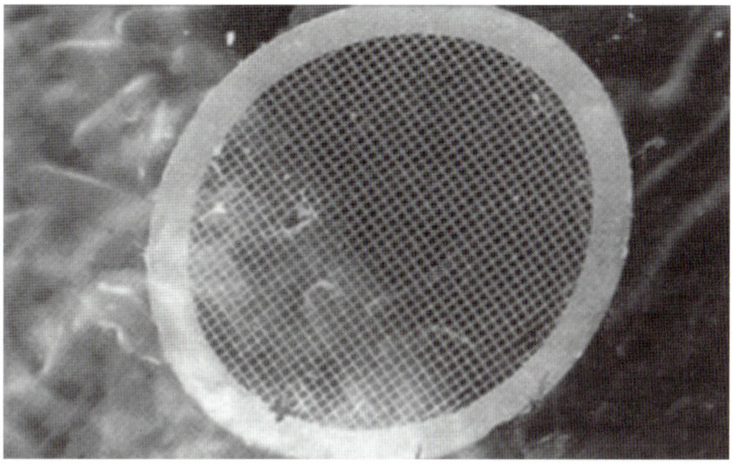

그림 2-7. 전자 현미경 그리드(grid)

직경 4 mm로 검체를 이 위에 검체를 올려놓고 관찰한다.

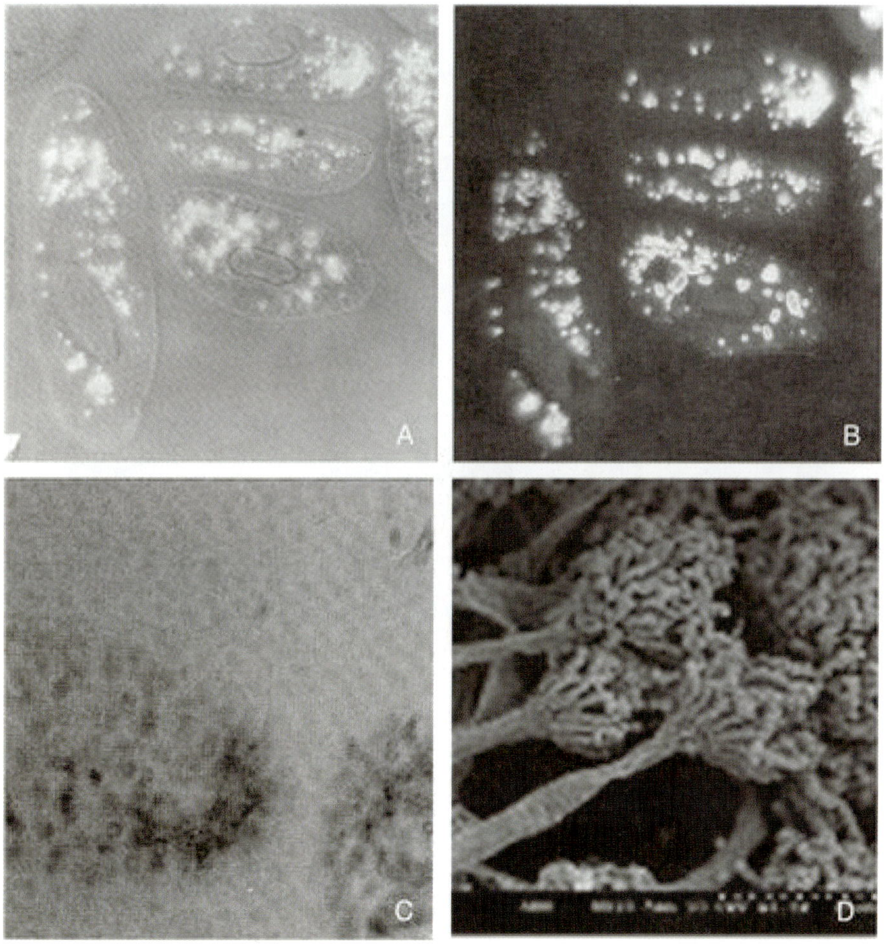

그림 2-8. 현미경의 종류에 따른 관찰결과

A. 위상차 현미경 B. 암시야 현미경 C. 광학 현미경 D. 전자 현미경

그 기본 구성요소들은 렌즈, 광원조절장치 렌즈와 시료의 거리를 조절하는 장치로 대별할 수 있다. 따라서 본 장에서는 광학현미경을 구성하는 기본구조의 특징과 사용법, 사용시 주의점 등을 살펴보기로 한다. 일반 광학현미경은 제조회사, 기능에 따라 다소 차이가 있을 수 있으나 기본적인 구조와 광학계는 **그림 2-9**와 같다.

2. 광학 현미경의 기본구조

현미경의 구조는 그 기능에 따라 렌즈 부분, 조명 부분 및 기계 부분으로 나눌 수 있다.

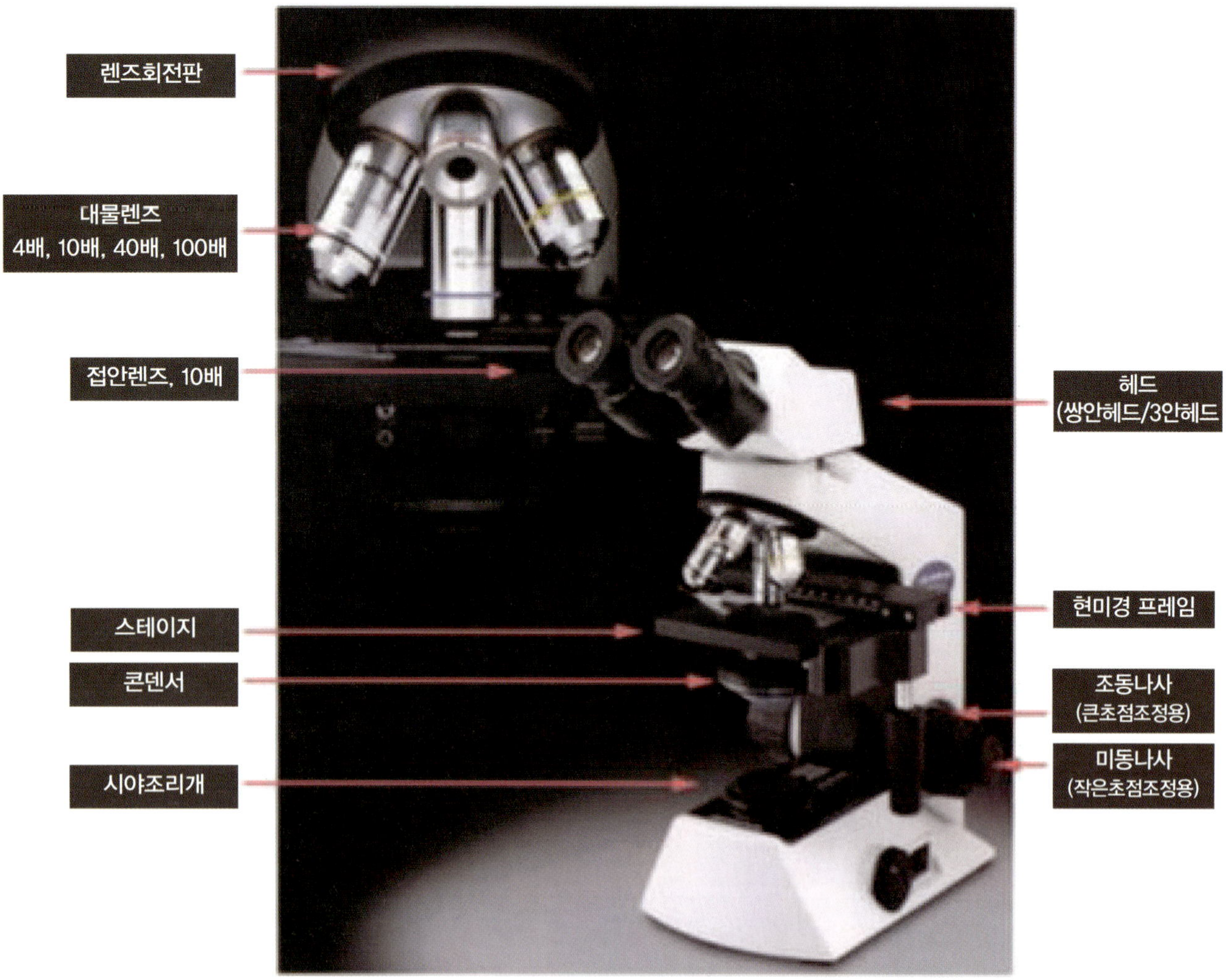

그림 2-9. 광학 현미경의 기본 구조

1) 렌즈 부분

현미경의 가장 기본적인 요소로 대안렌즈(ocular lens 또는 eye piece)와 대물렌즈(objective lens)로 구분한다.

① 대안렌즈: 경통의 가장 상단에 위치하며 배율은 5×, 10×, 15×가 있다. 일반적으로 10×가 널리 쓰인다. 대물렌즈에 의해 형성된 물체의 확대상을 한층 더 크게 하는 역할을 한다.

② 대물렌즈: 경통의 가장 하단 대물렌즈 회전판에 부착되어 있고 물체를 일차적으로 확대하는 역할을 한다. 배율은 10×, 20×(저배율), 40×(고배율), 100×(유침렌즈)로 되어 있다**(그림 2-10)**.

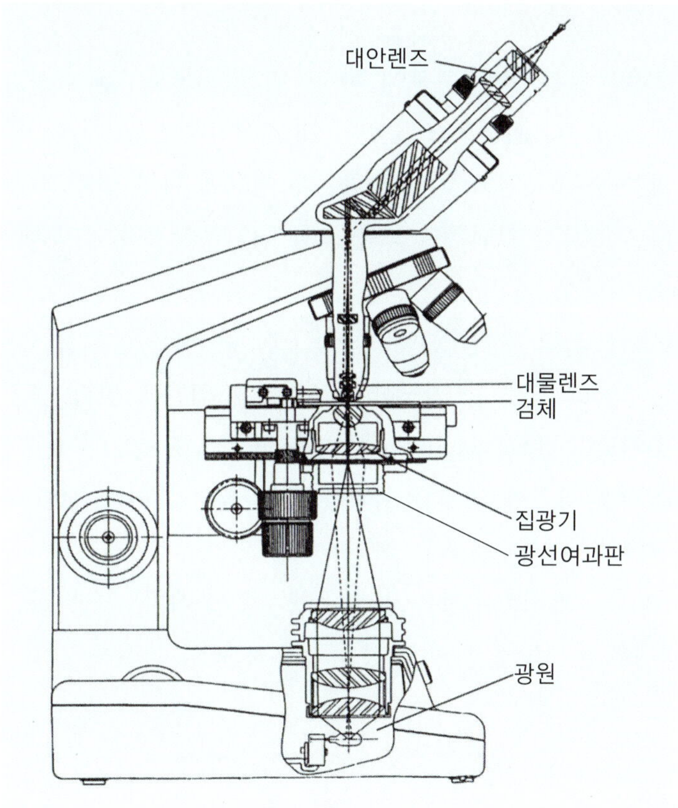

그림 2-10. 광학현미경의 단면도

2) 조명 부분

좋은 해상력과 올바른 배율의 이미지를 얻기 위해서는 적절한 조명이 이루어져야 한다.

조명장치는 대개 광원(light source), 반사경(mirror), 조리개(diaphragm), 집광기(condenser), 광선여과판(light filter) 등으로 구분된다.

① 광원(light source 또는 lamp): 현미경의 광원으로 다양한 종류의 lamp가 사용되는데 이상적인 현미경의 광원은 집중조명 광원(spotlight source)이다. 또한 빛의 색은 자연광에 가까운 백색광이어야 한다. 그러나 흔히 사용하는 백열등은 적색광이 많아 상의 색이 자연스럽지 못하고 적색광의 열선효과에 의하여 시료가 열을 받기 쉽다. 따라서 이때는 청색 광선여과판을 사용하여 적색광을 줄이는 것이 바람직하다. 또한 백열등의 빛은 실질적으로 집광기를 통과하는 광량이 적어 비경제적이다.

② 반사경(mirror): 조명장치의 아래 부분에 위치하며 광원으로부터 온 광선을 반사시켜 조리개나 집광기로 보내는 일종의 거울로써 광원이 내장되어 있지 않은 현미경에서만 사용한다. 한쪽은 평면, 다른 한쪽은 오목면으로 되어 있는데 필요에 따라 돌려 사용할 수 있다. 오목면이 강력하게 광선을 보낼 수 있기 때문에 보통 오목면을 많이 사용하며 태양광선일 때는 대개 평면을 사용한다.

③ 조리개(diaphragm lever): 반사경을 통해 들어온 광선은 너무 강해서 현미경의 상을 흐리게 하기 때문에 광량을 줄여 그 광도를 적당하게 조절하는 역할을 한다. 조리개 중에서 가장 편리하게 만든 것은 홍채조리개(iris diaphragm)이다(그림 2-11).

④ 집광기(condenser): 대물렌즈에 적절한 밝기를 주는 장치로 여러 개의 lens로 구성되었으며 전체가 볼록렌즈의 역할을 한다.

⑤ 광선여과판(light filter): 광선의 조성을 변경시키는 데 쓰이며, 가장 간단한 것은 색이 들어 있는 유리판으로 실제로는 현미경 사진을 찍을 경우와 눈의 피로를 막기 위해 사용된다.

<table>
<tr><th>대물렌즈의 실제거리</th><th>조리개의 개폐</th></tr>
<tr><td>저배율</td><td>완전 폐쇄 전 상태</td></tr>
<tr><td>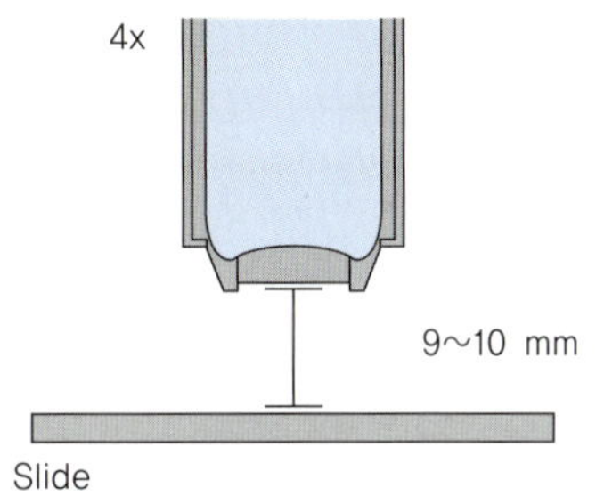
</td><td>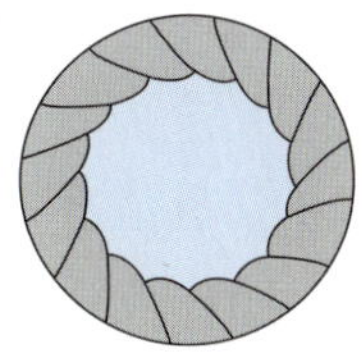</td></tr>
<tr><td>저배율</td><td>약간 개방</td></tr>
<tr><td>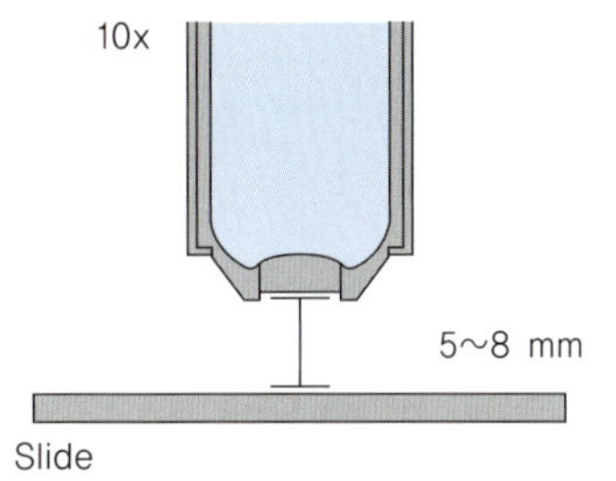
</td><td>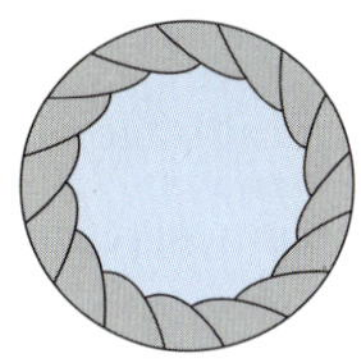</td></tr>
<tr><td>고배율</td><td>완전 폐쇄 전 상태</td></tr>
<tr><td>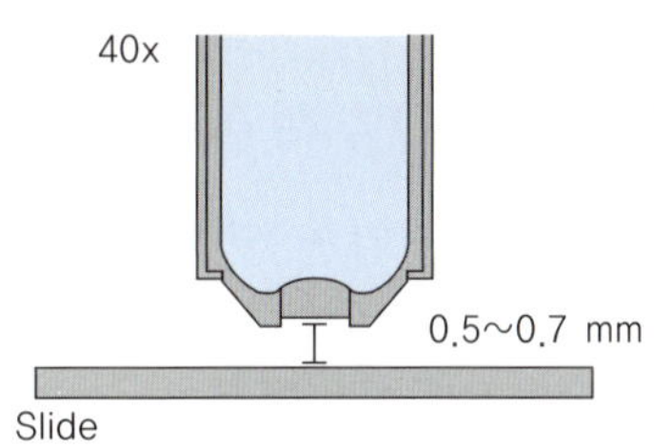
</td><td>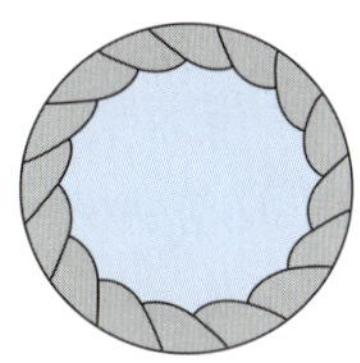</td></tr>
<tr><td>유침렌즈</td><td>완전 개방</td></tr>
<tr><td>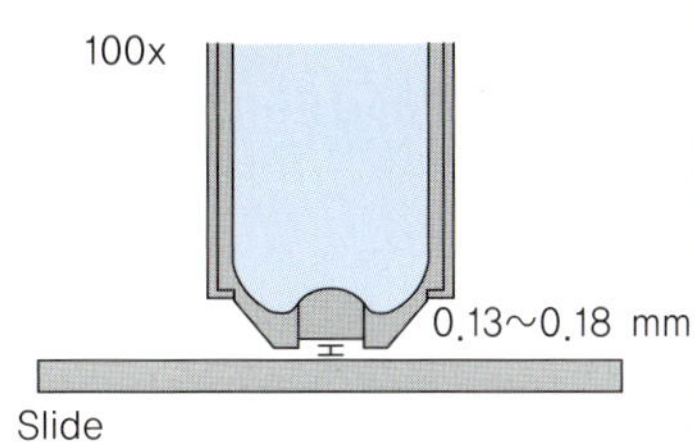
</td><td>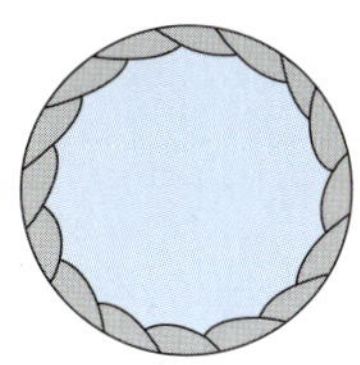</td></tr>
</table>

그림 2-11. 대물렌즈의 조리개의 관계

3) 기계부분

현미경에 들어오는 광선을 조절하고 조준을 정확하게 해서 명확한 관찰을 할 수 있는 장치이다.

① 경각 또는 경대(base): 현미경의 가장 밑자리에 위치하며 현미경 전체를 지탱해주는 역할을 한다.

② 손잡이(arm): 경각의 뒷부분에 경각에 대해 거의 수직으로 서 있으며 현미경의 여러 부분을 지탱해 주는 역할을 한다.

③ 재물대 또는 검체판(stage): 관찰할 물체(slide glass)를 올려놓는 수평으로 된 판이다.

④ 경통(body tube): 원통형이며 위쪽 끝에는 대안렌즈를 끼고 아래 끝에는 대물렌즈를 달도록 되어 있다. 관찰할 물체를 통해 들어오는 광선을 투과시켜 상을 이루게 한다.

⑤ 조준장치(focusing adjustment): 대물렌즈와 물체의 거리를 조절하여 가장 선명한 상을 얻을 수 있게 하는 것을 조준이라 하며, 대개의 현미경에는 대략의 조준을 맞추기 위한 조동나사(coarse adjustment screw)와 조준을 정밀하게 하기 위한 미동나사(fine adjustment screw)가 달려 있다.

⑥ 슬라이드 고정판(mechanical stage): 검체가 있는 slide를 고정하는 역할을 한다.

⑦ 대물렌즈 회전판(focusable nosepiece): 현미경 사용 시 배율이 다른 렌즈로 교환할 경우 대물렌즈를 회전시켜 교환하기 쉽게 만든 장치이다..

3. 현미경 사용법

1) 현미경을 수평면에 똑바로 놓는다.

2) 광원을 확인한다. 광원이 내장된 경우는 전원 스위치만 켜면 된다. 자연광선이나 백열등을 이용할 때는 반사경을 집광기에 광선이 통과하도록 조절한다.

3) 슬라이드글라스에 도말한 표면이 위쪽으로 오게 하여 검체판 위에 올려놓고 검체조절대를 이용 검체가 중앙에 오도록 조절한다.

4) 집광기를 아래로 내리고 대물렌즈를 저배율(10×)로 돌린 후 대물렌즈의 끝이 슬라이드글라스에 거의 닿을 정도로 조동나사를 이용하여 경통을 밑으로 내린다(제조회사에 따라 재물대가 상하로 움직이는 것도 있다).

5) 대안렌즈를 보면서 재물대를 아래로 서서히 내린다. 제조회사에 따라 반사경의 광원을 조절하고 조동나사를 서서히 돌려 경통을 올린다.

6) 물체가 확인되면 대물렌즈 회전판을 고배율(40×)로 돌린 후 미동나사를 돌려 선명한 상을 찾아 물체를 관찰한다. 이때부터는 조동나사를 사용해서는 안 된다.

7) 현미경을 관찰할 때는 양쪽 눈을 뜨고 보는 습관을 들여야 한다.

8) 높은 배율로 검경하는 경우는 조명을 강하게 해야 하며 명암도의 조절은 광원의 세기, 거리 및 조리개의 개폐, 집광기의 상황에 따라 자유로이 행할 수 있다.

9) Oil lens로 검경할 경우

① 저배율(10×)과 고배율(40×)에서보다 강확대로 보기 위해서 유침 대물렌즈(immersion oil lens)를 사용한다(그림 2-12).

② 저배율과 고배율에서 물체가 뚜렷이 보였을 때 집광기를 위로 올리고 고배율 렌즈(40×)를 반쯤 회전하여 oil을 한 방울 놓고 oil lens(100×)를 회전시켜 immersion oil이 lens와 도말 슬라이드 사이에 닿도록 한다(그림 2-13). 오일렌즈 효과를 일으켜 빛을 모아주어야 한다.

③ 미동나사로만 앞뒤로 돌려서 슬라이드 표본의 전체 표면을 관찰한다.

④ 검경이 끝나면 lens paper에 알코올을 약간 적셔 렌즈를 깨끗이 닦아낸 후 마른 lens paper로 닦는다.

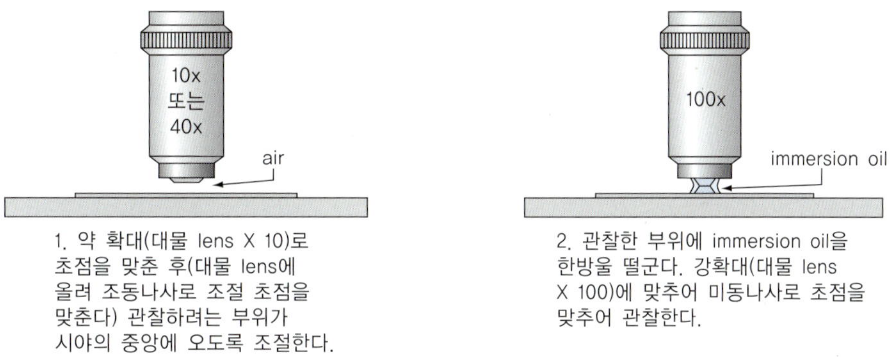
10x
또는
40x
air
1. 약 확대(대물 lens X 10)로 초점을 맞춘 후(대물 lens에 올려 조동나사로 조절 초점을 맞춘다) 관찰하려는 부위가 시야의 중앙에 오도록 조절한다.
100x
immersion oil
2. 관찰한 부위에 immersion oil을 한방울 떨군다. 강확대(대물 lens X 100)에 맞추어 미동나사로 초점을 맞추어 관찰한다.

그림 2-12. 대물렌즈 사용법

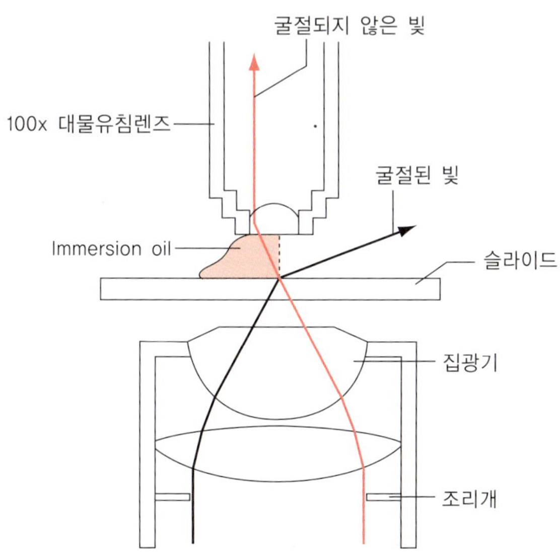

그림 2-13. Immersion oil과 빛의 굴절과의 관계

4. 현미경 취급시 주의사항

1) 현미경을 이상적으로 보관하기 위하여 적절한 제습기 또는 온도는 20±2℃로 하고 습도는 40±5%로 한다.
2) 실내를 조명할 수 있도록 창은 검정 커텐을 설치하여 직사광선 등에 의한 온도 상승 등을 방지할 수 있어야 한다.
3) 렌즈의 오염을 제거하기 위해 적어도 1년에 1회 이상 예비 정비를 한다.
4) 현미경의 전원은 언제나 일정한 전류가 유지되도록 전압조절 장치를 사용해야 한다.
5) 렌즈는 손으로 문지르지 말아야 한다.
6) 렌즈가 더러워졌을 때는 솔로 떨어내거나 lens paper로 가볍게 닦아낸다.
7) 운반에는 특별한 주의가 필요하며 오른손으로 손잡이(arm)를 잡고 왼손으로 받침대(경각)를 받쳐 들고 실험대 위에 놓을 때도 안전하게 올려놓는다(그림 2-14, 15).

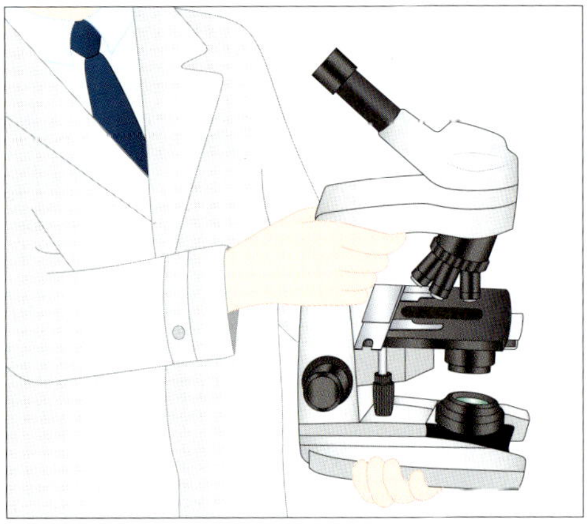

그림 2-14. 현미경의 올바른 운반법

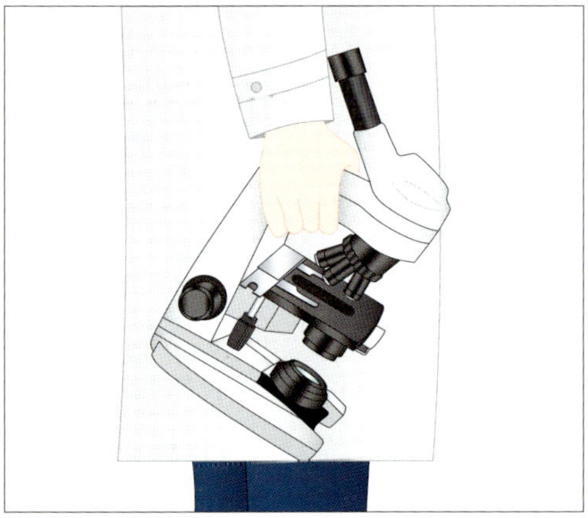

그림 2-15. 올바르지 못한 현미경 운반

8) 조동나사를 사용할 때는 렌즈와 슬라이드 표면이 접착 충돌하여 슬라이드가 깨지지 않도록 주의한다.
9) 현미경을 사용한 후에는 cover를 덮어 먼지와 습기를 피하여 깨끗이 보존해야 한다.
10) 현미경이 잘 작동되지 않을 때에는 함부로 분해하지 말고 전문가에게 의뢰하도록 한다.

문제

1. 현미경의 기능을 설명하시오

1) 조리개 :

2) 콘덴서 :

3) 미동나사 :

4) 조동나사 :

5) 대안렌즈 :

6) 대물렌즈 :

7) 오일렌즈 :

2. 현미경 관찰에서 최적상태를 유지하기 위한 방법은?

3. 저배율로 관찰 시 광원의 밝기는?

4. 1,000× 관찰 시 immersion-oil을 한방울 적하하여 현미경관찰을 하는 이유는?

실습 2-1과 실험보고서

※ 현미경의 구조 명칭을 쓰고 설명할 것.

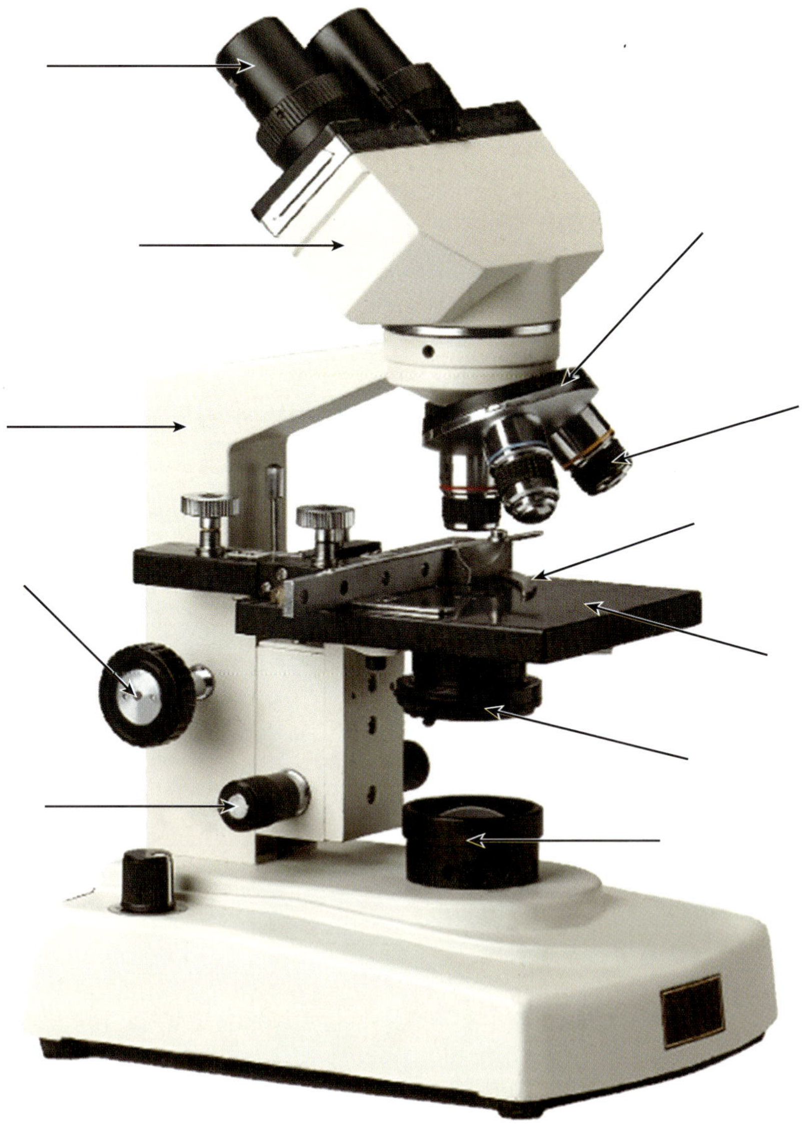

실습 제2-2과

미생물의 현미경적 크기 측정(Microscopic measurement)

◎ 목적

미생물의 형태적 특성 관찰과 크기 측정은 미생물을 분류하는 데 가장 기본이며 중요하다. 본 실험에서는 현미경을 이용하여 미생물의 크기를 측정하는 방법을 익히는 데 그 목적이 있다.

◎ 고찰

대물렌즈와 대안렌즈의 확대배율에 따라 물체의 크기가 다르게 나타나기 때문에 현미경으로 확대된 미생물의 실제 크기를 정확하게 측정하기 어렵다. 따라서 대안렌즈의 중간에 장치할 수 있도록 만들어진 유리판에 5 mm를 50등분하여 한 눈금 사이가 100 μm가 되게 한 납작한 원형의 대안 마이크로미터(ocular micrometer)와 slide glass의 중앙에 1 mm를 100등분하여 한 눈금 사이가 10 μm가 되도록 만들어진 유리판에 부착되어 있는 대물 마이크로미터(objective 또는 stage micrometer)를 사용해서 대안 마이크로미터의 눈금 길이를 먼저 결정해야 대물렌즈의 배율에 관계없이 정확하게 미생물 및 물체의 크기를 측정할 수 있다(그림 2-16, 17).

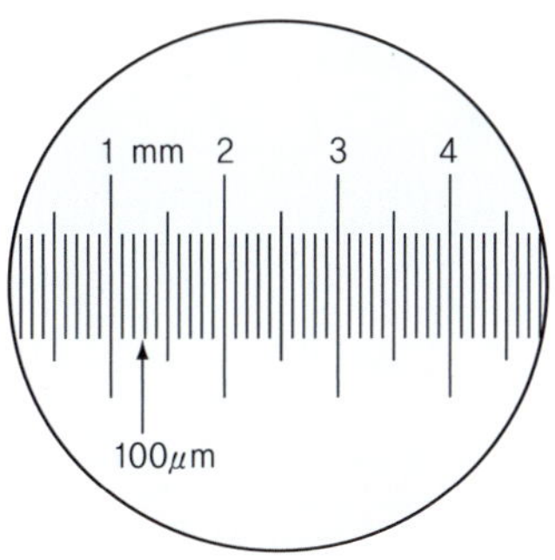

그림 2-16. 대안 마이크로미터

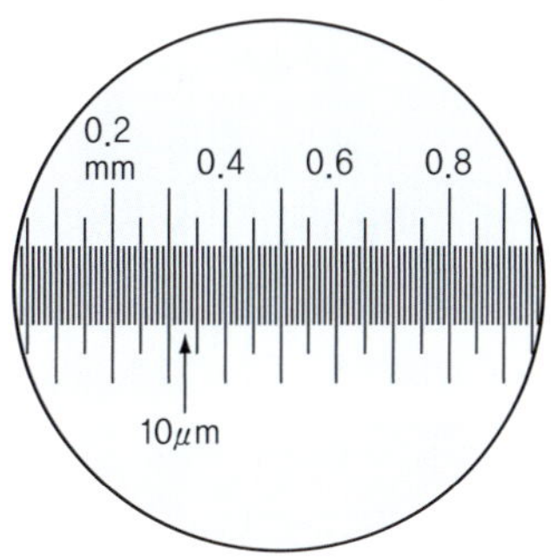

그림 2-17. 대물 마이크로미터

◎ 재료

1. 현미경
2. 대안 마이크로미터 또는 대안 마이크로미터가 부착되어 있는 대안렌즈
3. 대물 마이크로미터
4. Immersion oil
5. 미생물 도말염색 표본
   1) *Staphylococcus aureus*
   2) *Bacillus subtilis*
   3) *Candida albicans*

◎ 실험방법

1. 그림과 같이 대안렌즈의 상층부 나사 부분을 돌려 뺀 후 대안 마이크로미터의 상층부가 위로 향하도록 조심스럽게 삽입한 다음 다시 나사를 원래대로 조립한다(그림 2-18).

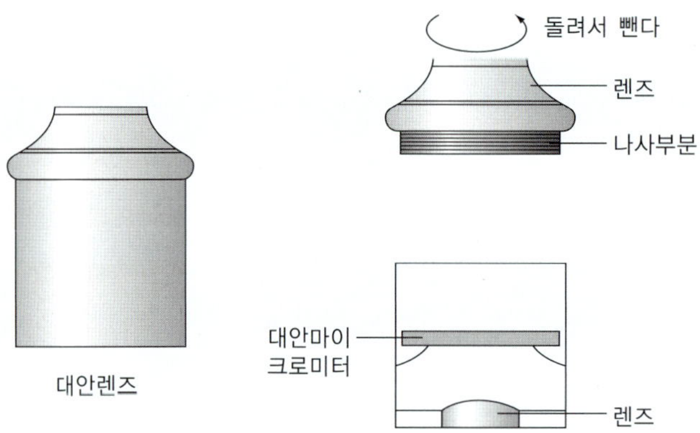

그림 2-18. 대안 마이크로미터 삽입 방법

2. 대물 마이크로미터를 재물대(stage)의 중앙에 올려놓는다.
3. 대물렌즈를 저배율(10×)로 하여 광원과 일치하도록 하여 초점을 맞춘다.
4. 대안렌즈를 돌려 대안 마이크로미터와 대물 마이크로미터의 눈금이 평행하도록 조절한다.
5. 평행이 되면 대물 마이크로미터를 움직여 대물 마이크로미터의 한쪽 끝과 대안 마이크로미터의 눈금이 일치하도록 하고 각각의 일치하는 눈금의 수를 읽는다. 예를 들어 대물 마이크로미터 눈금 X개 위치에 대안 마이크로미터 눈금 Y개가 일치한다면 대안 마이크로미터 눈금 한 개의 크기는 X/Y×10 μm(대물 마이크로미터 한 눈금의 길이)의 공식에 대입시킨다(그림 2-19).

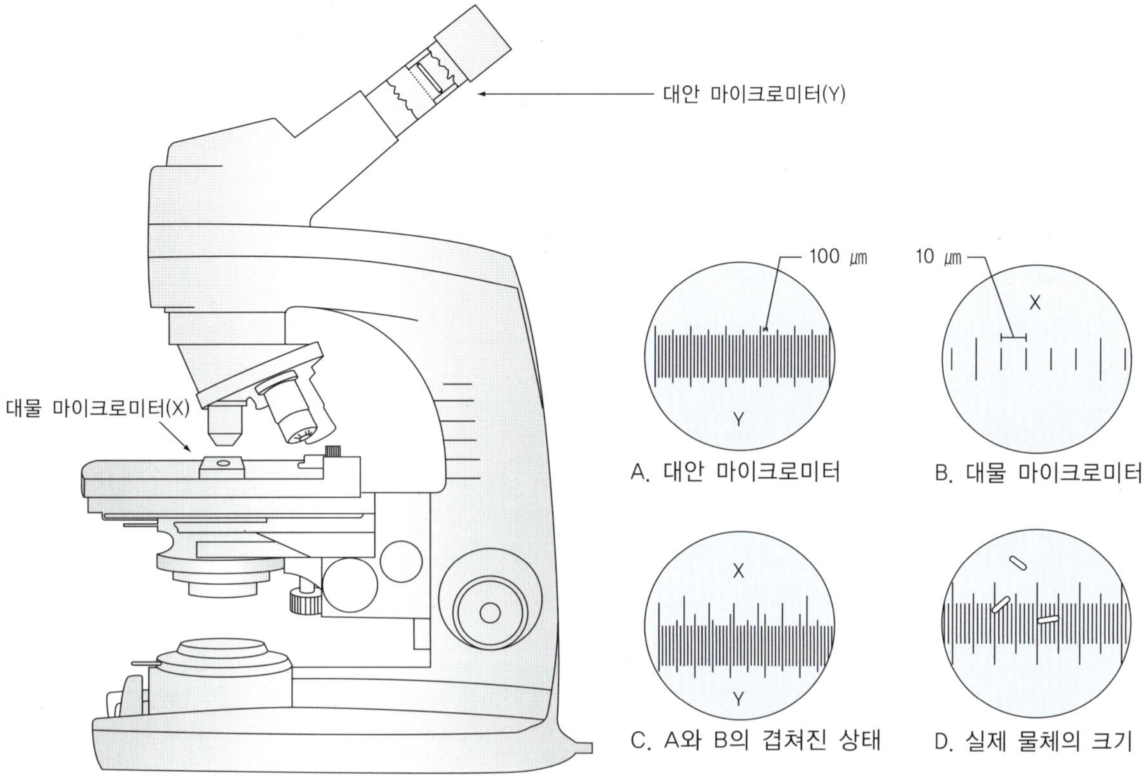

그림 2-19. 대안 마이크로미터를 이용한 물체의 측정

A. 대안 마이크로미터(Y), 한 눈금 사이가 5 mm를 100 μm로 50등분하였다. 위치는 현미경의 종류에 따라 고정된 것과 없는 것이 있다.

B. 대물 마이크로미터(X), 한 눈금을 10 μm 간격으로 100등분하였다. 재물대 위에 올려놓고 관찰한다.

C. 대안 마이크로미터와 대물 마이크로미터가 일치하는 것을 관찰한다.
대물 마이크로미터의 눈금 수를 X, 대안 마이크로미터의 일치하는 눈금 수를 Y라 한다면 Y 한 눈금의 절대 값은 X/Y×10 μm(대물 마이크로미터 한 눈금의 길이)이다. **그림 2-19C**에서 1/7×10 μm = 1.4 μm 즉, Y 한 눈금의 절대 값은 1.4 μm이다.

D. 실제 표본의 관찰
대물 마이크로미터를 제거한 후 염색 슬라이드 표본을 재물대 위에 올려놓고 물체의 길이를 잰 다음 대안 마이크로미터의 절대 값을 곱해준다.
예) 막대균의 길이 : 5 눈금 × 1.4 μm(C에서 구한 한 눈금의 절대값) = 7.0 μm
예) 효모의 길이 : 15 × 1.4 = 21 μm
예) 효모의 폭 : 2 × 1.4 = 2.8 μm

예) 대물 마이크로미터 3 눈금과 대안 마이크로미터 20 눈금이 일치하였다면 대안 마이크로미터 한 눈금의 절대값은 3/20×10 μm = 1.5 μm이다.

6. 대물 마이크로미터를 제거한 후 미생물의 도말염색표본을 올려놓고 대안 마이크로미터의 눈금으로 물체의 크기를 측정한다. 예를 들어 물체의 길이가 2 눈금이었다면 실제 물체의 길이는 2×1.5 μm(5번에서 구한 눈금의 절대값) = 3.0 μm이다.

7. 고배율(400×) 사용 시에는 저배율에서 정한 절대값을 그대로 적용한다.
8. 유침렌즈(immersion oil lens) 사용 시는 대물 마이크로미터에 immersion oil 한 방울을 떨어뜨린 후 5번과 같은 방법으로 대안 마이크로미터 눈금의 절대값을 구한 후 물체의 크기를 결정한다.
9. 현미경 관찰이 끝난 후 대안 마이크로미터는 잘 보관한다. 최근에는 대안 마이크로미터가 부착된 대안렌즈가 있다.
10. 세포의 크기 측정은 다음과 같이 표시한다.
    1) 둥근형세포 : 지름(μm)
    2) 타원형 또는 난형세포 : 폭 × 장경(μm)
    3) 간상형 또는 사상형세포 : 폭 × 길이(μm)
11. 사용하고 있는 현미경에 대해 배율마다 대안 마이크로미터 한 눈금의 절대값을 알아두면 편리하다(표 2-1).

표 2-1. 대안 마이크로미터 한 눈금의 크기의 예

확대배율	두개의 눈금이 일치하는 지점	일치하는 눈금 수		대안 마이크로미터 한 눈금의 절대값 (μm)
		대안 마이크로미터	대물 마이크로미터	
저배율 150× (15×10)	첫 번째	26	25	9.6
	두 번째	52	50	9.6
고배율 600× (15×40)	첫 번째	21	5	2.45
	두 번째	42	10	2.4
유침렌즈 1500× (15×100)	첫 번째	21	2	1.0
	두 번째	52	5	1.0

※ 확대배율과 대안 마이크로미터의 한 눈금의 절대값은 반비례한다.

문제

1. 만일 대물 마이크로미터 2 눈금에 대안 마이크로미터 12개가 일치되었다면 한 눈금의 절대 값은?

2. 문제 2에서 대안 마이크로미터에 5 눈금인 물체의 실제 크기는?

3. 일반적인 세균의 크기는?

4. *S. aureus*(세균)와 *C. albicans*(진균)의 크기 차이는?

5. 원핵세포(세균)와 진핵세포(사람)의 크기 차이는?

실습 2-2과 실험보고서

※ 다음 미생물의 형태와 크기를 측정하라.

S. aureus

직경 : μm

B. subtilis

길이 : *μm*

폭 : *μm*

C. albicans

길이 : *μm*

폭 : *μm*

Work sheet

∴ 특이사항, 주의사항, 멸균과정을 설명할 것

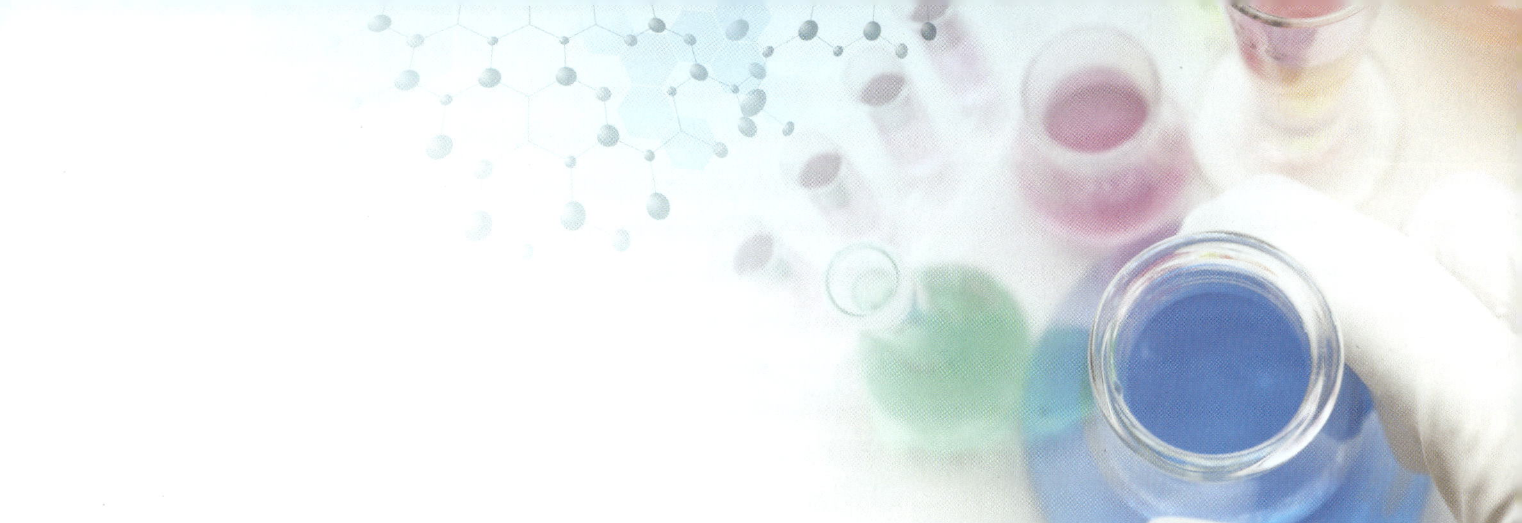

MICROBIAL EXAMINATION

제3장 미생물의 염색

Staining of Bacteria

본 장에서는 생물학적 염색방법에 대해 익히고 도말법의 조작기술과 세균의 염색방법과 목적에 따라 단순염색(simple staining), 그람염색(gram staining), 협막염색(capsule staining), 편모염색(flagella staining), 아포염색(spore staining) 등의 염색 기술을 습득한다.

Q1. 염색(staining)이란?

A1. 동식물조직의 육안 및 현미경적 구조나 성상을 규명하기 위해 조직세포를 착색하는데 사용되는 유색물질(colored substances)을 가리킨다. 이에 대해 생물학적 염료는 이들 세포 또는 조직 내에서 색을 생성할 수 있는 무색의 무기 또는 유기 화학물질까지를 포함한다. 조직 성분 및 그것의 대사, 기능 또는 병리적 상태에서 출현하는 염색 가능한 내용물에 색반응(colorreaction)을 제공하는 모든 수단을 의미하는 것으로 사용되고 있다.

Q2. 왜 세균을 염색해야 합니까?

A2. 대부분의 세포 유형(type)은 천연 색소(natural pigment)가 적기 때문에 염색하지 않는 한 광학현미경으로 관찰하기 어렵다. 세균의 세포를 더 잘 보이게 하기위해 여러 유형의 염색(stains)이 사용된다. 또한, 특정 염색 기술을 사용하여 세포벽 유형 및 내생포자의 유무와 같은 세포의 생화학적 또는 구조적 특성을 결정할 수 있다. 이러한 유형의 정보는 검사자들이 미생물을 식별하고 분류하는 데 도움이 될 수 있으며 검사자가 박테리아 감염의 원인을 진단하는데 사용할 수 있다.

1. 미생물 염색의 원리

미생물은 무색투명하므로 이들의 분류와 특성을 알기 위해서는 생물학적 염색과정을 거쳐야만 한다. 세균의 염색은 일반적으로 세포의 모세관현상, 삼투압, 세포에의 부착과 흡수에 의한 물리적 기전과 세포구성물과 염료 사이의 전기적 전하와 화학적, 친화력에 의해 염색된다.

◈ 염료염색의 작용원리

1) 이온결합(ionic bonding, 정전기적 결합)
2) 수소결합(hydrogen bond)
3) 반데르바알스 힘(van der Waals forces)
4) 공유결합(covalent bond)
5) 물리적 기전(염료의 분산도, 염료 농도 및 조직의 구성밀도)
6) 물리 · 화학적 기전(전기적 인자)

염색시약의 화학적 구성은 무색의 벤젠(benzene ring)에 연결된 발색단(chromophore)과 조색군(auxochrome)을 합한 유기복합체이다(표 3-1).

또한, 염료분자는 발색단과 조색단 외에 제3의 기를 가지는데, 이를 변색제(modifier)라 부르며 메틸기(-CH_3), 에틸기(-C_2H_5) 등이 있다. 변색제는 염료분자의 염색 특성을 크게 변화시키지 않으면서 단순히 색상(shade)만을 변화시킨다.

표 3-1. 발색단과 조색단의 종류

발색단	화학구조	조색단	화학구조
에틸렌기(ethylene group)	$>C=C<$		-NH_2
카보닐기(carbonyl group)	$>C=O$	히드록실기(hydroxyl group)	-OH
티오카보닐기(thiocarbonyl group)	$>C=S$	카르복실기(carboxyl group)	-COOH
아조기(azo group)	-N=N-	슬폰산기(sulfonyl group)	-SO_3H
니트로기(nitro group)	-NO_2	디메틸아미노기(dimethylamino group)	-$N(CH_3)_2$
옥시아조기(oxyazo group)	-N(-O)=N-	머캅탄기(mercaptane group)	-SH
니트로소(nitrose group)	-N=0		

벤젠은 여러 방식으로 다른 라디칼(radicals)이나 원소들과 결합하여 극히 복잡한 화합물을 형성할 수 있기때문에 유기화학에서 매우 중요하다. 이 화합물 내에 원소가 어떤 방식으로 결합하면 그 물

질은 색을 띠게 되고 이 유색화합물 분자에 약간의 첨가반응이 일어나면 염료가 된다.

벤젠 내의 이중결합은 고정되어 있지 않고 고리의 상·하면에서 전자구름을 형성하고 있는 공명 구조로 되어있다.

결론적으로 염색시약은 무색의 벤젠에 발색단이 결합하여 색이 나타나며, 조색단이 첨가되어 이온화하거나 색의 짙기가 변화하는 유기화합물을 의미하고 염료에 변색제가 첨가되면 색상이 변화되어 다른 종류의 염료를 생성한다.

Picric acid의 염색에 대한 예를 들면 다음과 같다(그림 3-1).

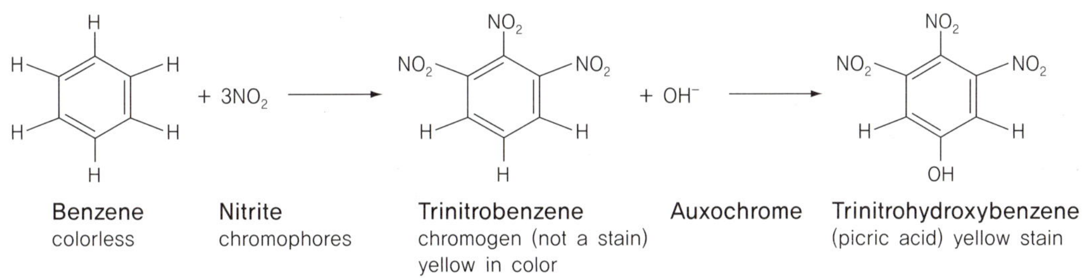

그림 3-1. Picric acid의 염색의 화학적 구조

세포의 구성물에 염색시약이 결합하기 위한 능력은 chromogen의 전기적 전하에 의존된다. 산성 염색시약은 음이온을 띠기 때문에 chromogen이 음전하를 띠게 되어서 세포 내의 양전하를 띠는 물질과 강한 친화력을 가진다.

즉 세포의 세포질은 양전하를 띠는 염기성 물질로서 산성 염색시약의 음전하를 띤 chromogen에 의해 색을 나타내게 된다. 구조적으로 볼 때 picric acid는 산성 염색시약으로 음이온의 chromogen을 형성한다.

그와 반대로 염기성 염색시약은 양이온을 띠기 때문에 chromogen이 양전하를 띠게 되어서 세포 내 음전하를 띠는 물질과 강한 친화력을 가진다.

즉 세포의 구성물 중 음전하를 띠는 nucleic acid는 염기성 염색시약의 양전하를 띤 chromogen에 의해 발색하게 된다. 구조적으로 볼 때 methylene blue는 염기성 염색시약이며 양이온의 chromogen을 형성한다.

2. 염료(dye)의 분류와 종류

1) 염료의 분류

표 3-2. 염료의 분류

염료의 출처	조색단	발색단	반응 특성
천연염료	염기성염료 (양이온성 염료)	퀴노이드염료	직접염료
합성염료 또는 아닐린 염료	산성염료 (음이온성 염료)	아조염료	매염염료 (염료레이크)
	중성염료	니트로염료	지용성염료
	양성염료		변색성 (이염성)염료
			형광염료

2) 염료의 종류

(1) 염기성 염료(Basic dye): Methylene blue, Malachite Green, Safranin, Thionin, Rosaniline, Pararosaniline, Gentian violet, Methyl violet, Crystal violet, Basmark Brown, Auramine O, Hematoxylin

(2) 산성 염료(Acidic dye): Eosin, Erytbrosin, Aurantia, Orange G, Picric acid, Nigrosin

(3) 중성 염료(Neutral dye): Sudan III, Giemsa, Wright, Leishman

(4) 매염제(Mordant): Ferrous sulfate, Iodine, Phenol, Tannic acid

3. 염색의 종류

표 3-3. 염색의 종류

단순염색 (simple stain)	세균의 형태(cocci, bacilli, spirilli)	
	배열관찰(chains, clusters, pairs, tetrads)	
감별염색 (differential stain)	미생물 그룹의 분류(예: 그람양성, 그람음성 감별)	Gram stain
		Acid fast stain
특수염색 (special stain)	특수구조의 관찰	Flagella stain
		Capsule stain
		Spore stain

Watch Video 1: How to apply a simple stain to a bacterial culture by NC BioNetwork (4:05) URL: https://youtu.be/8ODeT9DLHKI

Watch Video 2: Gram stain animation with description of each step and interpretation of what is happening in each step by Dr.G Bhanu Prakash Animated Medical Videos. (3:37) URL https://youtu.be/AZS2wb7pMo4

Watch Video 3: Gram Staining procedure, filmed at NC State Microbiology Labs. (5:58). URL: https://youtu.be/H-fxk1be1hQ

Watch Video 4: Structural stains: Endospore, capsule and flagella. https://youtu.be/_eVkwqpsOXw

Watch Video 5: The capsule stain https://youtu.be/y7Hf4vmfhzg

Watch Video 6: The Gram stain, spore stain, metachromatic granule stain. https://youtu.be/IMu-SELvLlFI

4. 염색시약의 제조

염료의 화학적 조성은 다양하여 용매에 따라 용해도의 차이가 있다(표 3-4).

표 3-4. 염색시약의 용해도

염색분말	26℃에서의 %	
	물	95% ethanol
Bismark brownBismark brown	1.36	1.08
Congo red	0	0.19
Crystal violet (chloride)	1.68	13.87
Eosine Y	4.42	2.18
Fuchsin, basic (chloride)	0.26	5.93
Malachite green (oxalate)	7.60	7.52
Methylene blue (chloride)	3.55	1.48
Neutral red (chloride)	5.64	2.45
Safranin O	5.45	3.41
Thionin	0.25	0.25

미세한 분말로 되어있어 용매에 용해되는 염료가 있는가 하면, 단단한 결정체로 이루어져 약절구 등으로 분쇄해야만 용해되는 것이 있다. 또한 염색시약의 제조 순서로 하지 않음으로 인해 용해되지 않는 경우가 있다.

한편 애써 만든 염색시약의 제조방법과 보존방법 등 주의사항을 잘 준수하는 것은 염색기술 못지않게 중요한 사항이다.

1) 갈색병에 넣어 실온에 보관하는 염색시약

Fuchsin 원액, Crystal violet 원액, Methylene blue 원액, Auramine 색소, Rhodamine 색소, Malachite green 색소, Lugol's 액, Potassium permanganate 수용액, Crysoidin 수용액

2) 가능한 신선용액을 사용하는 염색시약

Hucker's crystal violet 색소, Neisser's A, B 혼합액, Albert's A, B 혼합액, Leifson's 편모염색시약

5. 염색결과에 영향을 미치는 요인

1) 불순물
2) 고정상태
3) 염색액의 pH
4) 염색액의농도 및 도말 두께
5) 염색시간과 온도
6) 염색액의 보존상태와 기간

참고사항

산화 환원 반응

가. 산소와 수소에 의한 산화와 환원

산화 : 어떤 물질이 산소와 화합하거나 수소 화합물이 수소를 잃는 것

환원 : 어떤 물질이 수소와 결합하거나 산소 화합물이 산소를 잃는 것

나. 전자의 이동과 산화·환원

산화 : 원자, 분자, 이온 등이 전자를 잃는 것

환원 : 원자, 분자, 이온 등이 전자를 얻는 것

실습 제3-1과

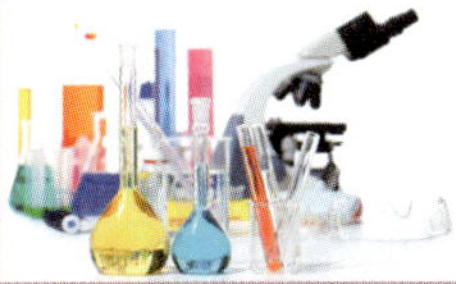

도말표본 제작법(smear preparation)

◎ 목적

세균의 형태와 배열, 크기, 염색성을 관찰하는 데 있어 가장 기본적인 도말표본의 제작을 익히는 것을 목적으로 한다.

◎ 고찰

세균의 형태학적 관찰은 세균의 생사와 관계없이 가능하지만 살아 있는 세균의 현미경적 관찰은 한정되어 있기 때문에 세균을 사멸·고정시켜 염색한 후에 관찰하는 것을 원칙으로 한다.

염색을 위한 도말표본의 준비를 위해서는 미생물체의 적당한 도말, 자연건조와 열고정 등의 기본적인 과정이 포함된다.

뒤에 연속해야 할 단순염색, 그람염색, 항산성염색 등의 염색표본을 만들기 위해서는 도말표본 제작과정의 숙달이 요구된다.

세균의 형태적 특징 및 배열의 특징에 따라 다음과 같이 분류한다.

1. 알균(Coccus): 세균의 형태가 원형세포로 이루어진 것들로 배열상태에 따라 다음과 같이 분류한다.
   ① *Staphylococcus*(포도알균): 포도송이 모양으로 원형세균이 불규칙하게 덩어리져 배열된 상태
   ② *Streptococcus*(사슬알균): 원형세균이 염주처럼 사슬을 이루어 배열된 상태
   ③ Diplococcus(쌍알균): 원형 또는 난원형의 세균이 쌍을 이루어 사슬을 이루거나 마주보는 배열상태

2. 막대균(Bacillus): 막대모양으로 생긴 길쭉한 형태를 가지는 세균으로 종류에 따라 다양한 형태와 배열을 가진다.
   ① Blunt ends: 막대모양의 끝이 각이 진 막대균(예: *Bacillus*)
   ② Round ends: 막대모양의 끝이 둥근형태의 막대균(예: *E. coli*)
   ③ Coccobacillus: 알균보다는 길고 일반 막대균보다는 짧은 원형의 막대균
   (예: *Acinetobacter*)
   ④ Curved rods: 막대균의 형태가 굽은 균(예: *Vibrio*)

⑤ Swallen ends: 막대균의 한쪽 끝 또는 양끝이 돌출된 막대균(예: *C. diphtheriae*)

⑥ Spindle ends(fusiform): 막대균의 양끝이 뾰족한 균(예: *Fusobacterium*)

3. 나선균(Spirochaetes): 코일 또는 나선모양을 이루는 균(예: *Treponema*)

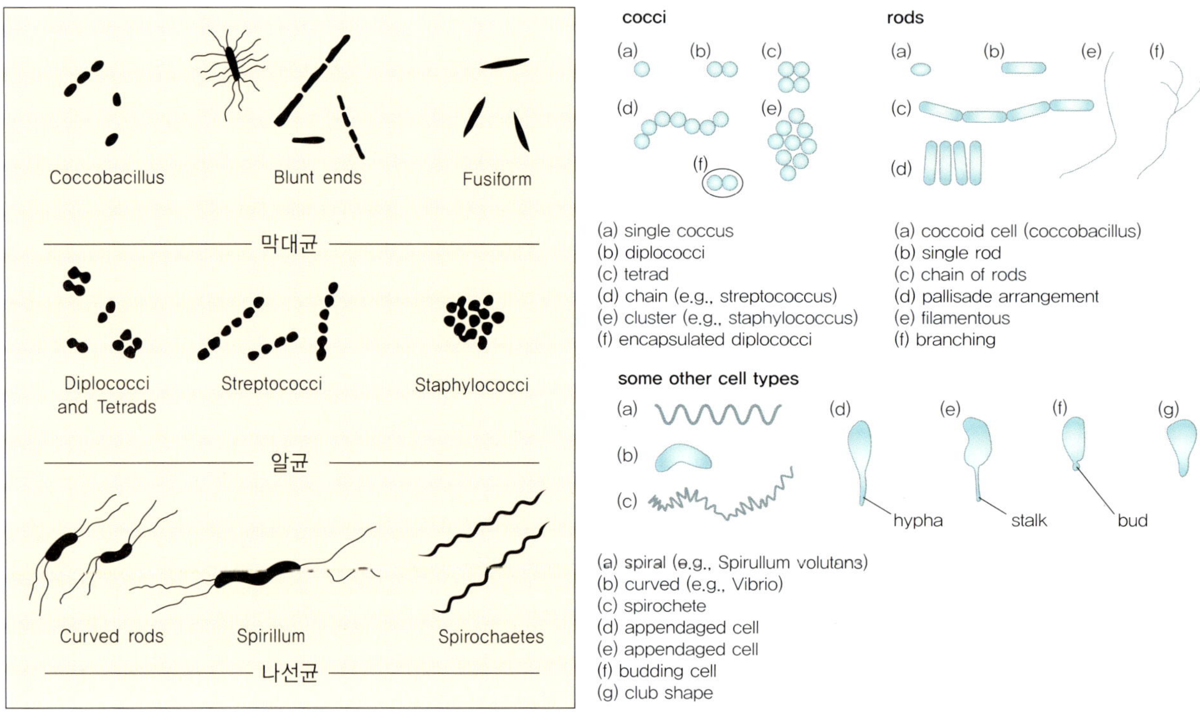

그림 3-2. 각종 세균의 형태

출처: Created by David R. Caprette, Teaching Professor, Rice University (caprette@rice.edu)

◎ 재료

1. 액체배지 또는 고체배지에 18~24시간 배양된 균주
   ① *Staphylococcus aureus*
   ② *Escherichia coli*
2. 백금이(Loop)
3. Alcohol lamp 또는 Bacticinerator
4. 깨끗한 slide glass
5. 현미경 그리고 immersion oil
6. 생리식염수 또는 증류수

◎ 실험 방법

1. 도말(smear)

Slide glass에 도말을 하기 전 slide glass의 청결이 중요하다.

Slide glass에 묻어 있는 지방제거를 위해 slide glass를 alcohol에 담가 두었다가 깨끗한 거즈로 닦아 사용하면 좋다.

Slide glass의 전면에 loop로 물이나 균액을 도말해서 잘 퍼지면 탈지가 잘된 것으로 간주한다. 탈지가 충분치 않으면 세균의 고정이 되지 않아 염색 시 흘러내려가 버린다. 도말은 가능하면 얇고, 둥글고, 편평하게 한다. 고체배지에서 자란 균을 도말할 때는 약간만 풀어 얇게 혼합하여 도말한다.

초보자들의 가장 보편적인 실수는 고체배지에서 도말할 때 세균을 너무 두껍게 도말하는 것이다. 액체배지에서 배양된 균액 사용 시는 잘 흔들어서 혼합 후 멸균된 loop로 1~2회 떠서 slide glass에 얇게 도말한다.

2. 건조(dry)

Slide glass에 도말한 표본은 공기 중에서 자연 건조시킨다.

대략 10~20분이 소요되므로 시간이 급할 때는 alcohol lamp나 bunsen burner (Bacticinerator)로 열을 가해 서서히 말려 건조시킨다.

3. 고정(fixation)

염색 시에 도말한 세균이 떨어져 나가지 못하게 하기 위해 slide glass에 세균을 완전히 밀착시키는 것을 고정이라 한다.

고정 시에는 불꽃의 열을 가해 실시하는 데 주의할 점은 너무 태우지 말아야 한다. 보통 3~4회 불꽃을 통과시키면 된다. 고정과 동시에 세균도 사멸된다.

4. 염색(staining)

세균을 염색할 때는 반드시 도말·건조·고정을 거친 후 실시한다.

염색방법들에는 그 목적에 따라 단염색(simple stain), 그람염색(Gram stain), 항산성염색(acid fast bacilli; AFB stain), 협막염색(capsule stain), 아포염색(spore stain), 편모염색(flagella stain), 이염소체염색(metachromatic granule stain) 등이 있다. 자세한 내용은 염색각론에서 기술한다.

5. 수세(washing)

염색액이나 매염제, 탈색제, 대조염색액을 물로 씻어내는 과정이다. 이때는 약하게 흐르는 수돗물로 slide glass 도말 뒷면에 대고 씻어 염색액이 씻겨 나갈 때까지 약 2~5초간 서서히 씻는다.

6. 건조(dry)

수세한 slide 표본을 여과지 사이에 넣어 가볍게 눌러 수분을 흡수시키고 공기 중에서 건조시킨다.

7. 검경(micorscopic finding)

Slide 표본을 재물대 위에 놓고 저배율(100×)로 물체를 확인한 후 고배율 400×로 보면서 immersion oil lens(1,000×)로 관칠한다. 이때 세균의 형내·크기·배열 등을 조심스럽게 관찰한다.

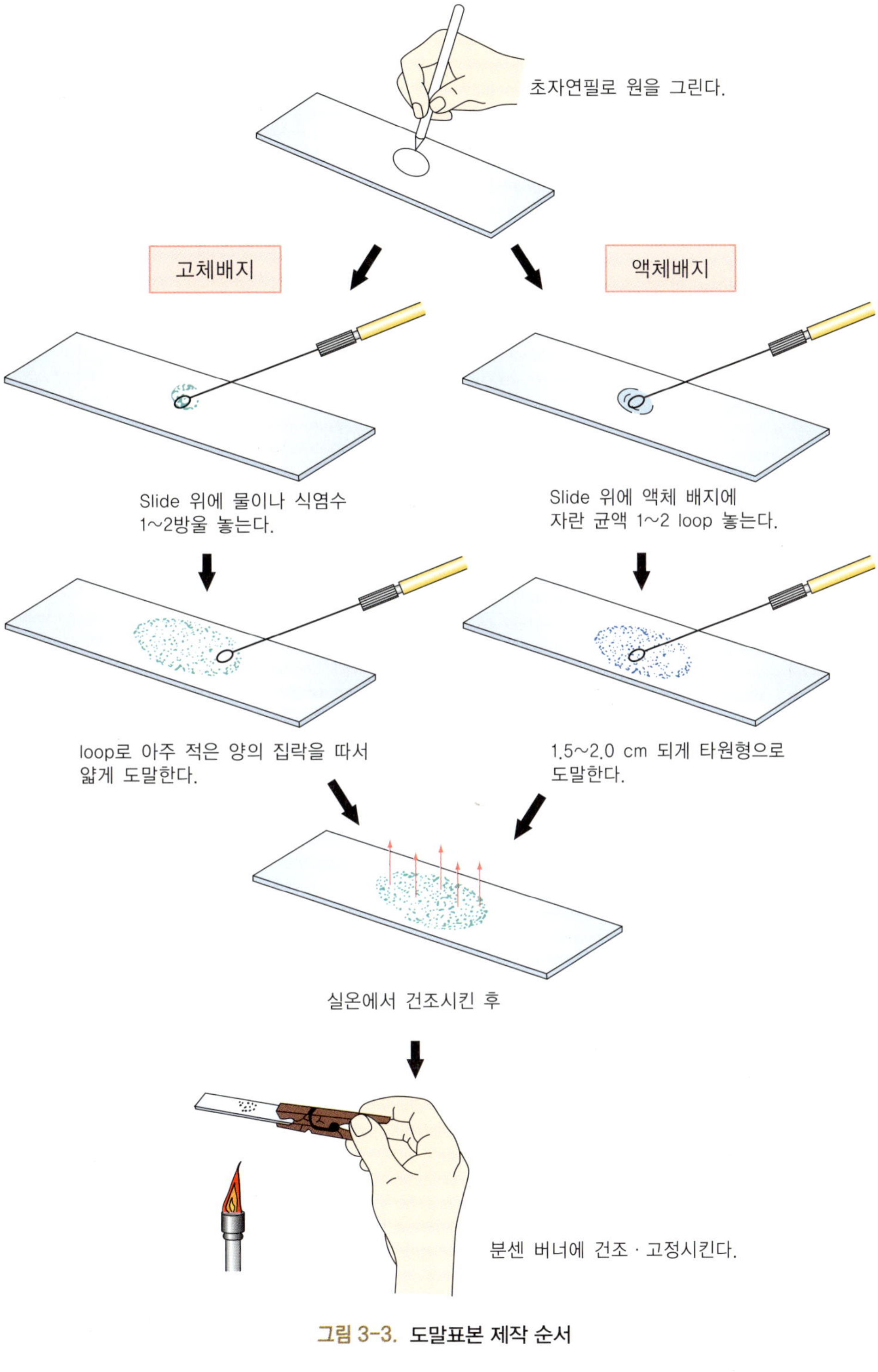

그림 3-3. 도말표본 제작 순서

실습 3-1과 실험보고서

학번 :	이름 :	실험일자 :	담당교수 :

※ 액체배지 또는 고체배지의 세균을 이용하여 도말, 건조, 고정, 염색, 수세, 건조, 검경의 수행 과정을 간단히 설명한다

작성 사례

1. Take a clean, grease free slide.
2. Prepare the smear of suspension on the clean slide with a loopful of sample.
3. Flood the air dried and heat fixed smear (Please note that the quality of the smear (too heavy or too light cell concentration) will affect the staining results.
4. STAINING
   - Crystal Violet was poured and kept for about 30 seconds to 1 minutes and rinse with water.
   - Flood the gram's iodine for 1 minute and wash with water.
   - Then ,wash with 95% alcohol or acetone for about 10-20 seconds and rinse with water.
   - Add safranin for about 1 minute and wash with water.
5. Air dry, Blot dry (Be sure the bottom of the slide is clean).
6. Observe under Microscope (the results of the staining procedure under oil immersion. Examine under the microscope, 1000× objective).

   Note :

   1. 95% ethanol is the slowest acting solution (10 to 20 sec) (the most forgiving, it is suggested for beginners)
   2. Once Gram staining becomes routine, one may use the intermediate acting solution of 95% ethanol with acetone, which decolorizes in ~7 to 10 sec (acetone can be used as the decolorizer with a 1- to 2-sec reaction time).
   3. Gram staining can be variable for the same species (for example, pneumococcus discolors easily, likewise, certain Gram-positive bacteria when the colonies are old).
   4. Some bacteria are even called "low gram" or "variable gram" (ex: corynebacteria).

Work sheet

∴ 특이사항, 주의사항, 멸균과정을 설명할 것

실습 제3-2과

단순염색(Simple Staining)

◎ 목적

한 종류의 염료(dye)를 사용하여 세균의 형태·배열·크기 등을 신속히 관찰하는 데 목적이 있다.

◎ 고찰

세균의 형태학적 관찰은 세균의 생사와 관계없이 가능하지만 살아있는 세균의 현미경적 관찰은 극히 제한되어 있다. 때문에 세균을 사멸 고정시켜 초기에 그 형태와 배열 및 특징을 신속히 관찰하는 것은 *Corynebacterium diphtheriae*와 같은 이염소체를 가진 급성 병원성 세균을 잠정 진단하는 데 아주 중요하다. 그러나 단순염색표본에서는 세균의 형태와 배열은 관찰할 수 있으나 세균의 편모·아포·협막과 같은 미세구조는 관찰할 수 없기 때문에 단순염색을 실시한 후 새로이 필요한 염색을 실시하여야 한다. 주로 사용되는 염료로는 강한 염기성 색소인 methylene blue, carbol fuchsin, crystal violet 등이 사용된다.

◎ 재료

1. 균주: Nutreint broth와 nutrient agar에 18~24시간 배양된 균
   1) *Bacillus subtilis*
   2) *Staphylococcus aureus*
   3) *Escherichia coli*
   4) Yeasts

2. 염색시약
   1) Methylene blue solution
      - Methylene blue ········ 1.5 g
      - 95% Ethyl alcohol ········ 100 mL
   2) Löefflers methylene blue solution
      - KOH 10% 용액 ········ 0.1 mL
      - Methylene blue 용액 ········ 30 mL

Distilled water ································ 100 mL

상기 용액을 잘 혼합하고 24시간 후에 여과하여 사용한다.

3) Ziehl-Neelsen's carbol fuchsin solution

4) Hucker's crystal violet solution

3. 실습재료

1) 깨끗한 slide glass

2) Loop

3) Alcohol lamp, Bunsen burner

4) 현미경

◎ 실험방법

1. 깨끗한 slide를 불꽃에 2~3회 통과시켜 지방을 제거한다.
2. Wax pencil로 slide 위에 검체를 떨어뜨릴 부위를 원을 그려 표시한다.
3. 멸균된 loop로 균액 1~2 drop을 slide glass 위에 가능한 얇고 넓게 편다.
4. 사용한 loop는 다시 화염 멸균한다.
5. 도말표본을 공기 중에 말린다(단, 급한 경우는 이 과정을 통과한다).
6. 말린 도말표본을 불꽃에 2~3회 통과시켜 slide에 세균을 고정시킨다. 이때 검체가 타지 않도록 주의한다.
7. 고정시킨 도말표본을 식힌 후 염색액을 2~3 drop 떨어뜨리고 약 1분간 염색한다.
8. 염색액을 버리고 약하게 흐르는 수돗물로 조심스럽게 수세한다.
9. 여과지 사이에 넣고 가볍게 눌러 slide 위의 수분을 제거한다.
10. 도말표본이 건조된 것을 확인한 후 immersion oil 1 drop을 떨어뜨린 후 1,000×로 세균을 관찰한다.

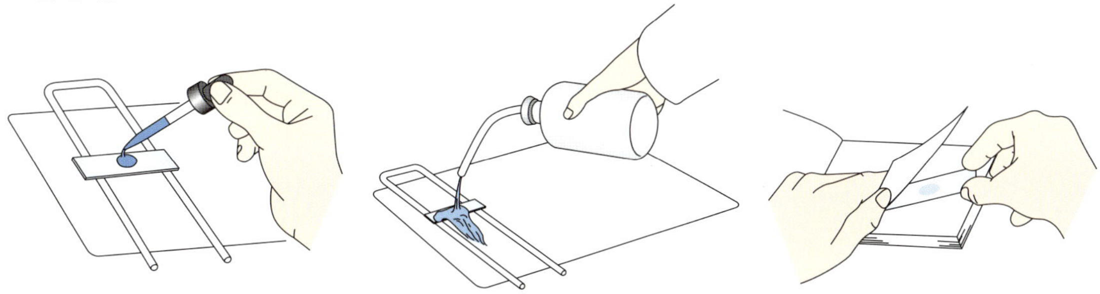

A. Methylene blue 염색액을 놓고 1분 염색

B. 염색액을 5초간 수세한다.

C. 조심스럽게 여과지에 수분흡수 후 건조

그림 3-4. 단순염색과정

◎ 결과

1. Methylene blue로 염색된 균은 청색으로 염색된다.
2. Crystal violet로 염색된 균은 보라색으로 염색된다.
3. Carbol fuchsin으로 염색된 균은 적색으로 염색된다.

문제

1. 화염고정의 목적은?

2. 염색에서 chromophore의 역할은?

3. 세균염색에서 염기성 염료가 산성 염료보다 효과적인 이유는?

실습 3-2과 실험보고서

학번 :	이름 :	실험일자 :	담당교수 :

※ Simple stain(세균의 형태, 배열, 염색성 등을 관찰)

Bacillus subtillis(고초균)

Carbol fuchsin 염색

E. coli (대장균)

Methylene blue 염색

Staphylococcus (포도알균)

Crystal violet 염색

Work sheet

∴ 특이사항, 주의사항, 멸균과정을 설명할 것

실습 제3-3과

습윤 표본 제작법(Wet mount preparation)

◎ 목적

세균, 진균, 원충 및 세포의 크기, 형태 및 운동성과 특징을 살아 있는 상태로 관찰하기 위함이다.

◎ 고찰

현미경 조작을 익힌 다음 쉽게 구할 수 있는 재료를 사용하여 살아 있는 세포 및 미생물의 형태학적 특징과 배열의 특징, 크기 비교 등을 관찰한다.

◎ 재료

1. 액체배지 또는 고체배지에 18~24시간 배양된 균주
   - ① *Bacillus*
   - ② *Staphylococcus*
   - ③ Yeasts
2. 깨끗한 slide glass와 cover glass
3. Loop
4. 현미경

◎ 실험 방법

1. Slide glass 위에 액체배지에 배양된 균액을 1~2 loop 놓는다.
2. 고체배지에 배양한 균주일 경우는 생리식염수나 증류수를 1~2 loop 놓고 집락으로부터 아주 소량의 균을 채취하여 부유시킨다.
3. Cover glass를 덮어 저배율에서 확인하고 oil immersion lens로 관찰한다.
4. 관찰시간이 길어지면 내용물이 모두 말라붙기 때문에 주의를 요한다.
5. 광원을 약하게 하거나 조리개를 줄여서 관찰하면 관찰이 용이하다.

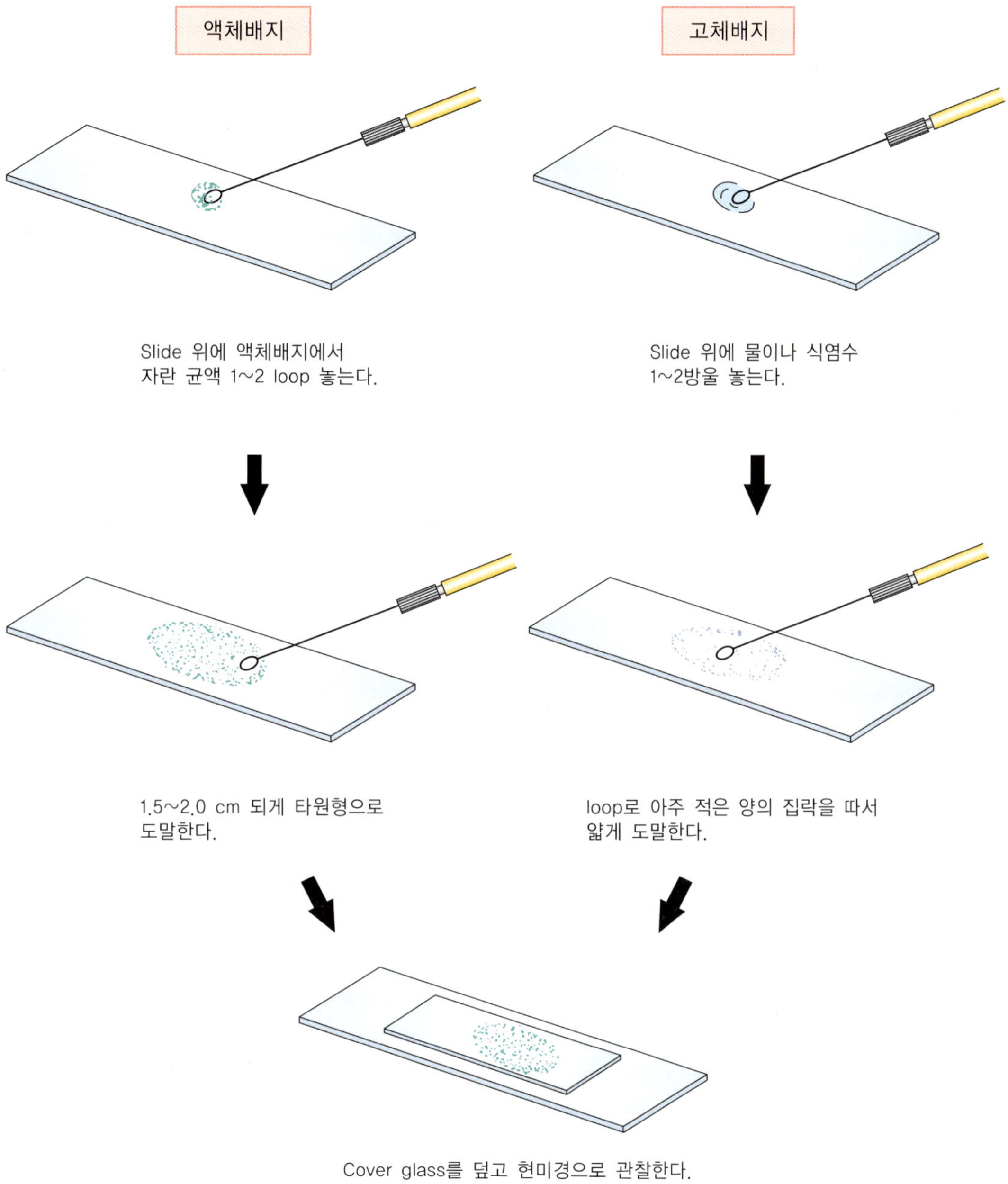

그림 3-5. 습윤표본 제작 순서

문제

1. 염색되지 않은 살아 있는 미생물의 관찰이 염색을 하고 관찰할 때보다 더 어려운 이유는 무엇인가?

2. 살아 있는 세균관찰의 근본적인 목적은 무엇인가?

3. 습윤표본 제작 시 주의해야 할 사항은?

실습 3-3과 실험보고서

학번 : 이름 : 실험일자 : 담당교수 :

※ 습윤표본 제작(형태, 배열 및 크기 등을 관찰)

E. coli (대장균)

Yeasts (효모균)

Blood cells (혈액세포)

Work sheet

∴ 특이사항, 주의사항, 멸균과정을 설명할 것

실습 제3-4과

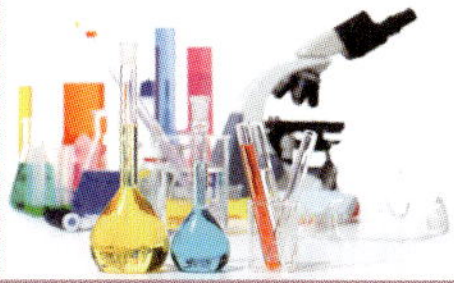

그람 염색(Gram Staining)

◎ 목적

Gram 염색법에 의해 세균감별염색(differential stain) 기술을 익히고 세균의 Gram 염색성에 따른 분류와 Gram 염색의 원리를 익힌다.

◎ 고찰

덴마크(Danish) 세균학자 Christian Gram은 1884년 Gram 염색법에 의하여 세균을 크게 Gram 양성세균과 Gram 음성세균으로 분류했다. Gram 염색의 주된 원리는 확실히 밝혀지지 않았지만 현재 가장 일반화된 이론은 Gram 양성세균의 세포벽에는 magnesium ribonuclate라는 산성물질이 있어 염기성 염료인 crystal violet와 결합하여 alcohol에 탈색되지 않고 보라색(violet color)으로 염색되고 gram 음성세균의 세포벽에는 magnesium ribonuclate가 없어 탈색제인 alcohol에 의해 탈색된 후 대조염색인 safranin O에 의해 적색으로 염색된다.

Gram iodine 용액은 매염제(mordant)로 사용되며 crystal violet과 magnesium ribonuclate의 결합을 촉진시켜 주는 역할을 한다.

Gram 염색과 같은 감별 염색방법은 세균학적 측면에서 매우 중요한 기술 중의 하나이다. 시약의 조성 및 시간을 변형한 여러 방법이 개발되었는데 그중 Hucker 변법이 많이 사용된다.

◎ 재료

1. 실습 재료

1) 깨끗한 slide glass

2) Loop

3) Wax pencil

4) Alcohol lamp

2. 고체배지나 액체배지에 18~24시간 배양된 균주

1) Gram 양성세균: *Staphylococcus aureus, Bacillus subtilis*

2) Gram 음성세균: *Escherichia coli, Salmonella*

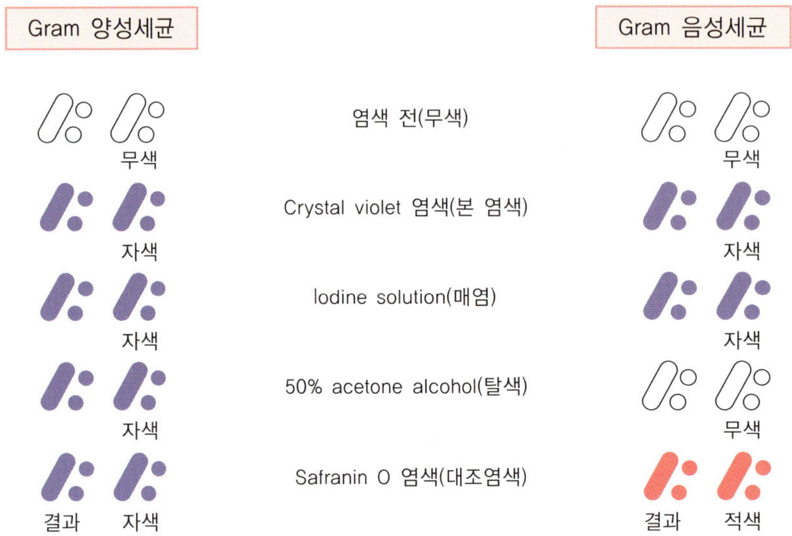

그림 3-6. 그람염색과정에 따른 염색변화

3. 시약(Hucker's 변법)

1) Ammonium oxalate crystal violet 용액

(1) Crystal violet 용액(stock solution)

Crystal violet .... 20 g

95% Ethyl alcohol .... 100 mL

(2) Ammonium oxalate 용액

Ammonium oxalate .... 1 g

Distilled water .... 100 mL

(3) Working solution

Crystal violet stock solution을 D.W로 10배 희석하고 희석용액과 ammonium oxalate 용액을 1:4의 비율로 희석한 후 여과하여 사용한다.

2) Gram's iodine 용액(Lugol's solution)

Iodine crystals .... 1 g

Potassium iodide .... 2 g

약절구에 위 시약을 넣고 Distilled water 5~10 mL를 넣고 녹이면서 Distilled water 240 mL가 되게 한 다음 5% sodium bicarbonate solution 60 mL를 첨가한다. 갈색병에 보관한다.

3) 50% Acetone alcohol(탈색제)

95% Ehtyl alcohol ········· 250 mL

Acetone ········· 250 mL

4) Safranin O solution(대조염색액)

Safranin O ········· 2.5 g

95% Ethyl alcohol ········· 100 mL

Distilled water ········· 500 mL

◎ 실험 방법

1) 깨끗한 slide glass 위에 wax pencil로 원을 그린다.
2) 배양된 균액을 잘 흔든 후 1~2 loop를 넓게 펴서 도말·건조·고정시킨다.
3) Crystal violet을 도말표본 위에 가하여 1분간 염색한다.
4) 약하게 흐르는 수돗물로 수세하고 Gram's iodine solution으로 30초~1분간 매염한다.
5) 수세 후 50% acetone alcohol로 10~20초간 탈색시킨다. 이때 시간을 너무 오래주면 Gram 양성세균이 탈색되어 Gram 음성세균으로 보인다.
6) 수세 후 Safranin O solution으로 30초간 대조 염색한다.
7) 수세 후 여과지로 수분을 흡수시켜 건조 후 immersion oil lens로 검경한다.

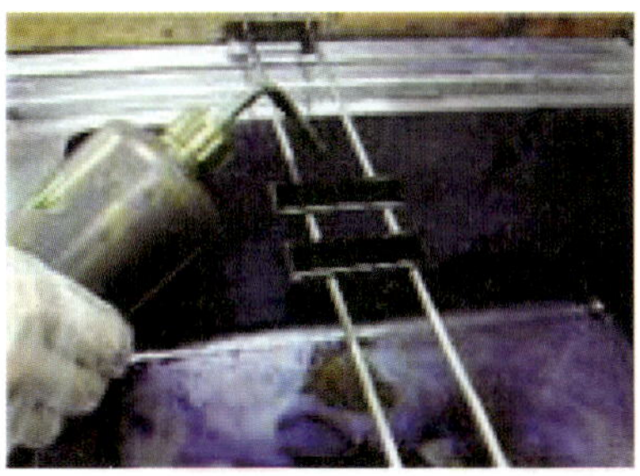

Crystal violet(30초)

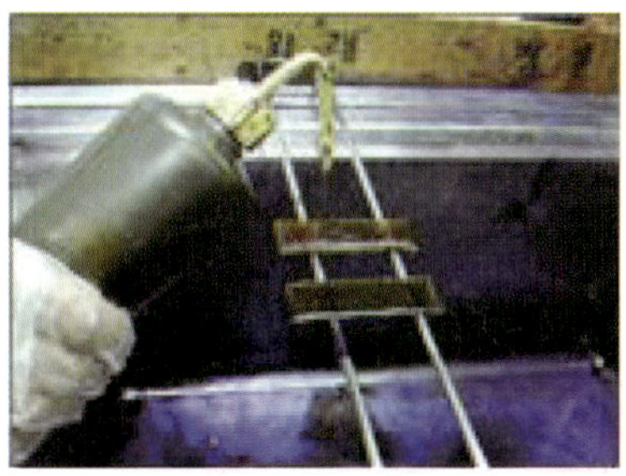

Lugol Iodine (30초)

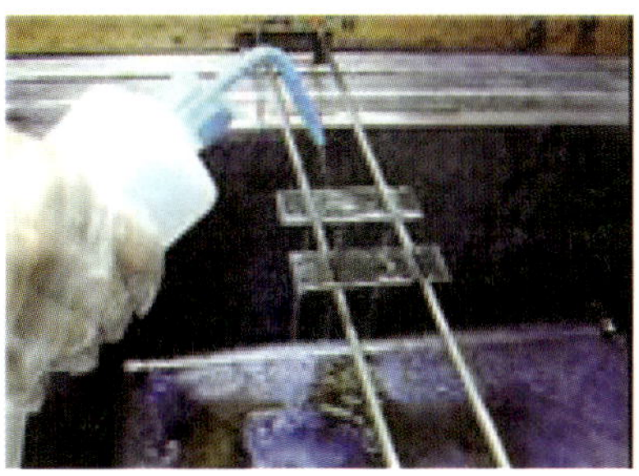

Aceton/alcohol 5~10초

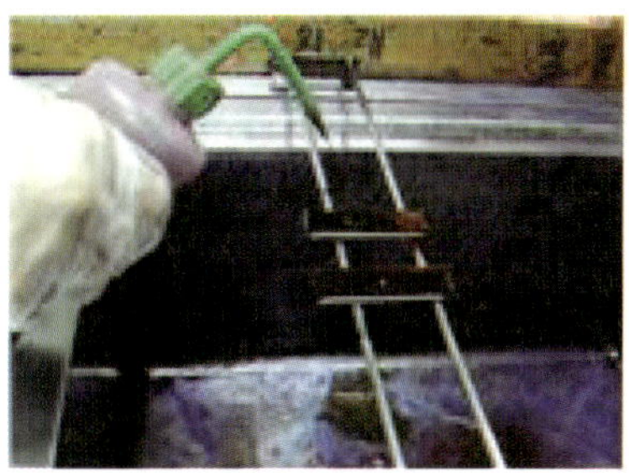

Safranin O 60초

그림 3-7. Gram 염색과정(시간은 제조회사에 따라 다를 수 있음)

◎ 결과

1) Gram 양성세균: violet color
2) Gram 음성세균: red color

◎ Gram 양성세균

Staphylococcus, Streptococcus, Bacillus, Micrococcus, Clostridium, Corynebacterium, Yeasts 등

◎ Gram 음성세균

Neisseria, 장내세균, *Haemophilus, Vibrio* 등

◎ 기타 Gram 음성으로 염색되는 것

Epitherial cell, WBC, RBC

◎ Slide 준비 tips (sample)

1. Urine, CSF : 10 μL 점적, 자연스럽게 1원짜리 동전크기
2. Sputum, stool : 1 cell 두께로 얇게
3. Pus, heavy cell specimen : 멸균 saline 1 방울에 검체도말
4. Blood culture fluid : 말초혈액 도밀하듯이
5. Air dry-액체검체는 건조 후 methanol 5~6 방울, 30초 fix

◎ Washing 주의사항

1. 흐르는 수돗물에 수행
2. 슬라이드 기울여서 수행
3. 검체에 직접 닿지 않게 수행(frosted 부분에)
4. 염색시약을 없애는 정도로 간단히

※ 주의

1. 도말이 고르지 못하거나 너무 두꺼우면 탈색시간이 지연되어 Gram 양성세균이 Gram 음성세균으로 관찰될 수 있다.

2. 배양시간이 오래되거나(old culture) 계대 배양을 하면 Gram 양성세균의 세포벽이 약화되어 Gram 음성으로 관찰될 수 있다.

3. 같은 검체 종류끼리 염색을 수행 (urine, body fluids, sputum, stool) - 검체의 종류 두께에 따라 탈색시간 변경을 해야한다.

4. Carbol fuchsin을 대조염색으로 사용하는 경우는 *Camphylobacter, Brucella, anaerobes* 염색에 사용함

5. 위양성(False positive)
   ① 너무 두껍게 도말하여 탈색이 덜 되는 경우
   ② 시약병에 염색액이 침전되어 있을 경우 - 재여과 필요
   ③ Iodine 염색액이 충분히 수세되지 않을 경우
   ④ 탈색액의 반응시간이 너무 짧을 경우
   ⑤ *Neisseria* 또는 *Acinetobacter* 균주와 혼합된 검체를 염색할 때 fuchsin에 의해 짙은 붉은색으로 염색되어 cystal violet에 의한 염색과 감별이 어려운 경우

6. 위음성(False negative)
   ① 대부분은 Gram 음성세균이고 소수의 Gram 양성세균이 섞여 있을 경우
   ② 양질의 염색결과을 얻지 못하거나 많이 희석된 염색시약으로 실험할 경우
   ③ Gram's iodine 용액과의 반응시간이 너무 짧을 경우
   ④ 탈색시간이 너무 길거나 수세가 잘 이루어지지 않았을 경우

7. 정도관리(Quality control)
   ① 얇게 도말한 stool을 염색하여 많은 수의 Gram 양성세균, Gram 음성세균이 관찰되어야 한다.
   ② 같은 방법으로 도말하여 제작한 여러 장의 stool 슬라이드를 건조, 고정한 후 실험한다.
   ③ 검체는 4도에서 냉장보관한다.

8. 주의사항
   ① 충분히 식힌 loop로 균을 취하여 균이 죽지 않도록 한다.
   ② 화염고정 시 세균의 형태나 세포벽이 파손되지 않도록 과하게 열을 가하지 않는다.

③ 염색결과에 가장 큰 영향을 주는 요인은 도말의 두께와 탈색시간이다.

⑤ 과도한 탈색은 붉은색으로 보여 Gram 양성세균이 Gram 음성세균으로 판독될 수 있고, 불충분한 탈색은 보라색으로 염색되어 Gram 음성세균이 Gram 양성세균으로 판독될 수 있으므로 주의한다.

⑥ 슬라이드에 도말할 때는 뭉치지 않게 주의하고, 얇게 도말되었을 때는 탈색 시간을 줄인다.

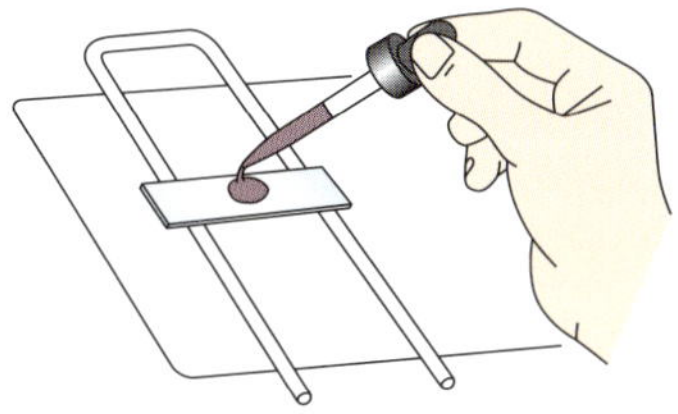

A. Crystal violet으로 1분간 염색(본 염색)

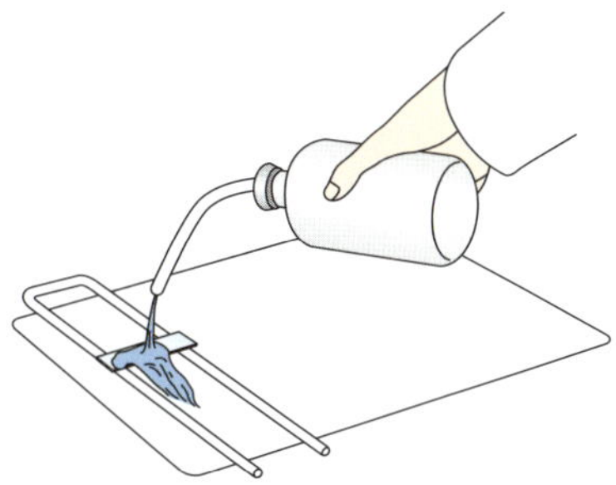

B. 3~5초간 수세

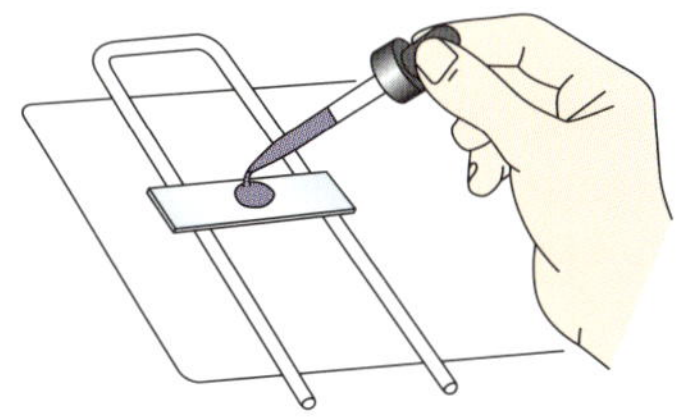

C. Gram's Indine으로 약 1분간(매염)

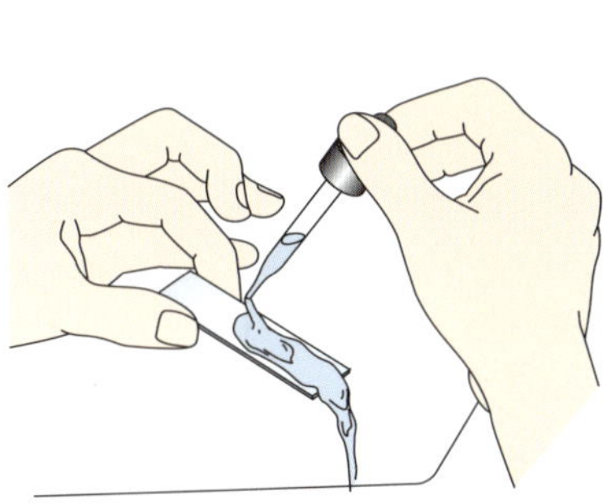

D. 50% Acetone alcohol로 10~20초간 탈색

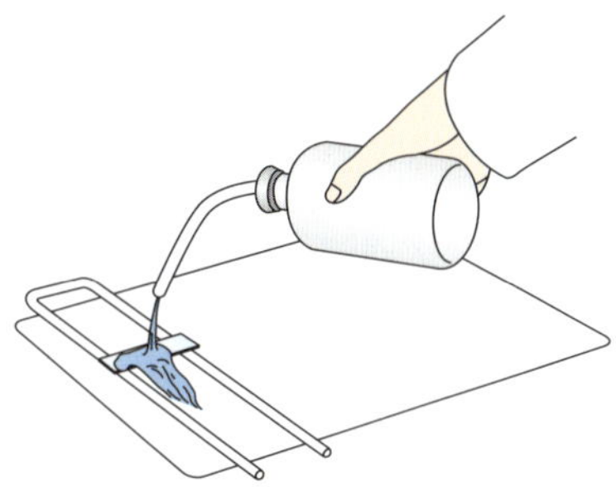

E. 약 5초간 수세

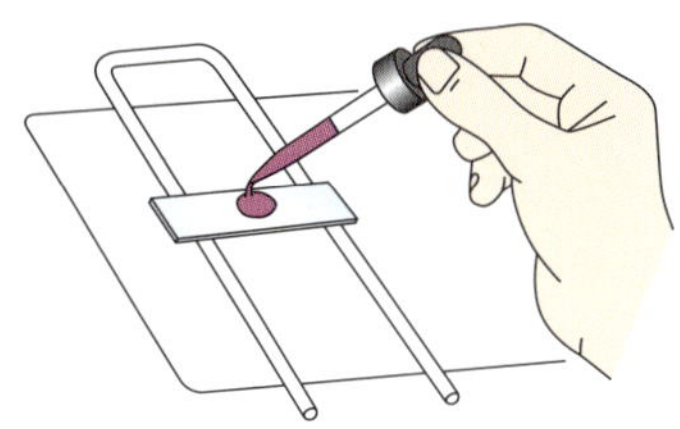

F. Safranin O로 약 30초 염색(대조염색)

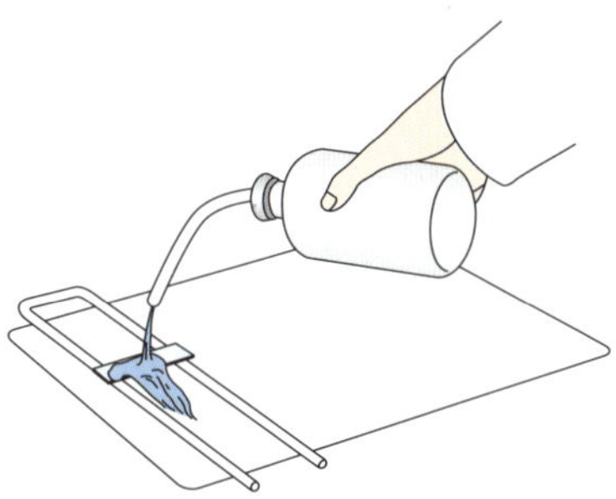

G. 약 5초간 수세

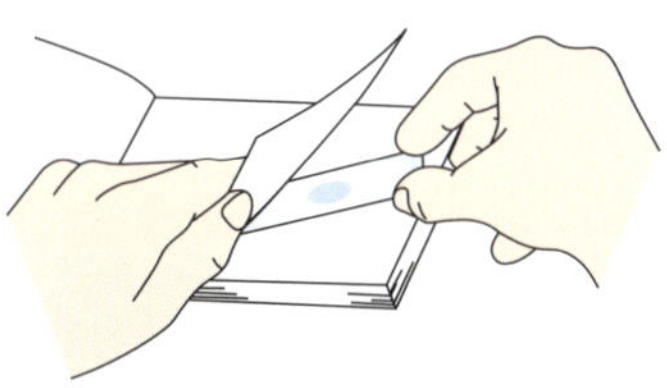

H. 여과지에 수분흡수, 건조

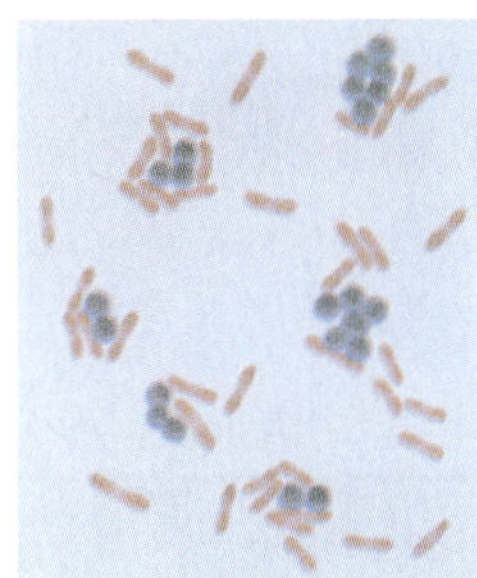

I. Gram 염색결과
(그람양성 : 자색, 그람음성 : 적색)

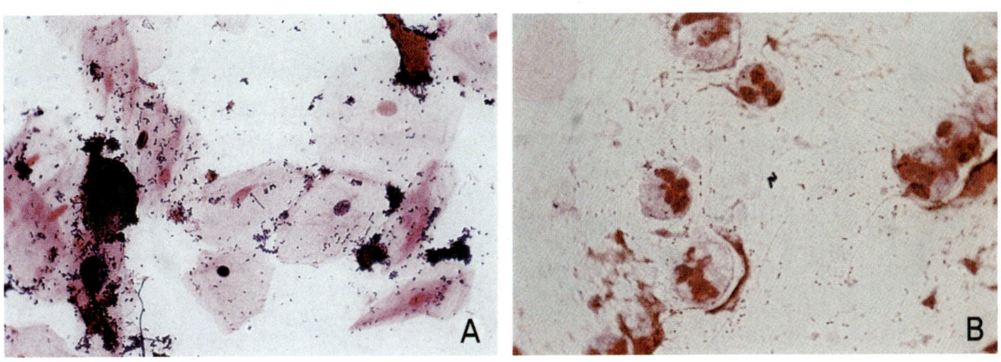

그림 3-8. Gram stain 순서와 염색결과

A. 편평상피세포와 그람양성세균, B. 다형핵 백혈구와 그람음성세균

문제

1. 감별염색이 단순염색보다 좋은 점은?

2. Gram 염색과정을 설명하시오.

3. Gram 양성세균의 염색원리는?

4.

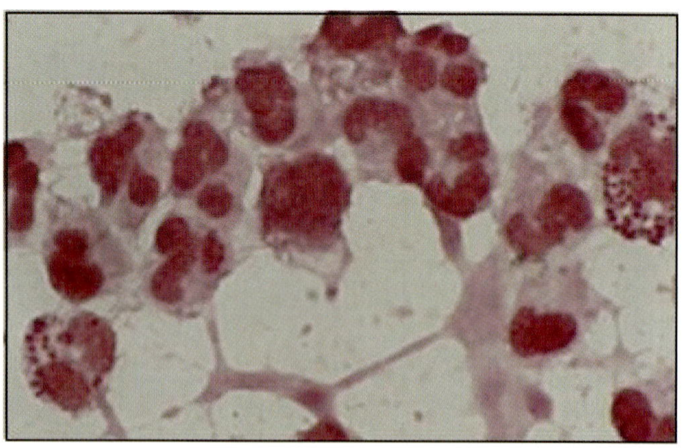

many WBC and *Neisseria gonorrheae* (1000×)

5.

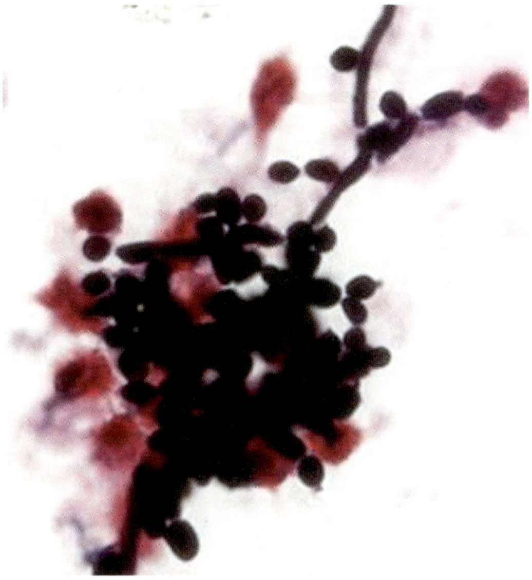

Yeast like cells (1000×)

6.

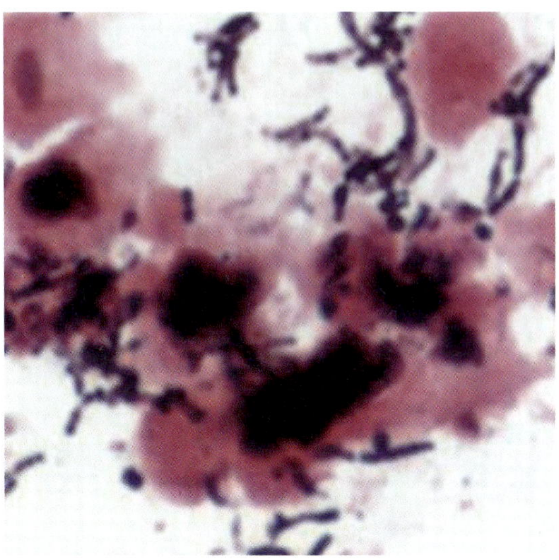

Gram (+) branched bacilli (1000×)

7.

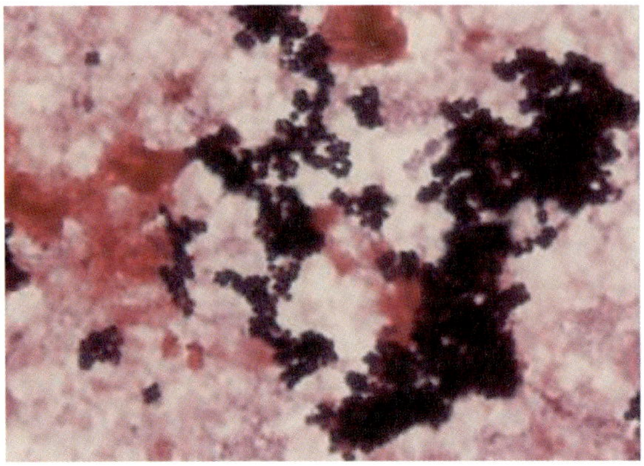

Gram (+) cocci (1000×)

8.

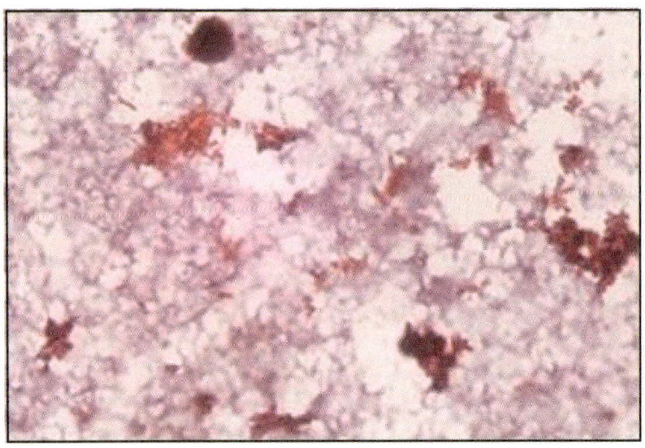

Gram (-) bacilli (1000×)

9.

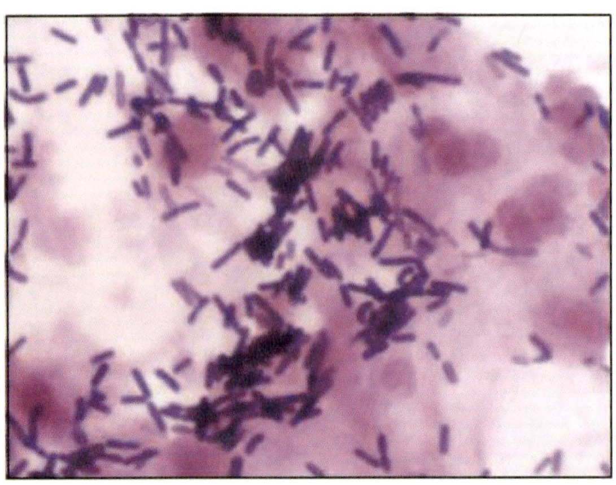

Gram (+) bacilli (1000×)

실습 3-4과 실험보고서

학번 : 이름 : 실험일자 : 담당교수 :

※ Gram stain(각 세균의 Gram 염색성, 형태, 배열을 관찰)

S. aureus (포도알균)

Gram 염색성 : Gram ( )

배열 :

B. subtilis (고초균)

Gram 염색성 : Gram ( )

배열 :

E. coli (대장균)

Gram 염색성 : Gram (   )

배열 :

C. albicans (캔디다균)

Gram 염색성 : Gram (   )

배열 :

◎ 그람염색 검사 결과는 언제 알 수 있나요?

그람염색은 일반적으로 빠른 결과를 제공한다. 그러나 그람염색 결과는 일반적으로 예비결과로 간주되며, 이는 항상 단독으로 확정 진단을 의미하지 않는다. 세균 배양 및/또는 특정 유형의 세균에 대한 항원 및 항체 검사와 같은 기타 검사 결과들과 함께 확인 후 진단을 확정하는 데 필요하다.

그람염색 검사 결과에서 나타나면 검체에 세균이 존재했음을 의미하고 일반적으로 아래의 정보를 판단하여 검체 슬라이드에서 확인하게 된다.

1. Type of bacteria: Gram-positive or gram-negative.
2. Shape of bacteria: Round (cocci) or rods (bacilli).
3. Other bacteria characteristics: Size, relative quantity (number) and/or arrangement of the bacteria, if applicable.
4. Other cells: Whether there are bacteria present within other cells (intracellular) and if there's a presence of red blood cells or white blood cells.
5. Fungi: Gram stains can check for the presence of fungi in the form of yeasts or molds. You may need further testing to identify the specific type.

결론적으로 이 정보는 징후, 증상, 그리고 기타 임상 소견과 함께 세균 배양검사 결과가 나오기 전에 어떤 치료가 가장 효과적인지 결정하는 데 도움이 될 것이다.

◎ 정량적 그람염색 결과의 해석 기준 사례 (CMPT)[a]

Grade	Description	No. per oil immersion field(1,000×)	
		Cells	Bacteria
1+	Rare	<1	<1
2+	Few	1~5	2~10
3+	Moderate	6~10	11~50
4+	Many	>10	>50

[a] Based on the reading of more than 10 fields.

Ref) Quantitative Gram Stain Interpretation Criteria Used by Microbiology Laboratories in Alberta, Canada. J Clin Microbiol. 2000;38(11):4266-4268.

◎ 정량적 그람염색 결과의 해석 기준 사례 (Albert Lab)

Grade	Description	No. per oil immersion field(1,000×)[d]	
0	None detected	0(6, 21)	0(6, 21)
1+	Rare or scant	<1(19, 68)[c]	<1(19, 68)[c]
		0-2(1,4)	0-2(1,4)
		0-5(7,25)	0-5(7,25)
2+	Few	0-2(1,4)	1-2(7,25)
		1-2(6,25)	1-4(3,11)
		1-4(5,18)	2-10(17,61)[c]
		1-5(12,43)[c]	1-20(1,4)
		1-9(2,7)	
		1-20(1,4)	
3+	Moderate	2-10(7,25)	2-10(7,25)
		5-10(5,18)	5-10(3,11)
		6-10(12,43)[c]	11-25(5,18)
		10-24(2,7)	11-50(11,39)[c]
		20-50(1,4)	20-50(1,4)
4+	Many, numerous, or heavy	2-10(1,4)	2-10(1,4)
		>10(23,82)[c]	>10(10,36)
		>25(2,7)	>25(5,18)
		50 or clumped(1,4)	>50(11,39)[c]

[a] A total of 28 of 32 laboratories completed the College of Physicians of Surgeons of Alberta Gram stain survey.

[b] Based on the reading of more than 10 fields.

[c] Laboratories compliant with CMPT Gram stain interpretive criteria.

[d] Numbers in parentheses represent the number of laboratories and the percentage of laboratories using the corresponding number per oil immersion field.

Ref) Quantitative Gram Stain Interpretation Criteria Used by Microbiology Laboratories in Alberta, Canada. J Clin Microbiol. 2000;38(11):4266-4268.

Work sheet

∴ 특이사항, 주의사항, 멸균과정을 설명할 것

실습 제3-5과

항산성 염색(Staining method for Acid-Fast Bacilli)

◎ 목적

*Genus Mycobacterium*에 속하는 세균들은 세포벽이 두꺼운 지질로 싸여 있어 일단 carbol fuchsin에 염색되면 산(acid)이나 alcohol에 의해 탈색되지 않는 항산성(acid fastness)을 가지고 있으며, 항산성을 가지는 세균을 항산성 세균(acid fast bacilli, AFB)이라고 한다. 본 장에서는 이들 항산성 세균의 염색특성 및 원리를 익히고 형태를 관찰한다.

◎ 고찰

항산성(acid-fastness, 抗酸性)이란 일단 carbol fuchsin으로 가온염색되면 acid이나 alcohol에 탈색시 탈색되지 않는 성질을 의미한다. *Mycobacterium, Nocardia*, 휴지기 내생포자 등이 항산성을 나타내는 이유는 이들의 세포벽에 있는 다량의 지질 중 mycolic acid라는 특이한 지질이 carbol fuchsin과 결합하여 산(acid)이나 alcohol에 탈색되지 않고 적색으로 염색성이 유지된다.

그러나 항산성이 없는 일반 세균은 탈색된 후 대조 염색액 methylene blue에 의해 청색으로 염색된다.

특히 임상에서는 결핵의 원인체인 결핵균(*M. tuberculosis*)나 나병의 원인체인 나균(*M. leprae*)의 검출을 위해 주로 사용한다.

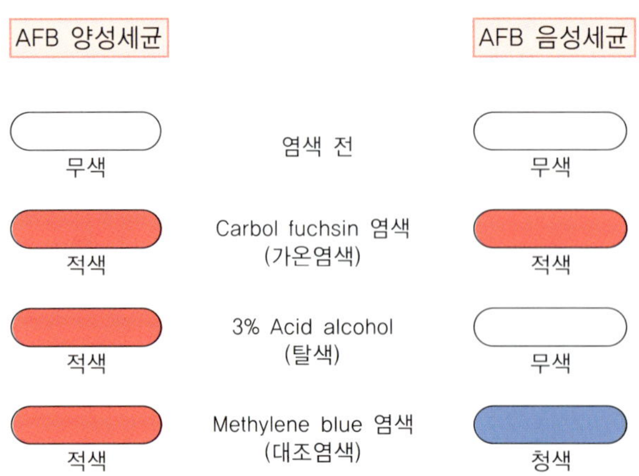

그림 3-9. AFB 염색 과정에 따른 항산성 세균의 변화

염색법으로는 가온염색하는 Ziehl-Neelsen법이 주로 쓰이고 조직표본의 염색에 쓰이는 Kinyoun법은 가온을 하지 않는 특징이 있다.

형광염료를 사용하여 형광현미경으로 항산성균을 검출하는 fluorescence method(형광염색법)는 검출률은 높으나 고가의 장비를 필요로 하는 단점이 있다.

◎ 재료

1. 깨끗한 slide glass
2. Loop
3. Alcohol lamp
4. 항산성 양성검체 도말표본 또는 Ogawa 배지에서 7일간 배양된 비정형 항산균
5. 형색시약
   1) Ziehl-Neelsen's Carbol fuchsin solution(본 염색액)
   2) 3% HCㅣl alcohol(탈색제)
   3) Methylene blue solution(대조염색액)

◎ 실험 방법

1. Ziehl-Neelsen's method

1) 염색시약

(1) Carbol fuchsin solution(본 염색액)

① A 용액

Basic fuchsin ······ 0.3 g
95% Ethyl alcohol ······ 10 mL

② B 용액

5% Phenol 수용액 ······ 90 mL

A 용액과 B 용액을 섞고 수일간 방치 후 사용하기 전에 여과하여 사용

(2) 3% HCl alcohol(탈색제)

HCl (conc) ······ 3 mL
95% Ethyl alcohol ······ 97 mL

(3) Methylene blue solution(대조염색액)

Methylene blue ······ 0.3 g
Distilled water ······ 100 mL

2) 염색방법

(1) Slide glass 위에 diamond pencil로 검체를 표시한다.

(2) 검체를 얇게 도말하고 약간 열을 가해 고정시킨다.

(3) Carbol fuchsin 액을 충분히 가한 후 알코올 램프로 slide glass 아래에서 열을 가한다. 이때 염료액이 끓거나 증발하여 마르지 않도록 적절히 보충해 주고 3~5분간 가온한다.

(4) Slide glass가 완전히 식은 후 약하게 흐르는 수돗물로 수세한다.

(5) 3% HCl alcohol로 충분히 탈색한다. 1차 탈색 후 carbol fuchsin이 배어나오지 않을 때까지 탈색한다(20~30초).

(6) 수세 후 methylene blue 용액으로 20~30초간 염색한다.

(7) 수세 후 여과지 사이에 넣어 수분을 흡수시킨 후 건조시킨다.

(8) immersion oil lens로 검경한다.

3) 결과

(1) 항산성 염색 양성세균(AFB positive bacteria) : 청색 배경에 적색 막대균

(2) 항산성 염색 음성세균 또는 기타 세포는 청색으로 염색된다.

2. Kinyoun method

1) 염색시약

(1) Kinyoun's carbol fuchsin solution

Basic fuchsin ············ 4 g
95% Ethyl alcohol ············ 20 mL
8% Phenol 수용액 ············ 100 mL

(2) 3% HCl alcohol(탈색제)

Ziehl-Neelsen법과 같다.

(3) Counter stain solution(대조염색액)

Malachite green ············ 4 g
95% Ethyl alcohol ············ 50 mL

위 용액 20 mL에 Distilled water 180 mL 혼합 후 여과하여 사용한다.

※ 대조 염색액은 methylene blue를 사용해도 된다.

2) 염색 방법

(1) 도말표본 위에 Kinyoun's carbol fuchsin 용액을 충분히 놓고 3분간 염색한다(가온하지 않는다).

(2) 수세 후 3% HCl alcohol로 20~30초간 탈색한다.

(3) 수세 후 대조 염색액으로 약 30초간 염색한다.

(4) 수세 후 여과지 사이에 넣어 건조시킨 후 immersion oil lens로 관찰한다.

※ 조직표본은 약 5 μm 두께로 만들고 대조염색액은 hematoxylin으로 한다.

3) 결과

(1) 항산성 양성세균: 녹색배경에 적색

(2) 항산성 음성세균: 녹색

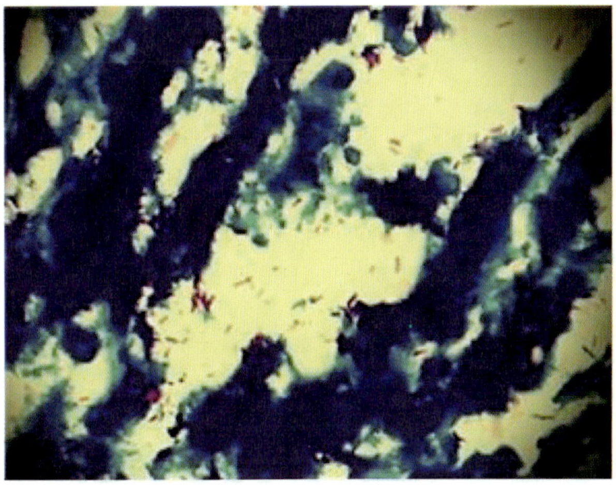

출처: Fragmented or beaded Red rods (A.F.B) (Ref. doi: 10.3889/oamjms.2019.215)

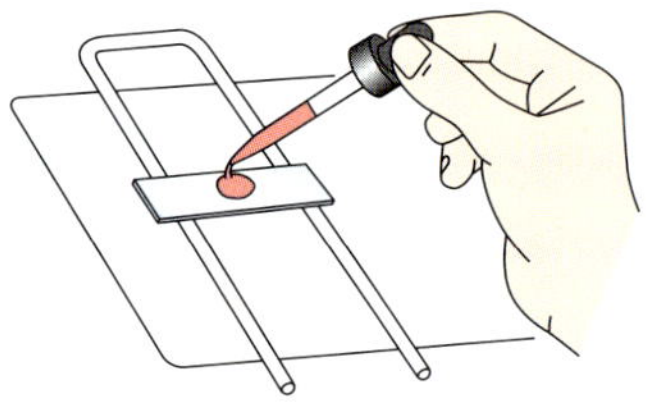

A. 도말표본 위에 염색액을 놓는다.

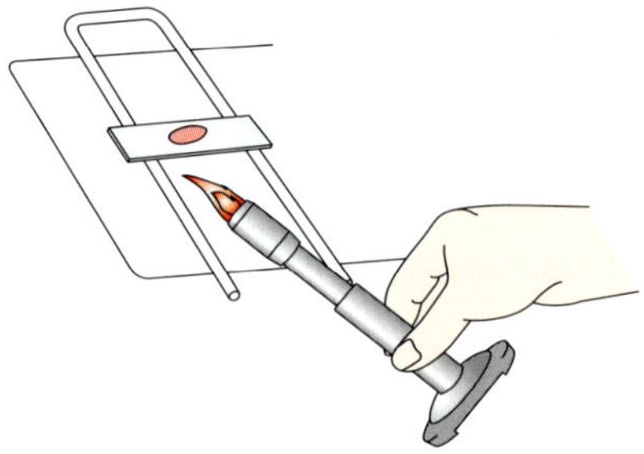

B. 불꽃으로 김이 날 정도로 2~3분간 가온 후 2분간 방치(끓으면 안됨)

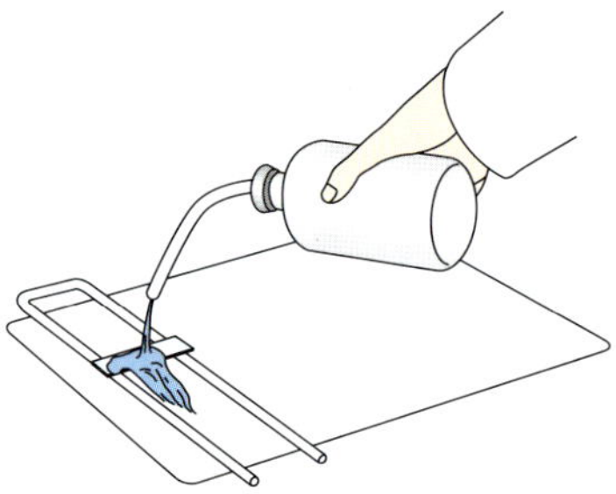

C. 수세 2~5초

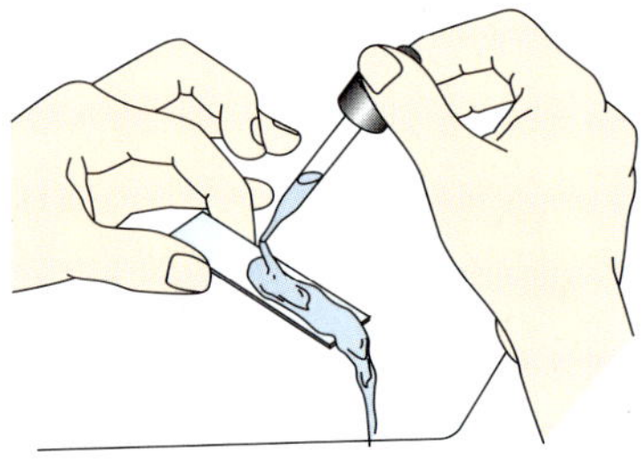

D. 3% HCl 알코올로 탈색

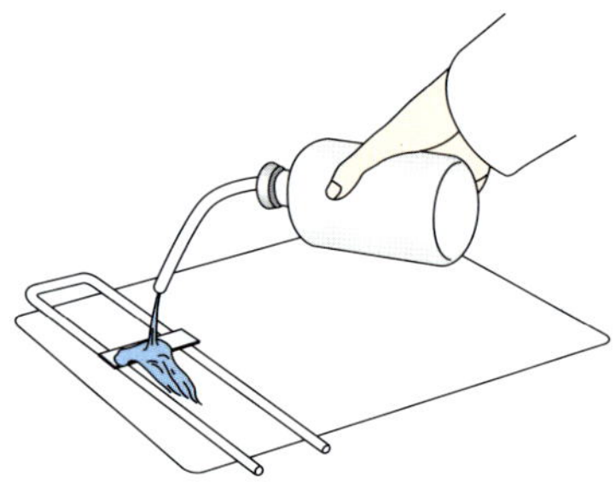

E. 수세 2~5초

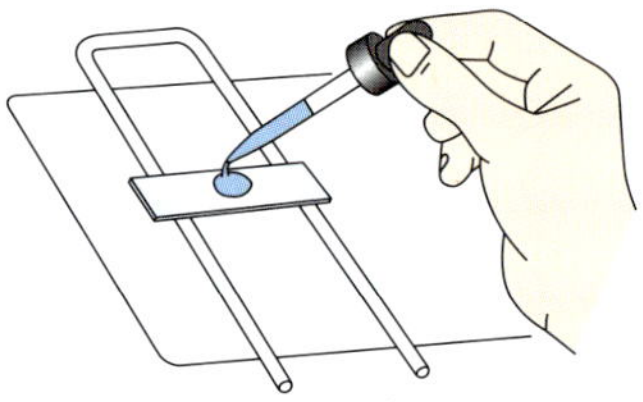

F. Methylene blue로 20~30초간 염색

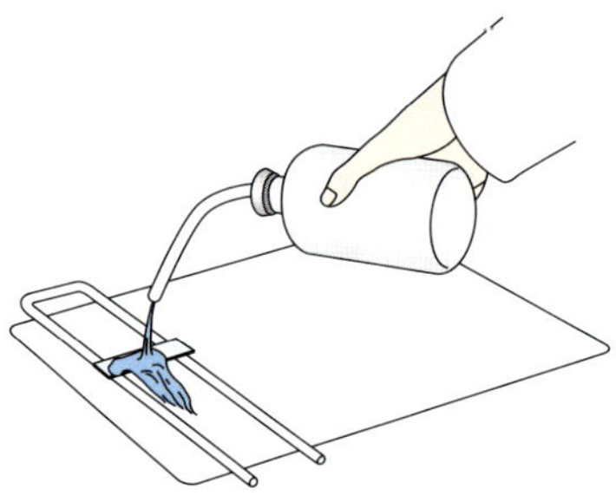

G. 수세 2~5초

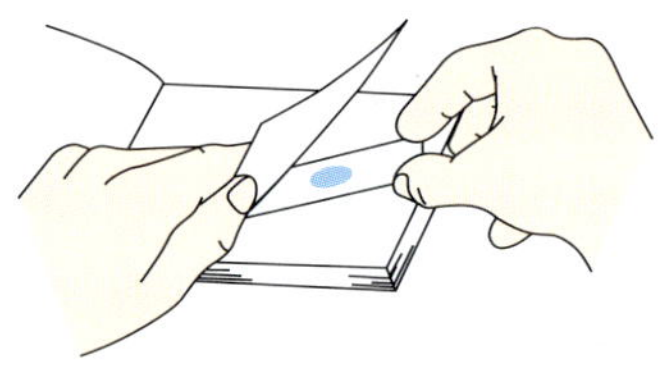

H. 조심스럽게 여과지에 수분 흡수시킨 후 건조

그림 3-10. AFB Stain 순서(Ziehl-Neelsen's method)

실습 3-5A과 실험보고서

학번 :	이름 :	실험일자 :	담당교수 :

※ AFB Stain (Ziehl-Neelsen's method) 결과를 Sketch할 것.

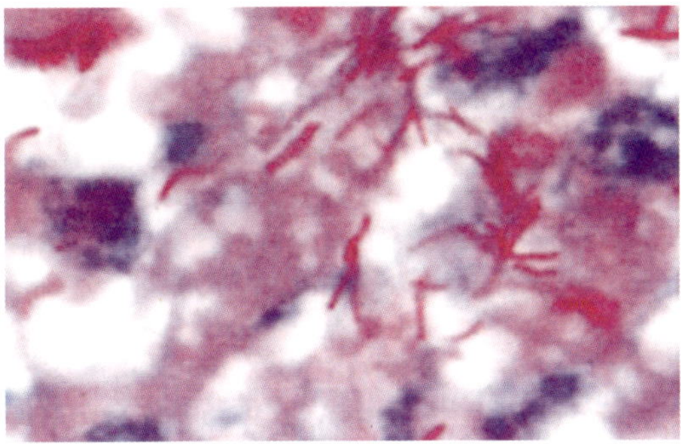

결핵에 감염된 객담 도말표본

결과 : AFB positive

항산성균 : 색

일반세균 : 색

순수 배양된 항산성균

결과 : AFB positive

항산성균 : 색

배경 : 색

3. Fluorescence method(형광 염색법)

1) Truant method

(1) 염색 시약

① Auramine-Rhodamine 염색액

Auramine O	3 g
Rhodamine B	1.5 g
Glycerol	150 mL
Phenol crystals (liquefied at 50℃)	20 mL
Distilled water	100 mL

여과하여 실온에 보관한다.

② 3% HCl alcohol 액

conc. HCl	3 mL
95% ethyl alcohol	97 mL

③ 0.5% potassium permanganate 수용액(0.5% $KMnO_4$ Sol)

갈색병에 담아 밀폐하여 실온에 보관한다.

(2) 염색 방법

① 도말표본 위에 Auramine-Rhodamine 용액을 놓고 약 20분간 염색

② 수세, 3% HCl alcohol로 5~10초간 탈색

③ 수세, 0.5% $KMnO_4$ Sol으로 3분간 처리, 과다한 형광물질 제거

④ 수세, 공기 중 건조, 여과지에 흡수하지 않는다.

⑤ 검경

※ 형광현미경은 BG-12 Exciter filter와 OG-1 Barrier filter로 구성되어 있다. 100~200×로 검경한다.

* TB AURAMINE-RHODAMINE REAGENT (BIOGNOST)사례

Solution	Preparation time (min)
Auramine-Rhodamine	15
Rinse with tap water	10
TB Decolorizer fluorescent1	
Rinse with tap water	5
Potassium permanganate	5
Rinse with tap water and dry	5

(3) 검경 결과

AFB 양성은 검정색 배경에 녹황색의 형광색을 띤다.

＊ BIOGNOST Results

Acid fast bacteria - red-orange or yellow-green (depends on filters used on microscope)

Background - black

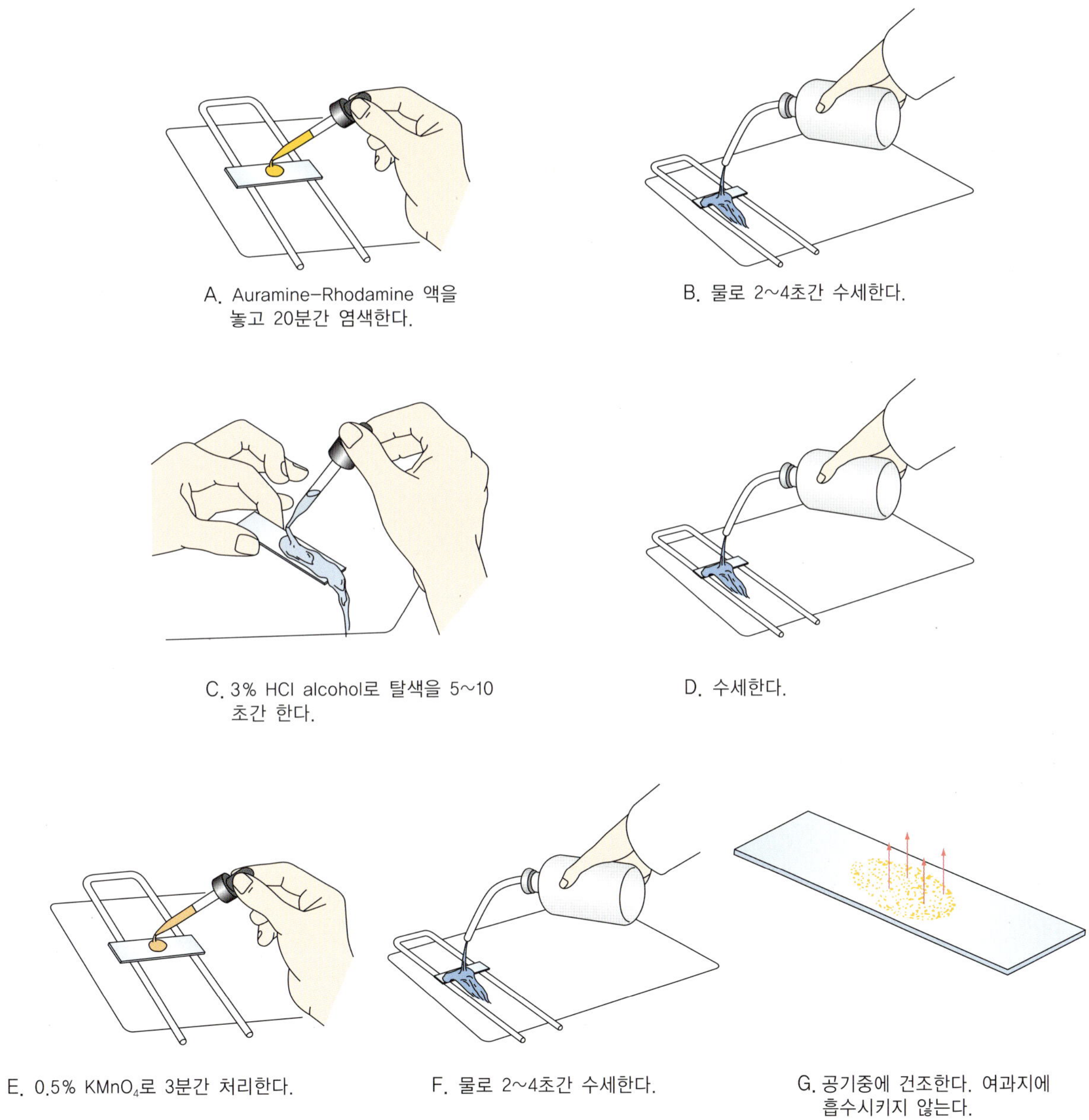

그림 3-11. Fluorescence method

실습 3-5B과 실험보고서

학번 :	이름 :	실험일자 :	담당교수 :

Auramine-Rhodamine Fluorochrome Stain

(균체색과 배경색을 구분하여 관찰)

M. tuberculosis (결핵균)

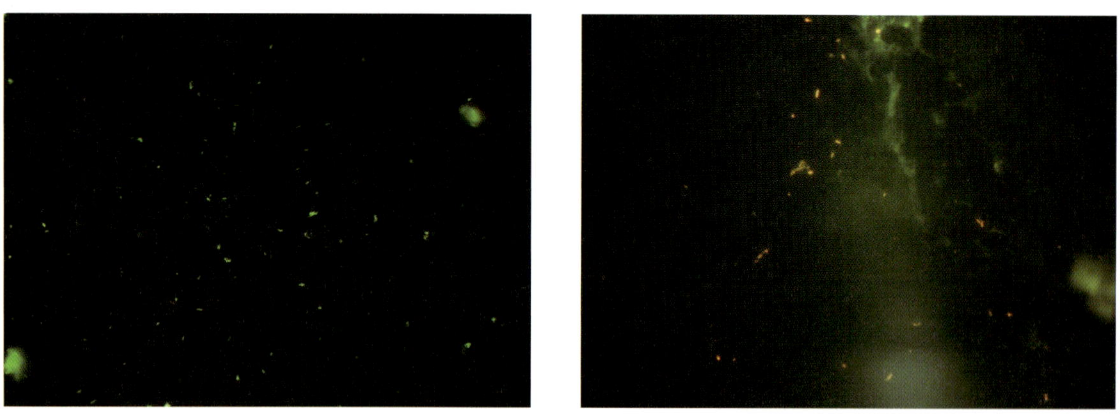

Auramine-Rhodamine 형광염색 결과(사진 : 신한과학 제공)

문제

1. AFB 염색과정 중 가온염색을 하는 이유는?

2. 대조염색 시 가온염색을 하지 않는 이유는?

3. AFB 염색 시 HCL alcohol을 사용하는 이유는?

4. AFB 염색의 목적은?

5. AFB 염색의 가온을 지나치게 했을 경우에 AFB 균은 어떻게 보이는가?

Work sheet

∴ 특이사항, 주의사항, 멸균과정을 설명할 것

실습 제3-6과

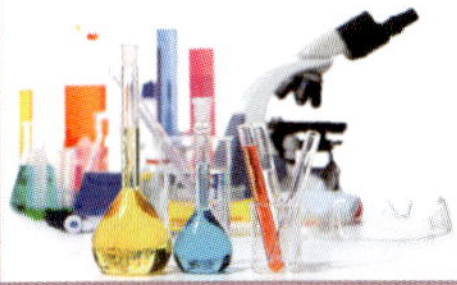

음화 염색(Negative staining)

◎ 목적

Spirochaetes나 두꺼운 협막을 가진 미생물은 염기성 염료에 염색이 잘 되지 않기 때문에 배경을 염색하여 균체의 형태를 신속히 관찰하기 위함이다.

◎ 고찰

음화 염색에 쓰이는 먹물이나 Nigrosin은 발색단이 음이온을 나타내기 때문에 미생물을 염색시키지 못하고 세포 주변에 염료가 집적된다.

즉, 미생물이 염색되는 것이 아니고 배경이 염색되어 미생물과 대조를 이루어 관찰이 용이하다. 그래서 이것을 배경 염색 또는 음화 염색이라 한다.

이 염색법은 다른 염색법과는 달리 미생물을 화학약품이나 열처리하지 않으므로 미생물의 형태를 변화시키지 않고 관찰할 수 있다는 장점이 있다. 특히 일반 염기성 염료에 잘 염색되지 않는 나선균(*Spirochaetes*)이나 두꺼운 협막을 가진 *Cryptococcus neoformans* 등의 신속진단에 이용된다. 음화 염색에 주로 사용하는 염료는 Nigrosin과 India ink이고 Congo red 등도 사용된다.

◎ 재료

1. 여러 가지 형태와 크기를 가지고 있는 균의 혼합 배양액
   1) *Bacillus subtilis*
   2) *Cryptococcus neoformans*
   3) 치은 검체

2. 시약

1) 10% Nigrosin 용액

품질 좋은 먹물이 좋다.

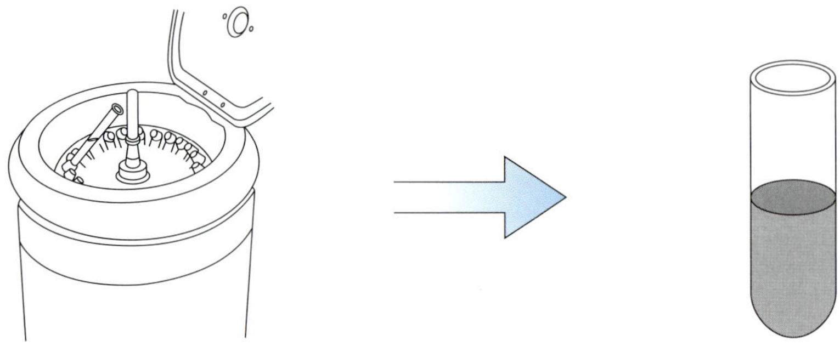

적당량을 3,000 rpm에서 15분간 침전한다.

상층 1/2을 다른 용기에 옮겨 사용한다.

2) India ink 액(사용 시 증류수와 동량 섞어 사용)

3) Congo red 액

3. 깨끗한 slide glass

4. Loop와 이쑤시개

◎ 실험 방법

1. Dorner's method

1) 10% Nigrosin 용액이나 india ink 한 방울을 slide glass의 우측 끝 약 1 cm 부위에 놓는다.

2) 세균현탁액을 잘 흔들어 동량 혼합한다.

3) 다른 slide glass를 그림과 같이 경사가 되게 위로 해서 가볍게 왼쪽 방향으로 밀어준다.

4) 이때 출발 끝점은 두껍고 마지막 끝점은 얇게 될 것이다.

5) 실온에서 건조시킨다. 이때 가열하면 안 된다.

6) Oil immersion lens에서 검경한다.

7) 결과 : 협막 - 무색

배경 - 흑색

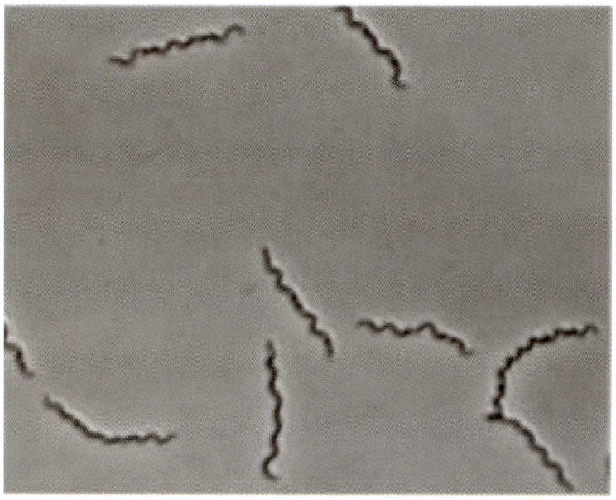

Spirochetes

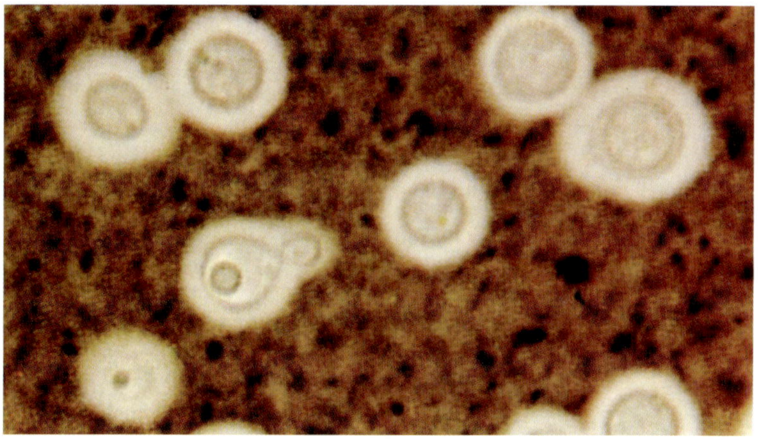

***Cryptococcus neoformans*의 음화 염색 결과**

미생물 세포는 음이온을 띄기 때문에 음이온 염료에 균체는 염색되지 않고 배경만 염색된다.

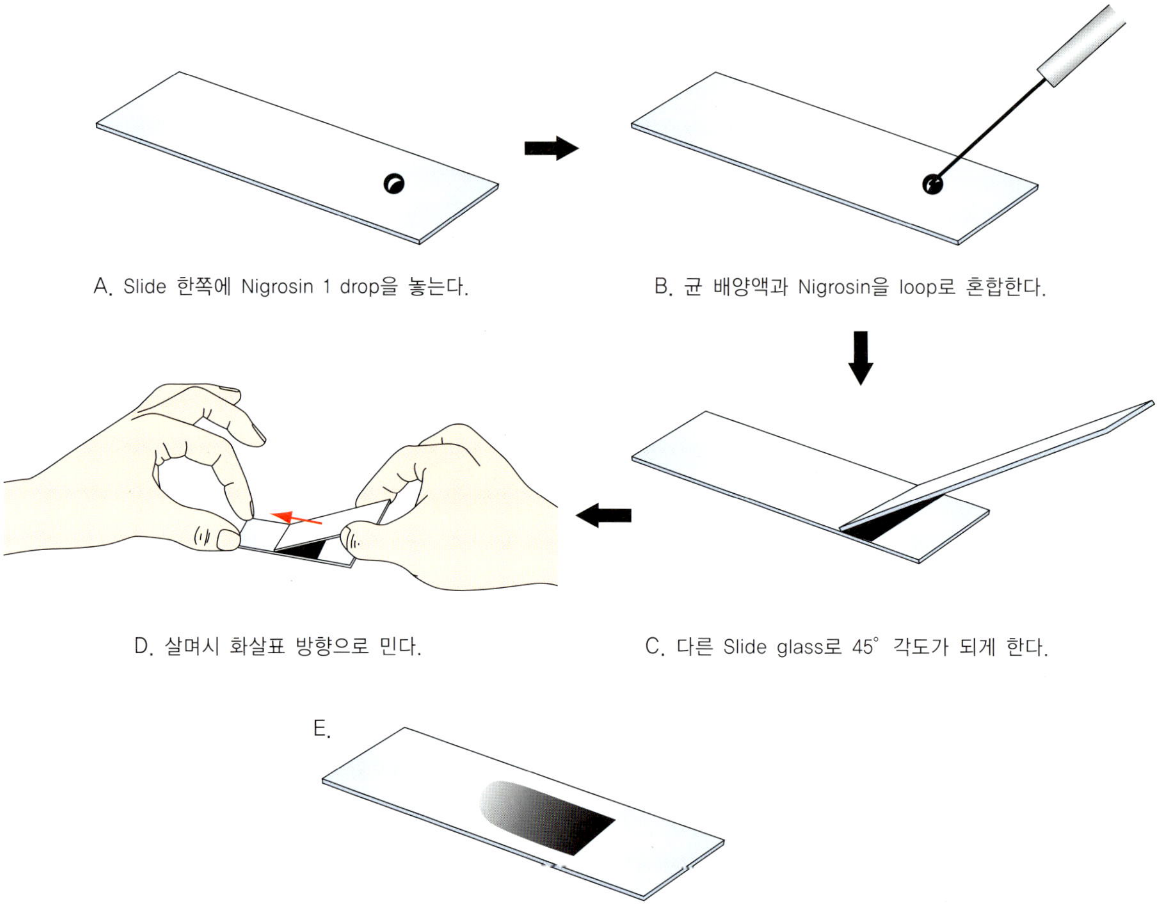

그림 3-12-A. 음화 염색 순서(슬라이드 도말법)

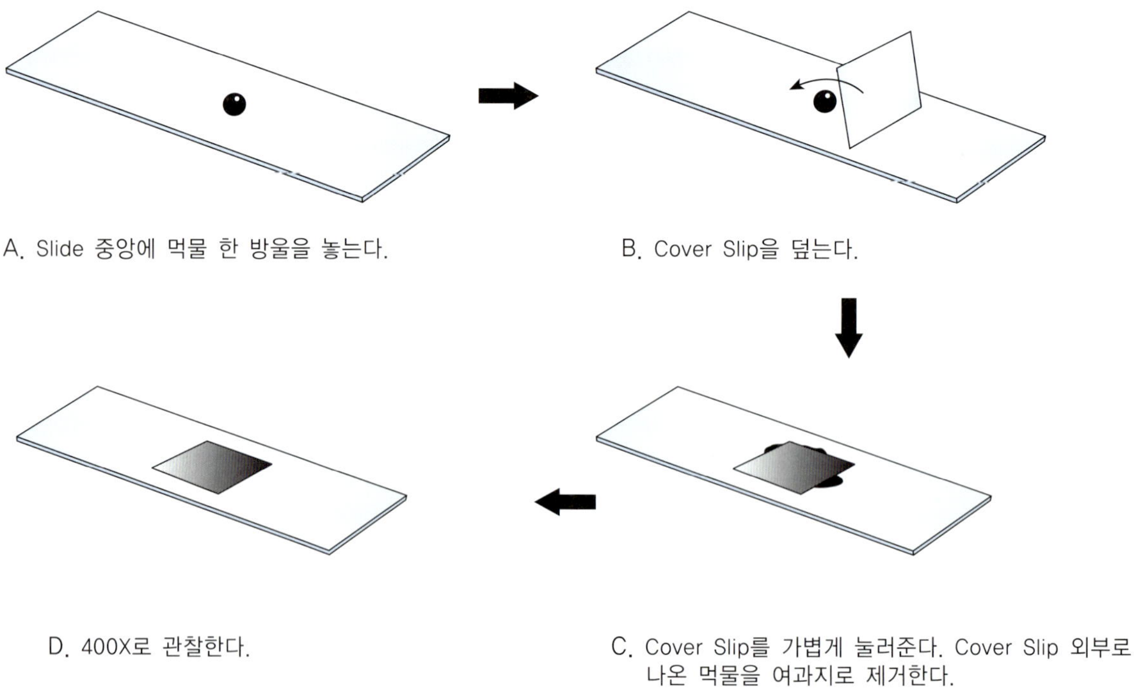

그림 3-12-B. 음화 염색 순서(Cover slip법)

문제

1. 음화 염색의 장점은 무엇인가?

2. 음화 염색에서 미생물이 염색되지 않는 이유는?

3. 음화 염색을 하는 데 사용되는 염색액은?

실습 3-6과 실험보고서

학번 : 이름 : 실험일자 : 담당교수 :

※ Negative stain(균체와 배경의 염색을 주의 깊게 관찰)

염색결과

협막 : 색

배경 : 색

Cryptococcus neoformans (수막진균)

염색결과

협막 : 색

배경 : 색

Klebsiella pneumoniae (폐렴막대균)

Work sheet

∴ 특이사항, 주의사항, 멸균과정을 설명할 것

실습 제3-7과

협막 염색(Capsule staining)

◎ 목적

어떤 균종의 세균은 세포벽의 외층에 협막(capsule)이라 불리는 gelatin성 물질이나 점질 층(slime layer)으로 둘러싸여 있으며, 협막은 일반 염색을 하면 균체 주위가 불투명하고 명확히 구별되지 않는다.

본 장에서는 이런 협막을 특수염색하여 협막을 관찰하기 위함이다.

◎ 고찰

세균의 협막은 세균의 종류나 배양배지의 조성에 따라 다르게 나타날 수 있으며 그 성분은 주로 다당류(polysaccharides), polypeptide, 당단백질(glucoprotein)로 구성되었으며 숙주의 방어작용 및 백혈구의 탐식작용에 저항해 세균의 병원성과 관계된다.

협막의 관찰은 세균 동정에 큰 도움이 되며 폐렴쌍알균(*S. pneumoniae*), 폐렴막대균(*K. pneumoniae*), *Cryptococcus neoformans* 등 병원성 미생물들이 협막을 형성한다.

협막은 일반적으로 계대 배양에서는 소실되기 쉽기 때문에 혈청이나 skim milk를 첨가한 배지에서 협막형성이 좋다. 협막은 현미경 관찰 시 이물질과 혼돈되기 쉬우며 그것은 고정 시 가열할 때 세포가 위축되어 나타나는 것으로 보인다.

매염제로 황신동 용액($CuSO_4$)을 사용하는데, 이것은 매염효과 외에 약간의 탈수 현상을 일으켜 협막구조가 더욱 명확하게 보이도록 도와준다.

◎ 재료

1. 탈지우유배지(skim milk media)에서 24~48시간 배양한 *Klebsiella pneumoniae, Streptococcus pneumoniae* 배양액
2. Loop
3. Alcohol lamp
4. 염색시약
5. 깨끗한 slide glass와 여과지

◎ 실험 방법

1. Antony's method

1) 염색시약

① 1% crystal violet (CV) 수용액- (primary stain)

② 20% Copper sulfate (CS) 수용액 - (decolorizer agent)

2) 염색방법

① skim milk에 배양(12-18시간)된 균액을 깨끗한 slide 위에 1~2 loop 정도로 얇게 도말한다.

* Serum protein may be used to prepare the smear if the organism was not grown in milk broth or litmus milk.

② Slide를 불꽃에 대지 말고 공기건조·고정한다.

* DO NOT HEAT FIX (to avoid destroying or distorting the capsule or causing shrinkage

③ 1% crystal violet 용액으로 2분간 염색한다.(cover)

④ 20% copper sulfate 용액으로 염색액을 세척한다.(rinse)

⑤ 공기 건조(Air dry the slide)

* DO NOT BLOT. (Blotting will remove the un-heat fixed bacteria from the slide and/or cause disruption of the capsule.)

⑥ oil immersion lens로 관찰한다.

3) 염색결과

Bacterial cells and the proteinaceous background will appear purplish while the capsules will appear transparent.

- Cells : dark blue color
- Capsules : blue violet color

주의: 공기고정을 하면 부착력이 약해 염색 및 수세 시 흘러내리기 때문에 정상혈청 한 방울과 균액을 혼합하여 도말하도록 한다.

* 협막은 일부 세균 세포를 둘러싸고 있는 당과 단백질이 포함된 중합체이며 열이나 물에 의해 쉽게 제거될 수 있다. 따라서 협막염색은 비열고정(not heat-fixed)이나 물로 수세하지 않는다(water is never used to rinse). 기본원리는 CV에 의해 세균의 세포와 주변 협막을 모두 염색하고 CS에 의해 탈색제와 대조염색의 두 기능을 수행하는 것이다. 이 과정에서 협막에서만 CV를 제거하고 대체된다. 결과적으로 협막은 보라색 세포 주위에 흰색(white halo around a purple cell) 또는 희미한 파란색(faint blue)으로 관찰된다.

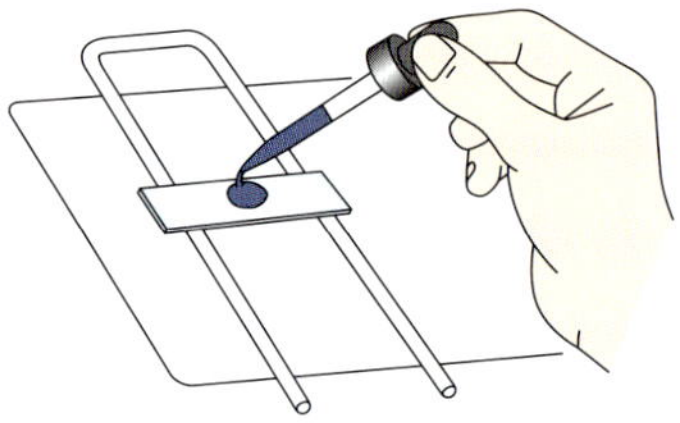

A. 1% Crystal violet로 2분간 염색

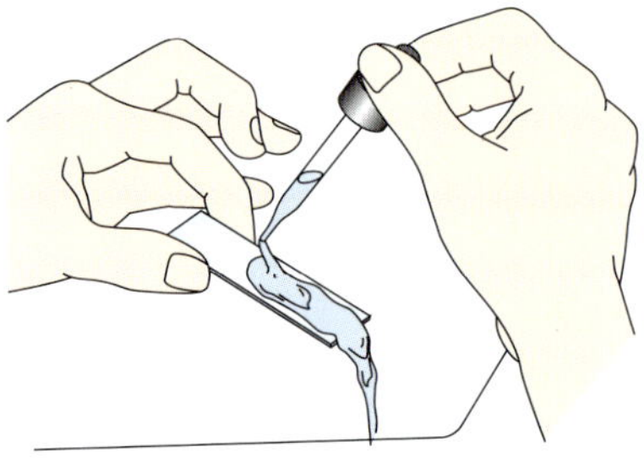

B. 20% Cupper sulfate 용액으로 세척

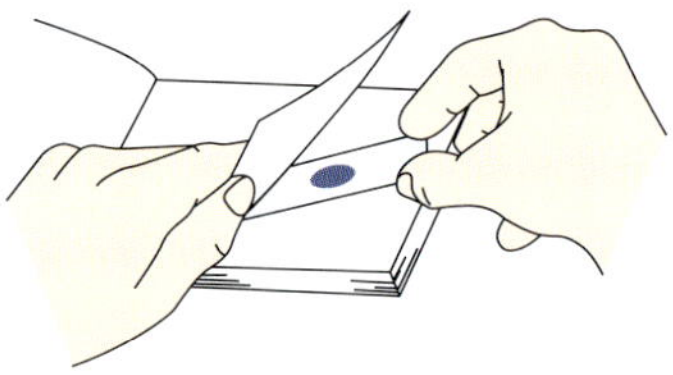

C. 여과지에 흡수시켜 건조 후 검경

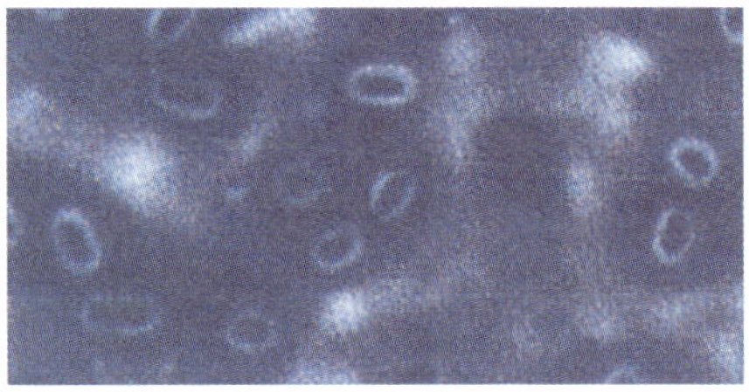

D. 폐렴 쌍알균의 협막염색 결과

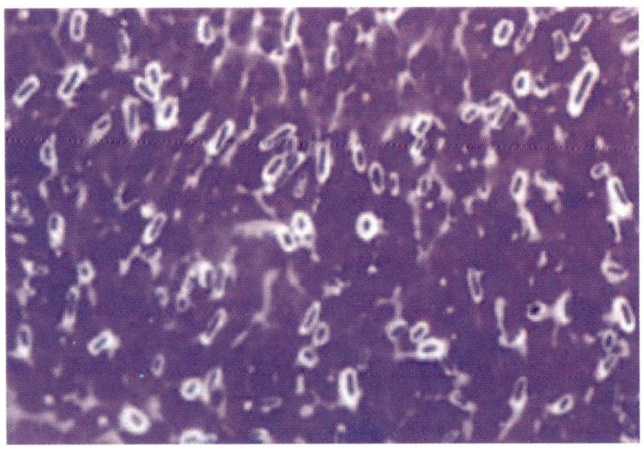

막대균의 협막결과

그림 3-13. 협막염색 순서(Antony's method)

* Watch Video 7:https://youtu.be/LtjUha8cZ24

2. MANEVAL'S method

1) 염색시약

① Congo red (1% aqueous solution)

② Maneval solution (see recipe or available from Carolina Biological Supply Company, NC)

- 0.05 g of fuchsin
- 3.0 g of ferric chloride
- 5 mL of acetic acid (glacial)
- 3.9 mL of phenol (liquified)

• 95 mL of distilled water

Composition of Maneval's Stain

• 1% Acid fuchsin - It stains cell cytoplasm

• 5% Phenol - It increases penetration power of stain

• 30% $FeCl_3$ - It is a Chemical fixative

• 20% Acetic acid - It Changes the background from red to blue

*Prepare in a fumehood.

2) 염색방법

① 깨끗한 슬라이드의 congo red 몇 방울을 떨어뜨린다. 이때 검체 준비를 위해 물을 사용하지 않는다.

② 소량의 배양액을 혼합한다.

③ 공기 건조한다. 열을 가하지 않는다 (열고정은 단백질 협막을 파괴하거나 세포를 탈수시켜 협막을 수축시킨다).

④ 염색 트레이의 랙(rack of the staining tray)에 슬라이드를 놓는다. 부드럽게 도말된 면에(gently flood the smear) Maneval 용액을 바르고 5분간 기다린다.

⑤ 슬라이드를 들어 올리고 남은 얼룩을 조심스럽게 버린다.

⑥ 물로 수세한다(rinse). 이 수세 과정은 가장 조심스럽게 수행해야 한다.

⑦ 검체가 슬라이드에 열 고정되지 않았기 때문에 검체가 떨어져 나가기 쉽기 때문에(fragile) 조심스러운 수세를 권장한다.

⑧ 염색 트레이에 슬라이드를 놓는다.

⑨ 슬라이드가 놓여있는 반대쪽 모서리에 물을 천천히(slowly)넣고 슬라이드가 잠길때까지 물을 추가한다.

⑩ 염색 트레이를 기울여 물이 슬라이드를 헹구도록 하고 이후 슬라이드를 트레이로부터 제거한다.

⑪ 흡수지에 슬라이드를 올려 놓는다. 공기건조한다(AIR DRY and Do not blot).

⑫ 1,000× 배율에서 유침렌즈로 슬라이드를 관찰한다.

*** Watch Video 8:https://youtu.be/y7Hf4vmfhzg**

3) 염색결과

배경: Blue color background

세균: Pink color bacterial cell

협막: Colorless capsule

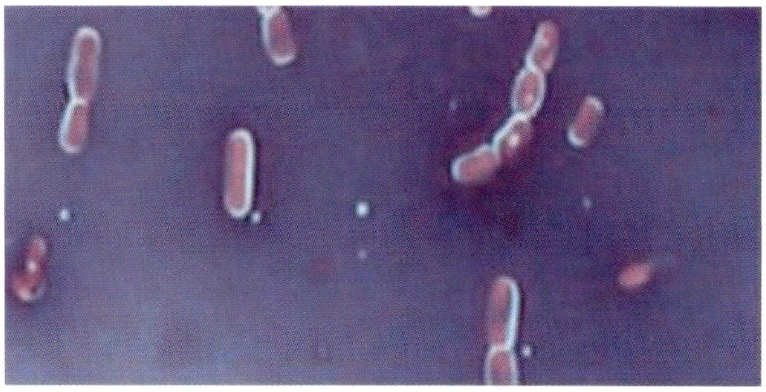

ref) Harshil Sardhara

4. 주의사항

① 실험실 안전지침에 따라 수행해야 한다.

② 도말 준비과정에서 협막이 소실되기 때문에 조심해서 다루어야 한다.

③ 배양액을 심하게 흔들어서는 안된다(격렬한 흔들림은 협막층이 소실된다).

④ 협막은 온전하게 유지하기위해서는 슬라이드 가장자리 도말하고 관찰하는 것을 추천한다 ("good bacterial smear").

⑤ 대표적인 협막은 토양에서 자라는 *Paenibacillus velaei*인데 이는 그람양성 막대균으로 매우 크고 투명한 캡슐을 보이며 생물안전 1등급이며 모든 하위 수준의 미생물학 실험실에 적합하다.

⑥ Burk's 배지는 협막 생성을 증강시키기 위한 배지이다(enhanced production of the polysaccharide capsule).

문제

1. 협막의 존재에 대한 병원미생물학적 의미는?

2. Cupper sulfate의 기능은?

실습 3-7과 실험보고서

학번 : 이름 : 실험일자 : 담당교수 :

※ Capsule stain(협막색과 균체색을 구별해서 관찰)

염색결과

균체 : 색

협막 : 색

Streptococcus pneumoniae (폐렴쌍알균)

염색결과

균체 : 색

협막 : 색

Klebsiella pneumoniae (폐렴막대균)

Work sheet

∴ 특이사항, 주의사항, 멸균과정을 설명할 것

실습 제3-8과

아포 염색(Spore staining)

◎ 목적

세균아포(spore)의 형태 및 위치 관찰을 위한 염색법을 익히기 위함이다.

◎ 고찰

Bacillus 속이나 *Clostridium* 속의 세균들은 물리·화학적 외부요인에 대해 상당한 내성을 갖는 내생포자(endospore)를 형성한다.

균종에 따라 아포의 형태와 위치가 다르게 나타나기 때문에 아포의 특성은 세균의 종(species)을 결정하는데 중요한 역할을 한다.

아포의 위치에 따라 중앙아포(central spore), 편재아포(subterminal spore), 단재아포(terminal spore)로 구분하며, 형태에 따라 원형(round form), 난원형(oval form), 사방형(rectangular form)이 있다. 이들 아포벽은 두꺼운 지질막이나 지단백(lipoprotein)막으로 싸여 있기 때문에 일반 염료색소가 침투하기 어렵다. 그러나 가온염색하면 염료가 아포벽의 지질과 결합하여 탈색제에 내성을 나타내 탈색되지 않는다**(그림 3-14 A, B)**.

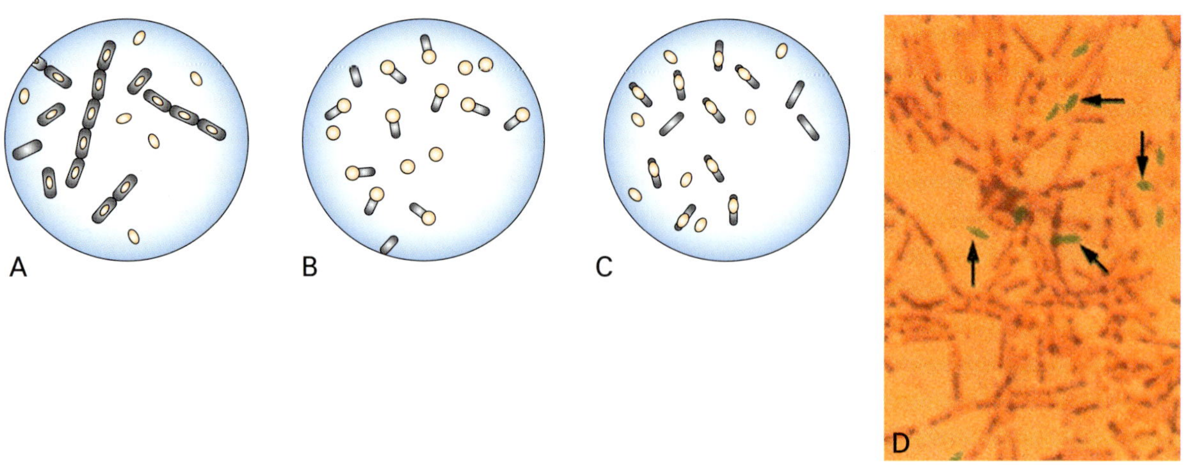

그림 3-14A. *Bacillus* 속과 *Clostridium* 속의 다양한 아포의 형태, 위치와 크기에 따라 분류동정에 도움을 준다.

A. 난형, 중앙아포(*Bacillus cereus*)
B. 원형 단재아포(*Clostridium tetani*)
C. 난형 편재아포(*Clostridium*)
D. *Bacillus subtilis*의 아포는 녹색으로 염색된다.

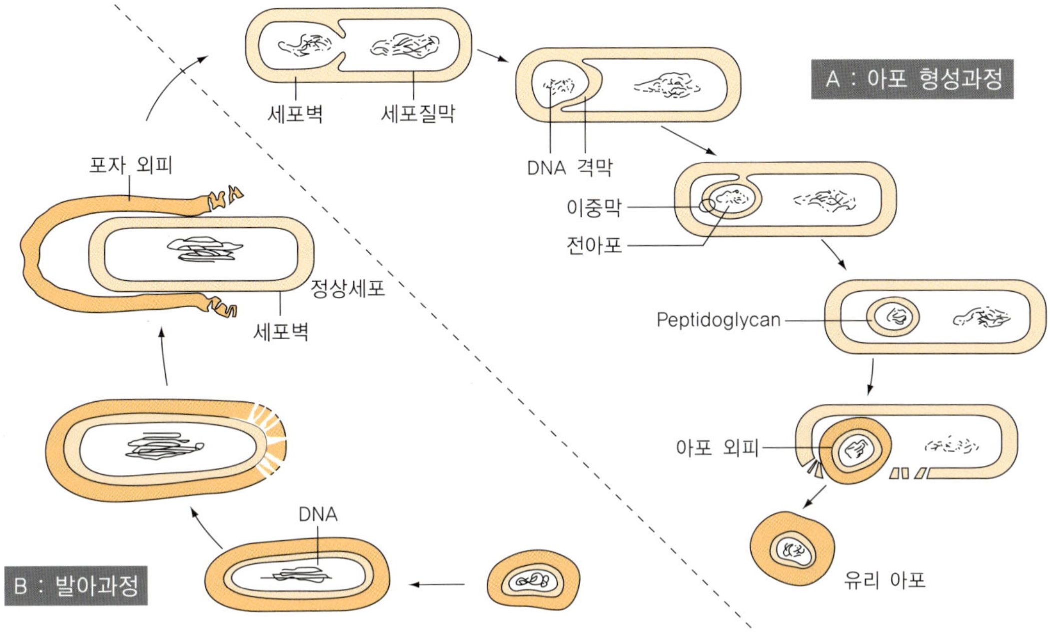

그림 3-14-B. 아포의 형성과정 및 발아과정

◎ 재료

1. 평판배지에서 24~72시간 배양된 아포형성 균주
   Bacillus subtilis
2. Loop
3. Alcohol lamp
4. 염색시약
5. Beaker와 시험관

◎ 실험 방법

1. Dorner's method
   1) 시험관에 생리식염수 또는 증류수 0.5 mL와 Ziehl-Neelsen's carbol fuchsin (AFB 염색 참조) 0.5 mL를 넣고 아포형성균 1 loop를 넣어 잘 혼합한다.
   2) 끓는 물에 5~10분간 중탕한 후 식힌다.
   3) Slide glass에 1 loop 놓고 India ink 또는 Nigrosin 10% 용액을 한 방울 놓고 mix한 후 건조시킨다.
   4) Oil immersion lens로 검경한다.

5) 결과: Spore: 적색
균체: 무색
배경: 회색

2. Dorner's Modification method

1) Slide glass 위에 균 배양액을 도말·건조·고정시킨다.
2) 도말 부위에 여과지 절편을 올려놓고 그 위에 carbol fuchsin 액을 놓고 2~3분간 alcohol lamp나 Bunsen burner로 김이 날 정도로 가온한다.
3) Slide glass를 여과지로 여분의 습기를 제거하여 건조시킨 후 검경한다.
4) 결과: Spore: 적색
균체: 엷은 적색
배경: 회색

3. Schaeffer and Fulton's method

1) Slide glass 위에 균배양액을 도말·건조시킨 후 불꽃 고정한다.
2) 도말 부위에 여과지를 덮고 0.5% malachite green 수용액을 충분히 가한다.
3) Alcohol lamp나 Bunsen burner로 김이 날 정도로 약 5분간 가온 염색한다.
4) 여과지를 떼고 수세한 후 safranin O로 30초간 대조 염색한다.
5) 물로 수세하고 여과지로 습기를 제거한 다음 검경한다.
6) 결과: 아포 - 녹색
균체 - 분홍색

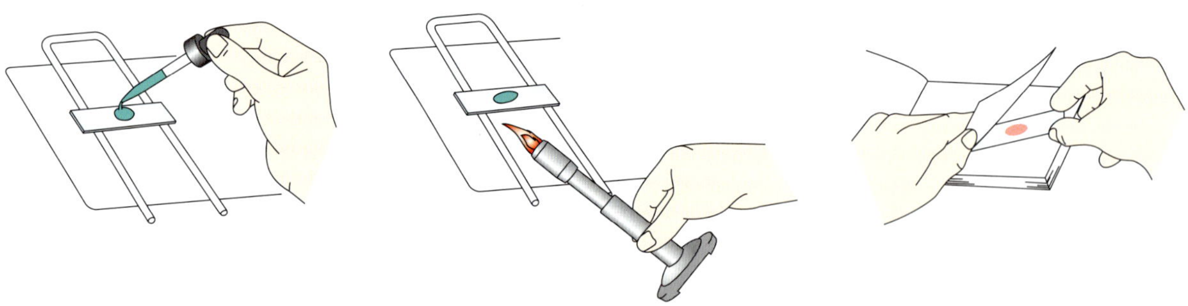

A. 충분히 식은 후 약 30초간 수세
B. 도말 부위에 여과지를 덮고 0.5% malachite green 수용액을 충분히 가함
C. Safranin O 용액으로 약 20초간 염색 후 건조, 검경

그림 3-15. 아포 염색 과정(Schaeffer and Fulton's method)

문제

1. Spore 염색 시 가온염색을 하는 이유는?

2. Spore 염색의 목적은?

실습 3-8과 실험보고서

학번 : 이름 : 실험일자 : 담당교수 :

※ Spore stain(아포의 형태와 위치를 잘 관찰할 것)

Bacillus subtilis (산소성균)

Clostridium 속 (무산소성균)

Work sheet

∴ 특이사항, 주의사항, 멸균과정을 설명할 것

실습 제3-9과

현적 표본 제작법(Preparation of Hanging drop Slide)

◎ 목적

액체배지에서 세균의 진성운동과 브라운 운동(Brownian movement)을 구별할 수 있는 방법을 익히는 것이 목적이다.

◎ 고찰

수서환경에서 아주 활발하게 유영하는 운동성 세균은 운동기관으로 하나 또는 두 개 이상의 미세한 편모를 갖고 있으며 세균의 운동성 여부는 세균을 분류 동정하는 데 중요한 지표가 된다. 그러나 세균의 편모는 너무 가늘어서 광학현미경으로 관찰이 불가능하고 편모를 염색하는 데에는 많은 절차와 기술을 요한다.

그러나 현적 표본법은 세균이 살아 있는 상태에서 쉽게 그 운동성을 관찰할 수 있다. 매우 작은 공간에서 진동이 원인이 되어 분자운동에 기인되어 세균이 제자리에서 방향전환을 하든지 자전운동하는 것을 브라운 운동(Brownian movement)이라고 한다. 따라서 현적 슬라이드 표본을 관찰할 때 전후좌우로 세균이 활발하게 운동하는 진성운동성과 물의 흐름에 따라 표류하는 세균이나 브라운 운동하는 세균을 혼동하지 않도록 주의해야 한다.

◎ 재료

1. Depression slide(오목 slide)와 cover glass
2. Loop 또는 dropper
3. Vaseline
4. Bunsen burner 또는 alcohol lamp
5. Nutrient broth에 18~24 hrs 배양된 세균
   ① *Bacillus subtilis* 또는 *Pseudomonas aeruginosa*
   ② *Staphylococcus aureus* 또는 *Klebsiella pneumoniae*
6. 현미경

◎ 실험 방법

1. 실험에 사용할 slide는 slide에 부착된 지방을 깨끗이 제거한 후 사용한다.
2. Wax pencil로 각 slide에 검체명을 기록한다.
3. 그림 3-15의 A와 같이 cover glass의 네 모퉁이에 vaseline을 바른다. Vaseline은 오목 슬라이드에 흡착을 돕는다.
4. 액체 배양액을 잘 흔들고 cover glass 위 중앙에 배양액 2 drop을 옮긴다.
5. 오목 슬라이드의 오목한 부분이 밑으로 향하게 하여 cover glass 위에 살며시 접착시킨 후 재빨리 엎어 놓는다.
6. 이때 접종한 배양액이 다른 곳으로 흘러내리거나 배양액이 닿으면 안 된다. 그림과 같이 cover glass에 매달려 있어야 한다.
7. 우선 저배율(100×)로 시야를 확인한 후 고배율(400×) 또는 immersion oil lens를 사용하여 관찰 확인한다.
8. 진성운동과 브라운 운동을 구별 확인한 후 관찰 결과를 기록한다.

◎ 결과

진성운동(true motility) : 세균이 전후좌우로 활발하게 움직이며 자리 이동을 한다.

브라운 운동(Brownian movement) : 제자리에서 진동 또는 자전운동만 한다.

◎ 검경방법

1. 집광기(condenser)를 적당하게 내려(조리개를 닫아도 된다) 시야를 어둡게 한다.
2. 저배율(100×)에서 조동나사로 stage를 내리면서 표본의 가장자리를 맞춘다.
3. 고배율(400×)에 맞추어 미동나사로 초점을 맞춘다. 표본관찰은 가장자리보다는 약간 중앙 쪽이 적당하기 때문에 stage를 이동시켜 관찰이 용이한 부위를 선택한다. 필요에 따라 immersion oil을 사용할 수 있다(그림 참조).

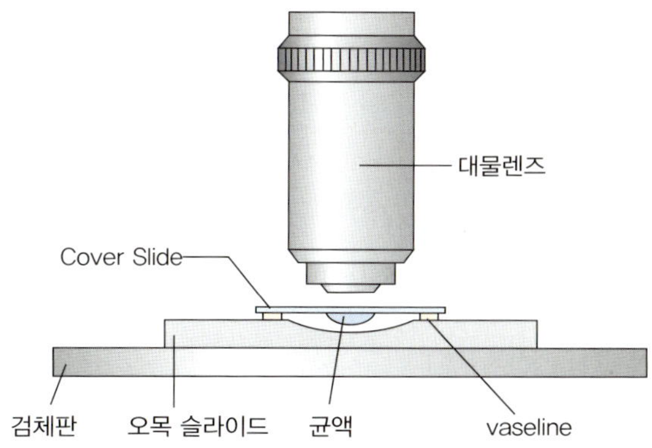

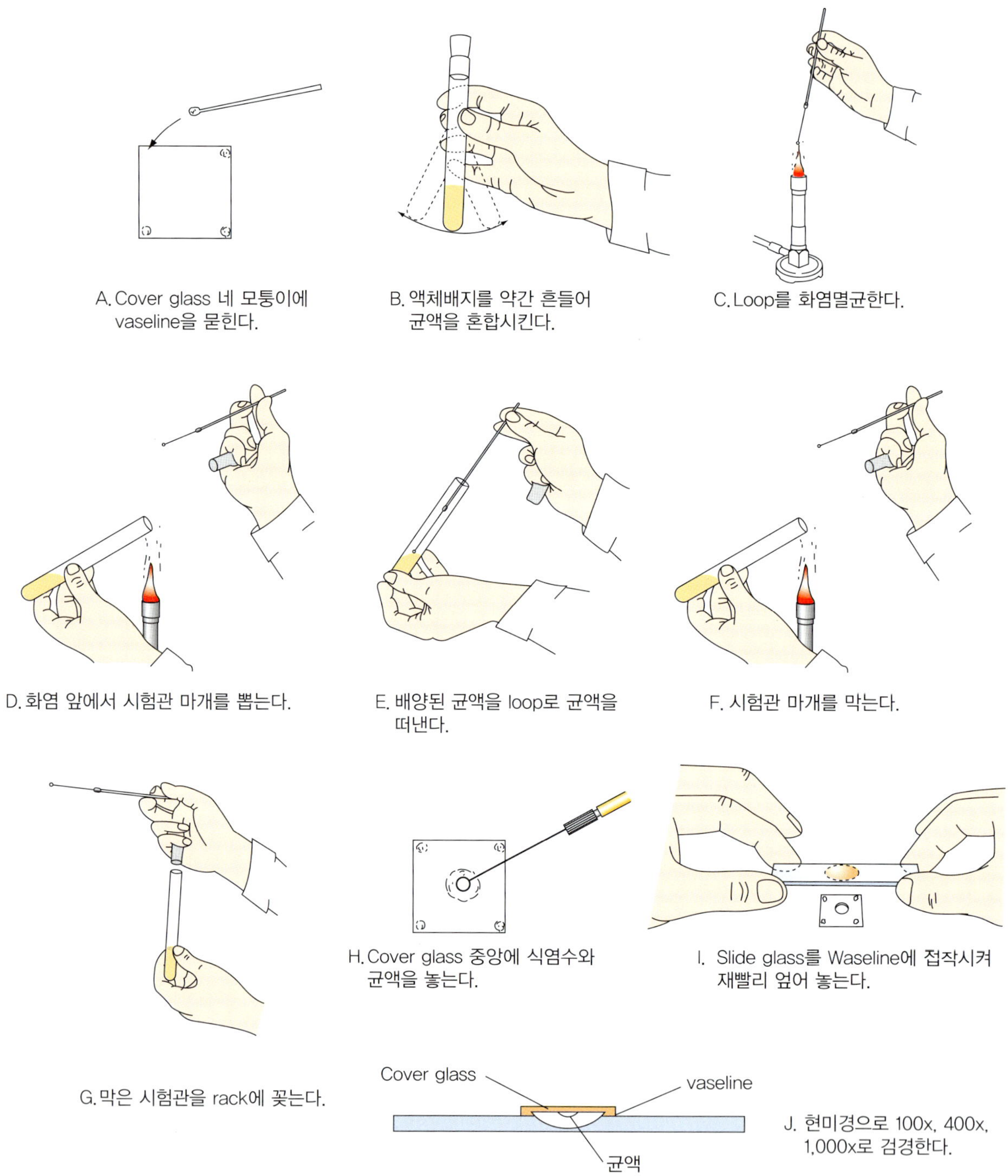

그림 3-16. 현적 표본 제작 순서

◎ 주의사항

1. 현적 표본은 생균을 사용하기 때문에 표본취급상 특별한 주의를 필요로 한다.
2. 고배율(oil lens 사용 시, 1000×)로 관찰할 때 cover slide가 파손되기 때문에 초점 맞추는 데 각별한 주의가 필요하다.
3. 세균의 운동성은 온도, pH, 산소분압 등의 영향을 받기 때문에 검경은 신속하게 하는 것이 좋다.

실습 3-9과 실험보고서

학번 : 이름 : 실험일자 : 담당교수 :

※ 현적 표본에 의한 운동성 관찰(브라운 운동과 구분하여 관찰)

Bacillus subtilis (고초균)

E. coli (대장균)

Work sheet

∴ 특이사항, 주의사항, 멸균과정을 설명할 것

실습 제3-10과

편모 염색(Flagella staining)

◎ 목적

세균의 운동기관인 편모는 균종에 따라 편모의 수와 위치가 달라 균 종을 동정하는데 매우 중요하다. 본 장에서는 편모의 형태 관찰을 위한 편모 염색법을 익히는 것이 목적이다.

◎ 고찰

편모는 세균의 운동기관으로 폭이 약 20 nm의 아주 미세한 실모양으로 되어 있어 일반 염색으로는 관찰할 수 없다. 따라서 tannic acid, alum(백반) 또는 $HgCl_2$(염화수은) 같은 특정 매염제를 처리하면 이것이 세포표면에 흡착되어 편모의 두께가 증진된다. 편모 염색은 다른 염색법에 비해 어렵고 많은 기술을 요하기 때문에 염색 도중 편모가 떨어져 나가지 않도록 세심한 주의를 요한다.

편모 염색 재료로는 액체배지상에서 18시간 이내 배양시킨 신선한 세균이 좋다. 20시간 이상 경과된 것은 운동성이 활발하지 못하기 때문에 편모염색에 부적절하다.

편모 염색법에는 Gray's method, sliver plating method, Leifson's flagella stain method 등이 있으며 일반적으로 Leifson's flagella stain method가 우수하다.

※ 편모의 위치와 편모 수에 따라 다음과 같이 분류한다(그림 3-16).

1. 무모균(Atrichates): 균체 주위에 편모가 없는 균(예: *Shigella, Klebsiella*, 알균)
2. 단모균(Monotrichates): 균체 끝부분에 한 개의 편모가 부착된 균(예 : *Vibrio*)
3. 총모균(Lophotrichates): 균체의 한쪽 끝에 두 개 이상의 편모가 덩어리져 부착된 균 (예: *Pseudomonas*)
4. 양모균(Amphitrichates): 균체의 양쪽 끝에 하나 또는 두 개 이상의 편모가 부착된 균 (예: *Spirilla*, 나선균)
5. 주모균(Peritrichates): 균체 주위 전체에 많은 편모로 둘러싸여 있는 균(예: *Proteus, Salmonella*)

◎ 재료

1. 균주

Nutrient broth에서 약 18시간 배양한 균

① *Proteus vulgaris* ② *Pseudomonas aeruginosa* ③ *E. coli*

2. 시약

1) A solution

Basic fuchsin ········ 0.6 g

Ethyl alcohol ········ 50 mL

잘 혼합하여 용해 후 하룻밤 방치

2) B solution

Tannic acid ········ 1.5 g

Sodium chloride ········ 0.75 g

Distilled water ········ 100 mL

A 용액과 B 용액을 혼합하여 1N NaOH로 pH를 5.0으로 맞춘다.

갈색병에 넣어서 4℃에서 3일 방치 후 사용한다. 침전물이 있으면 상층 부분만 채취하여 사용하고, 남은 용액은 버린다. 냉장고에서 한 달간은 안정하다.

3. 깨끗한 slide glass

4. 백금이(loop)

◎ 실험방법

1. 배양된 균액을 원심 침전시킨 후 10% formalin 용액으로 2~3회 세척 후 원침한다.
2. 원침한 균액 한 loop를 떠서 slide glass에 조심스럽게 도말하여 공기 중에 건조시킨다.
3. 도말된 부분에 염색시약을 충분히 점적 한 후 5~10분간 염색한다.
4. 약하게 흐르는 수돗물로 수세하고 건조한다. 이때 수분제거를 위해 여과지를 사용하지 않도록 한다.
5. 만일 대조염색이 필요하면 1 : 10으로 희석한 Loeffler's methylene blue를 사용한다.

◎ 실험결과

편모 및 균체 : 흑갈색

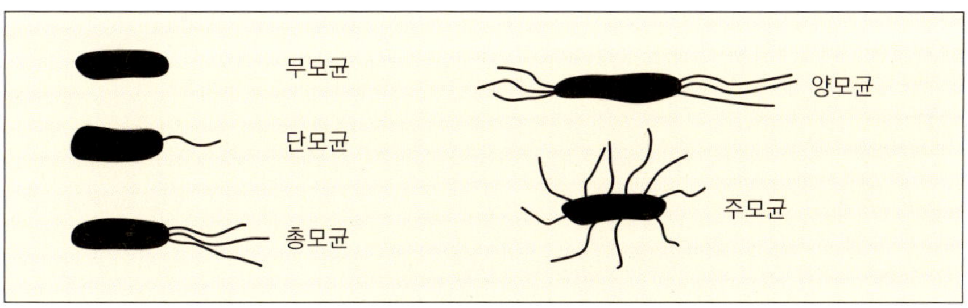

그림 3-17. 편모의 위치와 종류

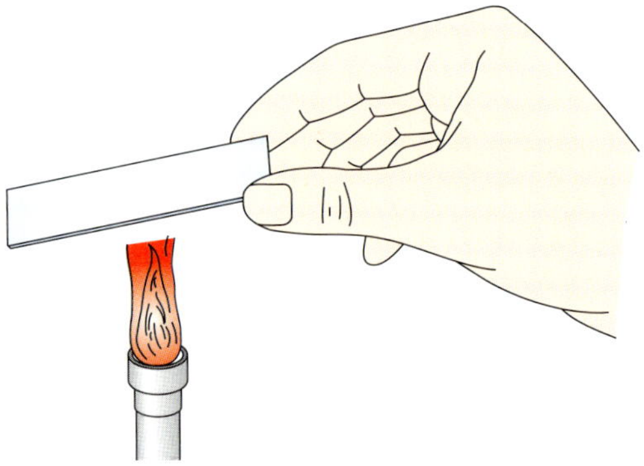

A. 불꽃으로 Slide를 약간 가열한다.

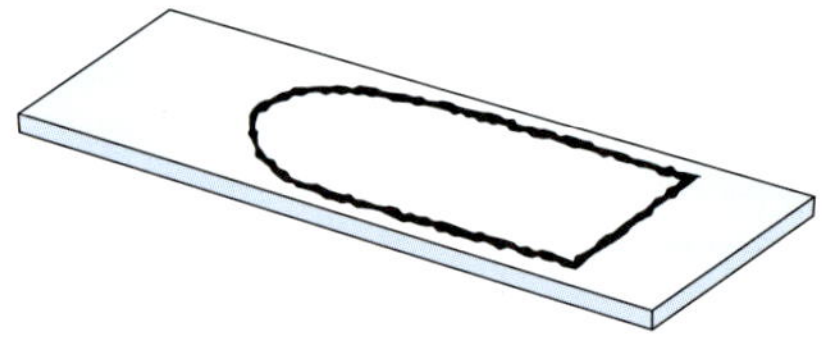

B. Wax pencil로 그림과 같이 원을 그린다.

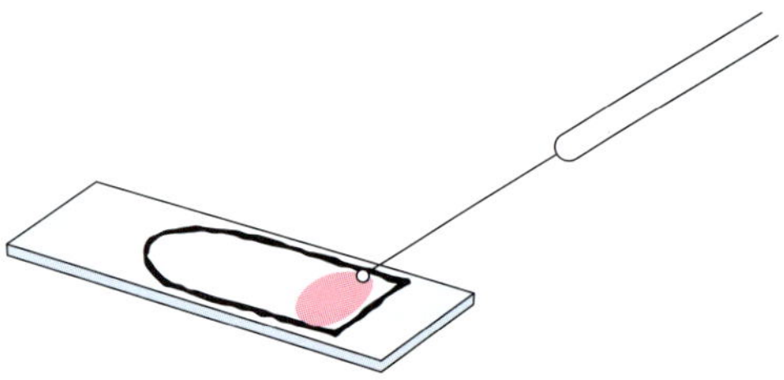

C. 균액을 3~4 loop를 놓는다.

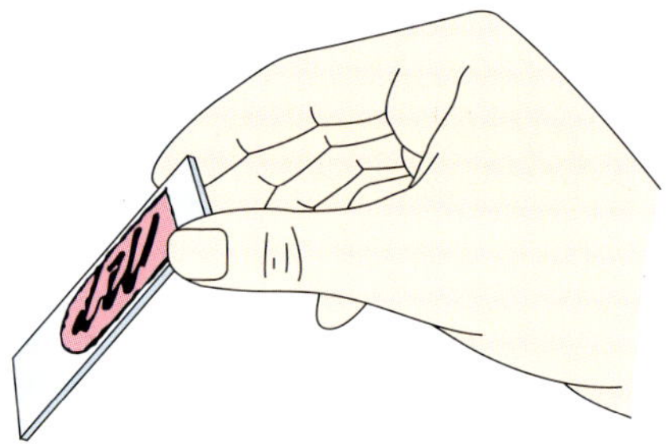

D. 균액이 자연스럽게 흘러내리도록 한다.

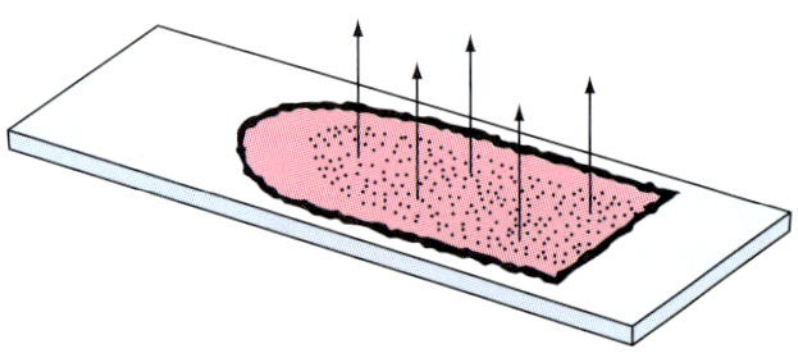

E. 열을 가하지 않고 공기 건조시킨다.

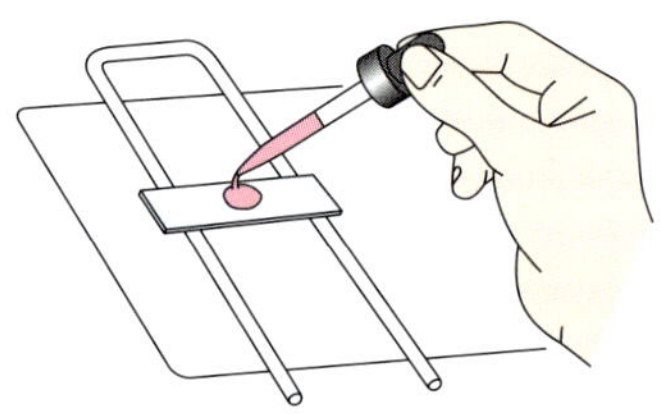

F. Leifson's 시약으로 약 5~10분간 염색
(알코올이 완전히 건조할 때까지)

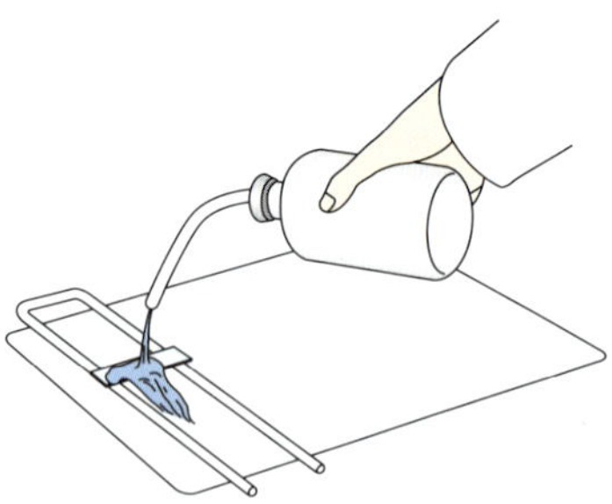

G. 조심스럽게 수세

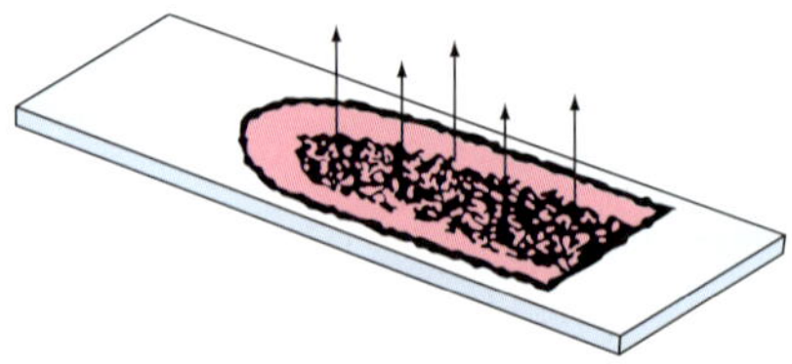

H. 공기건조 후 검경

그림 3-18. 편모 염색 과정

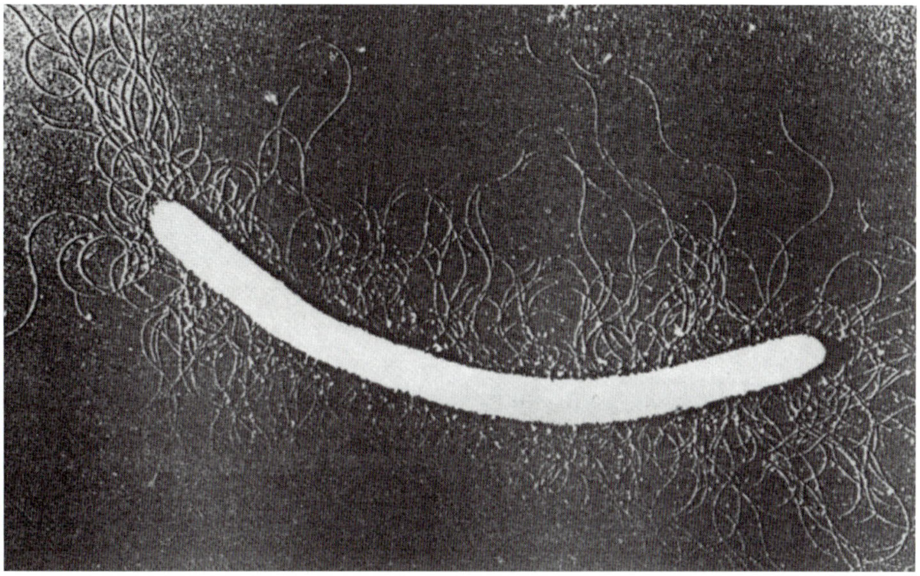

그림 3-19. *Proteus vulgaris*의 전자현미경 사진

문제

1. 편모 염색의 목적은?

2. 편모 염색 시 신선 염료를 사용하는 이유는?

실습 3-10과 실험보고서

학번 : 이름 : 실험일자 : 담당교수 :

※ Leifson's Flagella stain(편모의 위치 및 숫자의 관찰)

염색결과

균체 : 색

편모 : 색

Proteus vulgaris (장내세균)

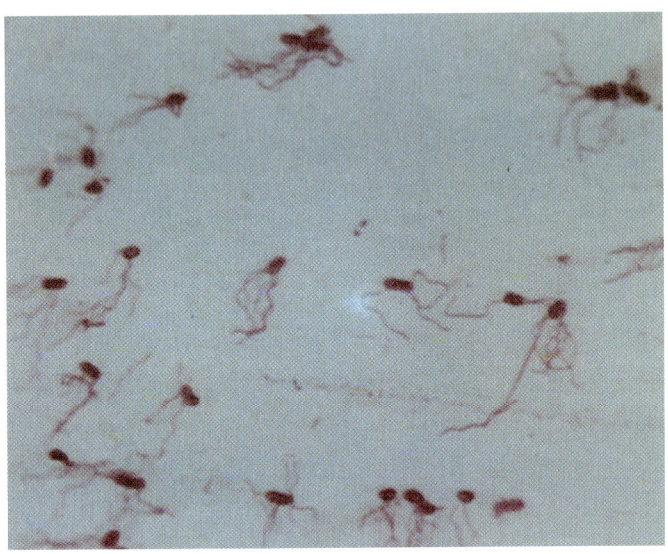

그림 3-20. 편모 염색결과

Work sheet

∴ 특이사항, 주의사항, 멸균과정을 설명할 것

실습 제3-11과

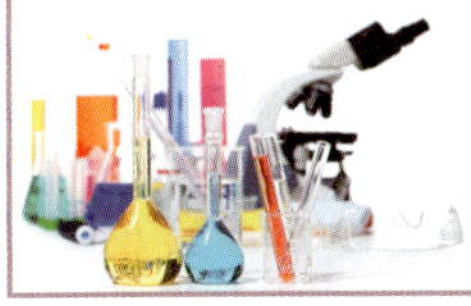

이염소체 염색법(Metachromatic granule staining)

◎ 목적

*Corynebacterium diphtheriae*는 polyphosphate를 저장하는데 사용되는 세포질 내 과립인 이염소체(metachromatic) 있으며, 이 과립은 이질 염색 입자를 형성하여 한 세포 내에서 서로 다른 특이한 염색상을 나타낸다. 이런 성질을 이염성(metachromasia)이라고 하는데, 본 장에서는 이염소체의 염색술식을 익히고 이염소체를 관찰한다.

◎ 고찰

이염소체 염색법(metachromatic granule staining)은 형태학적으로 유사한 비병원성 상재균인 Diphtheriod가 이염소체를 형성하지 않고, 디프테리아의 원인균으로 강력한 체외독소를 생산하는 *C. diphtheriae*균은 형성하기 때문에 감별하는데 매우 중요한 검사법이다. 그리고 이염소체(metachromatic granule) 검사를 위해서는 환자검체 중 인후부 위점막(Pseudomembrane)에서 검체를 채취하고, 혈청이 함유된 배지에 접종하여 배양된 세균을 사용해야 검출율이 높다. 또한 이염소체(metachromatic granule)는 염기성 염료에 강한 친화성 있어 methylene blue나 toluidine blue 등에 잘 염색되며 세포질보다 더 진하게 염색된다.

◎ 재료

1. Loeffler's serum media에 배양된 비병원성 *C. diphtheriae* 균주
2. 인후 도찰물(throat swab)
3. 깨끗한 slide glass
4. 각 방법에 따른 염색시약
5. Loop 및 alcohol lamp
6. 현미경

◎ 실험 방법

1. Loeffler's alkaline methylene blue method

   1) 시약

1.5% Methylene blue in 95% ethyl alcohol ··············· 30 mL
10% KOH 수용액 ··············· 0.1 mL
Distilled water ··············· 100 mL

2) 염색방법
① 깨끗한 slide glass 위에 검체를 균질하게 도말·건조·고정시킨다.
② 염색액으로 약 1~2분간 염색한다.
③ 수세 후 여과지로 수분을 흡수하고 건조하여 oil immersion lens로 관찰한다.

3) 결과
균체 : 엷은 청색
이염소체 : 짙은 청색

2. Albert 염색법

1) 시약

(1) A 시약

Toluidine blue ··············· 0.15 g
Malachite green ··············· 0.2 g
95% ethyl alcohol ··············· 2 mL
Glacial acetic acid ··············· 1 mL
Distilled water ··············· 100 mL

염료를 먼저 95% ethyl alcohol로 용해하고 다음에 Glacial acetic acid와 증류수를 넣어 혼합 후 24시간 동안 방치한 다음 여과하여 사용한다.

(2) B 시약

Iodine (I2) ··············· 2 g
Potassium iodide (KI) ··············· 3 g
Distilled water ··············· 300 mL

먼저 Iodine과 Potassium iodide를 넣고 소량의 증류수를 넣으면서 완전히 녹인 후 300 mL가 되도록 증류수를 가한다.

2) 염색방법
① 깨끗한 slide glass 위에 검체를 균질하게 도말·건조·고정시킨다.
② A 시약을 충분히 놓고 3~5분간 염색한다.
③ 수세 후 B 시약으로 1~2분간 염색한다.
④ 수세 후 건조시킨 후 oil immersion lens로 검경한다.

3) 결과

균체: malachite green에 의해 녹황색(greenish yellow)

이염소체 : toluidine blue에 의해 흑청색(blue black)

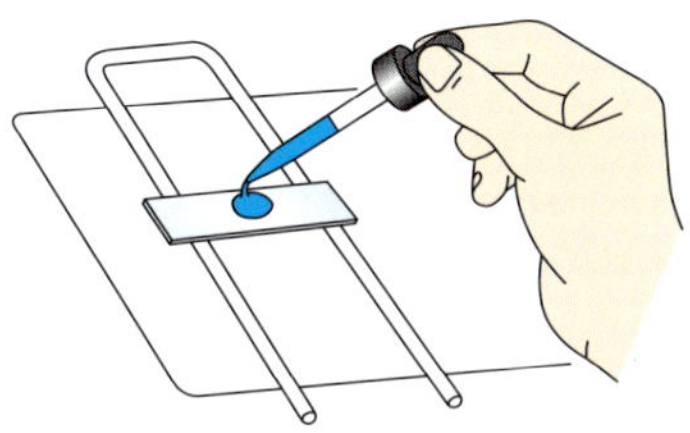

A. A 시약으로 3~5분간 염색

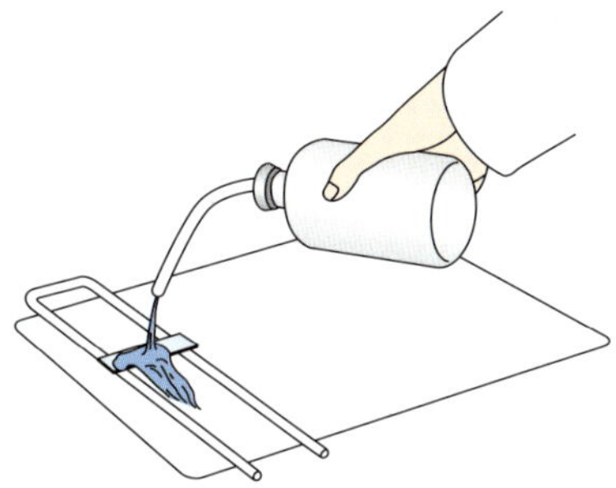

B. 수세 3~5초

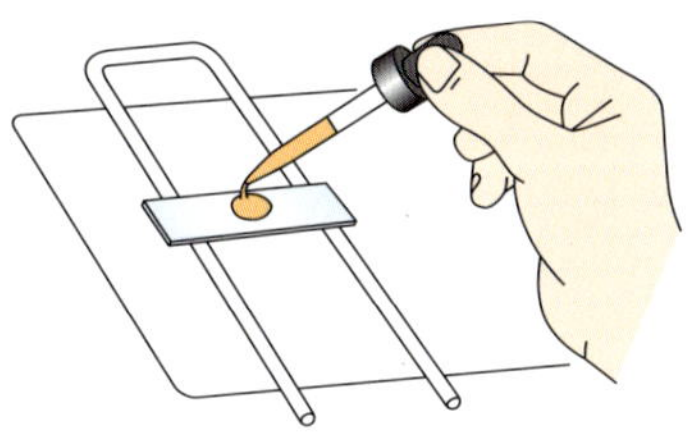

C. B 시약으로 1~2분간 염색

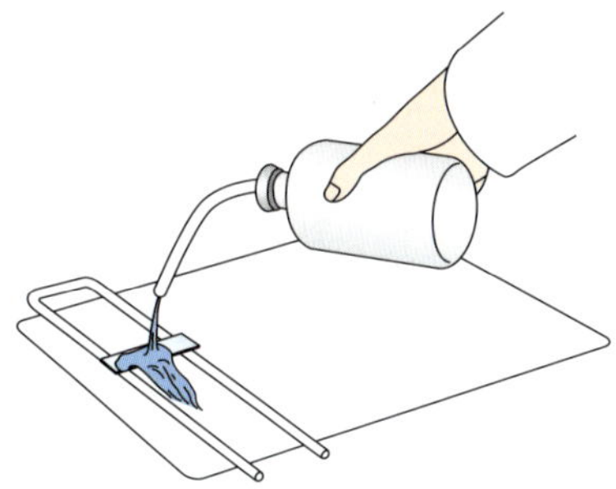

D. 수세 3~5초

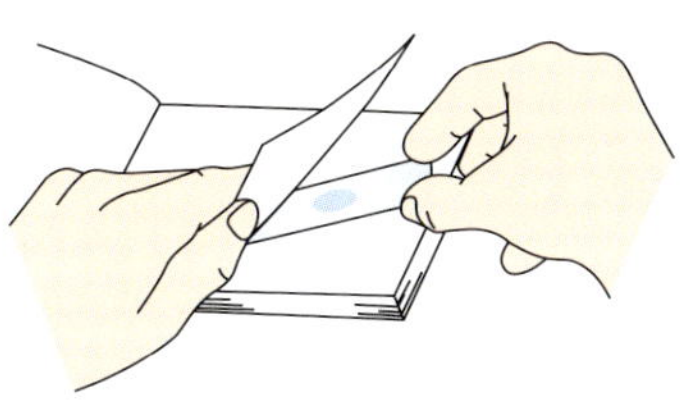

E. 여과지 수분흡수 건조

F. 이염소체 염색결과

그림 3-21. Albert's stain 순서

3. Neisser 염색법

1) 시약

(1) A 시약

Methylene blue ························ 0.1 g

95% Ethyl alcohol ························ 5 mL

Glacial acetic acid ························ 5 mL

Distilled water ························ 100 mL

증류수로 염료를 녹인 후 Glacial acetic acid와 ethyl alcohol을 첨가한다.

(2) B 시약

Crystal violet ························ 0.33 g

95% Ethyl alcohol ························ 5 mL

Distilled water ························ 100 mL

Ethyl alcohol, 증류수 혼합액에 염료를 녹인다.

A 시약 20 mL와 B 시약 10 mL를 혼합하여 사용한다.

(3) C 시약

0.3% Bismark Brown 또는 0.4% crysoidin 수용액

2) 실험 방법

① 검체를 slide glass에 도말·건조·고정시킨다.

② A, B 혼합액(Neisser 시약)으로 10초간 염색한다.

③ 수돗물로 수세한다.

④ 0.2% Bismark brown 또는 0.4% chrysoidin으로 30초간 염색한다.

⑤ 수세 후 습기를 제거하여 건조시킨 후 검경한다.

3) 결과

균체 : light brown(연갈색)

이염소체: blue black(흑청색)

*C. diphtheriae*균의 이염소체 관찰은 Loeffler's serum media에 배양하여야 한다.

문제

1. Albert's stain 시약의 주성분은?

2. 이염소체 염색의 목적은?

실습 3-11A과 실험보고서

학번 :	이름 :	실험일자 :	담당교수 :

※ Albert's stain

C. diphtheriae (디프테리아)

결과

이염소체 : 색

균체 : 색

※ Neisser's stain

C. diphtheriae (디프테리아)

결과

이염소체 : 색

균체 : 색

※ Methylene blue stain(균체와 이염소체의 염색성 관찰)

C. diphtheriae (디프테리아)

결과

이염소체 : ______ 색

균체 : ______ 색

Work sheet

∴ 특이사항, 주의사항, 멸균과정을 설명할 것

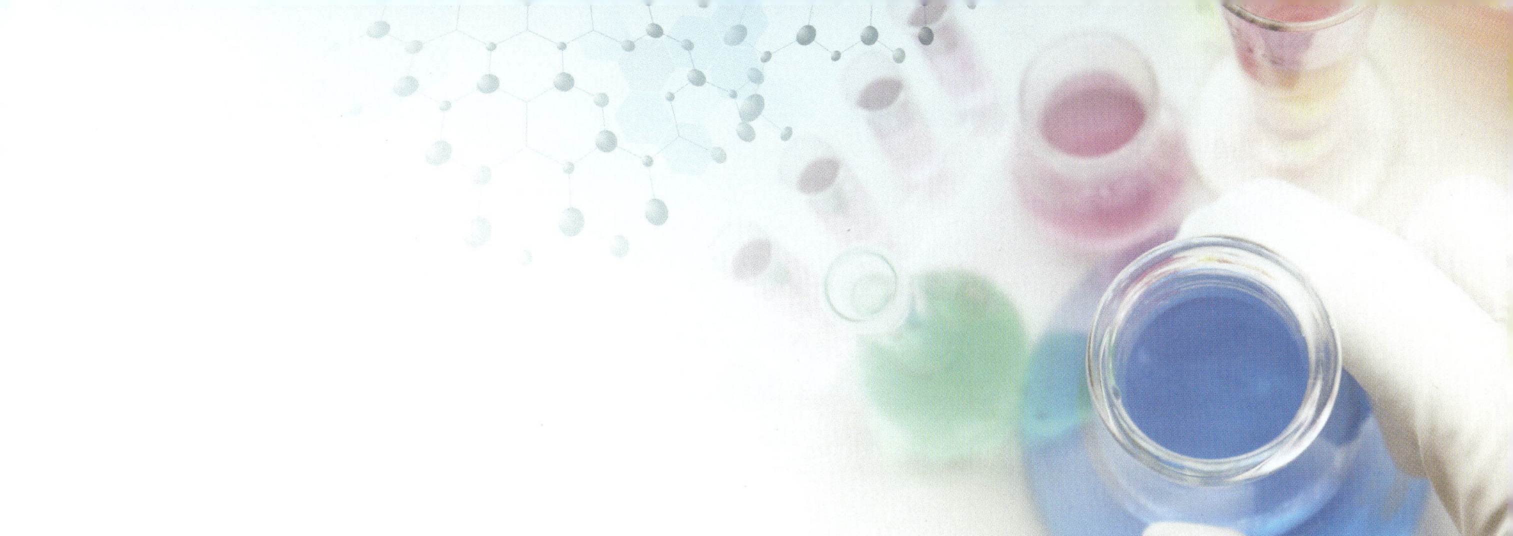

MICROBIAL EXAMINATION

제4장 미생물의 배양

Culture of Bacteria

미생물은 토양, 공기, 물, 음식물, 폐수 등의 우리의 주변 환경에서 쉽게 발견되며 다양한 생물들의 체내외에서도 발견된다. 이러한 미생물은 크기가 작아 육안으로는 볼 수 없어 광학현미경으로만 관찰이 가능하지만 그 성상을 명확하게 파악할 수는 없다. 따라서 미생물 배양에는 배지가 필요하며 미생물 증식에 필요한 물, 탄소원, 질소원, 무기이온, 아미노산, 비타민 및 발육인자가 적당히 포함되어야 한다. 그 외에도 산소 요구성, 배양온도, 배지의 조건에 따라 세균의 성상이 달라질 수 있다.

1. 배지(Medium, Media)

배지란 세균을 인공적으로 증식시키기 위해 적당량의 영양성분을 혼합해서 만들진 것을 말한다. 배지를 구성하는 주요 구성성분과 배지성분의 성상과 물리적 성상에 따라 몇 가지로 나눌 수 있다.

1) 배지의 주요 성분

(1) 펩톤(Peptone)

펩톤은 동물성 우유(casein) 또는 단백질 분해에 의해 소화된 고기인 동물의 육류에서 유래한다. 펩톤은 단백질의 종류와 소화 방법에 따라 구성성분에 차이가 있다. 이들은 많은 질소를 함유하고 있기 때문에 미생물을 배양할 때 탄소원(carbone source) 또는 질소원(nitrogen source)으로 이용하고 있다.

(2) 육즙 성분(meat extract 또는 beef extract)

쇠고기의 근육 부분에서 추출한 수용성물질로서 농축된 냉동진공 건조방법에 의해 분말로 만든 것으로 염류, 발육인자, 핵산성분, 기타 당분, 아미노산, 비응고성 단백을 포함한다. 무산소성 세균의 배지에는 간(liver), 뇌(brain), 신장(kidney)의 추출물을 이용하여 환원물질로 사용하기도 한다.

(3) 효모 추출물(yeast extract)

효모에서 추출한 수용성 물질로서 담황색 분말이다. 염류, 발육인자, 핵산성분, 당분, 아미노산, 비응고성 단백질 등을 포함하여 세균대사에 이용한다.

(4) 우무(agar)

바다의 해초류, 조류 등에서 추출한 다당류(polysaccharides)로 95℃ 이상에서 녹으며 50℃ 이하에서 재고체화가 된다. 우무는 세균의 영양원이라기보다는 배지를 고체화시키는 중요한 성분이며 세균은 아가에서 집락(colony)으로 확인할 수 있다.

(5) 젤라틴(gelatin)

동물의 뼈, 피부, 인대, 건 등에서 콜라겐을 산이나 알칼리로 처리하여 얻어진 황갈색의 입자의 유도 단백질로 단백질 분해효소를 만나면 분해가 되어 최근 단백질 분해시험 중의 하나인 젤라틴 분해효소(gelatinase) 검출을 하기 위해 사용한다.

(6) 기타 목적에 따라 탄수화물(carbohydrate), 완충제(buffer), 지시약(indicator), 억제제(inhibitor) 등이 사용된다.

2) 배지의 종류

(1) 배지 성분의 성상에 따른 분류

a. 자연배지(natural medium)

혈청, 혈장, 조직추출액, 단백질 가수분해물, 효모 추출물의 생물의 천연물질로만 만든 배지를 천연배지라고도 한다(예: Nutrient broth, Nutrient agar).

b. 합성배지(synthetic medium)

화학적 성질이 분명한 물질로 질소원으로 암모늄염, 탄소원으로 포도당, 인산염, 마그네슘염, 식염 등의 물질로만 만든 배지를 말하며 주로 세균의 생화학적 검사 및 대사나 유전연구에 사용한다(예: TSI agar, KIA agar).

c. 반합성 배지(semisynthetic medium)

고분자 물질은 들어 있지 않으나 단백질의 완전 가수분해물을 주성분으로 한 배지이다(예: Proteose peptone media).

(2) 물리적 성상에 따른 분류

a. 액체배지(broth)

배지 내에 agar 성분이 들어 있지 않은 배지로 액체상태의 배지를 말한다. 일반적으로 미생물 증식에 필요한 증균배지들과 생화학적 검사 목적으로 사용한다(예: nutrient broth, peptone broth, brain heart infusion broth MR-VP broth).

b. 고체배지(solid media)

우무(한천, agar)의 농도를 약 1~2%로 사용해서 굳힌 상태의 배지를 말하며 주로 순수배양(pure culture)을 하기 위해 사용된다. 사용목적에 따라 다음과 같이 분류할 수 있다(그림 4-1).

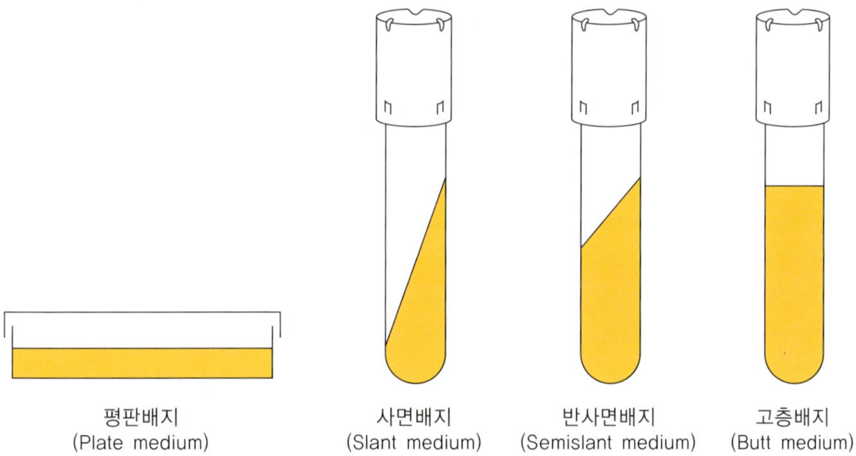

그림 4-1. 고형배지의 종류

① 평판배지(plate media)

페트리 접시(petri dish)에 약 4 mm 두께(15~20 mL) 정도로 굳힌 배지로 주로 세균의 분리배양, 집락(colony)의 관찰, 용혈능 관찰 등에 이용된다(예: Blood agar plate, MacConkey agar 등).

② 사면배지(slant media)

시험관에 배지를 약 2/3 정도가 경사지게 굳힌 배지를 사면배지라 하며 사용목적에따라 배지의 상부 1/3 정도를 경사지게 만든 반사면배지(semislant meida)를 쓰기도 한다. 이 배지는 배지의 표면적이 넓어 산소와 접하는 면이 많기 때문에 주로 산소성세균을 배양하거나 생화학적 성상을 감별할 때 사용한다(예: 당분해 검사, TSI, KIA, Citrate media, Urea media).

③ 고층배지(butt media)

시험관을 수직상태로 굳힌 배지로 주로 무산소성 세균들을 배양하거나 당시험과 균주의 보존 등에 쓰인다(예: CTA 배지, OF 배지).

c. 반고체배지(semi-solid media)

우무(한천, agar)의 농도를 0.3~0.5% 한 고층배지로 세균의 운동성 시험 및 균주의 보존 등에 사용한다(예: SIM media, MIO media).

(3) 사용 목적에 따른 분류

a. 증균용 배지(growth media)

증균배지는 주로 액체배지로 거의 모든 세균을 증식시키기 위해 만들어진 배지로 Thioglycollate broth가 있으며 원하는 세균만을 증식시키는 선택 증균배지로 G-N broth, selenite broth, tetrathionate broth가 있다.

b. 영양강화배지(enrichment media)

특수한 영양조건을 필요로 하는 세균을 배양하기 위하여 특별한 영양성분을 더 첨가한 배지로 그 종류에는 다음과 같은 것들이 있다

- 1% 또는 3% Ogawa media, Lowenstein-Jensen Media: 결핵균
- Löeffler's serum media: 디프테리아균
- Bordet-Gengou media: 백일해균
- Thayer-Martin media, GC media: 임균, 수막염균

c. 선택배지(selective media)

두 종 이상의 세균이 혼합되어 있는 검체에서 원하는 세균을 분리하기 위해 억제제가 함유한 배지를 말한다. 배지 내에 기질의 분해에 따른 pH의 변화를 나타내는 지시약이 함유되어 있다. 그 종류에는 다음과 같은 것들이 있다.

- MacConkey agar, EMB agar, SS agar: 장내세균
- Potassium tellurite blood agar, Mannitol salt agar: 포도알균
- TCBS media, Alkaline peptone broth: 콜레라균

d. 감별배지(differential media)

보통 순수 배양된 세균의 감별(differentitation) 및 동정(identification)을 하기 위한 세균의 특성을 나타내는 성분을 포함한 배지를 말하며 이런 배지는 기질의 분해여부를 pH의 변화를 나타내는 지시약이 함유되어 있다. 그 종류는 다음과 같다.

- TSI (Triple sugar iron) media, KIA (Kligler iron agar) media
- SIM (sulfate indole motility) media, MIO (Motility Indole Ornithin) media
- Urea agar slant

e. 수송용 배지(transport media)

검체를 배양하기 전까지 시간이 지연되거나 먼거리 수송이 필요할 때 사용하는 배지이다. 배지 성분중에 세균이 과증식하거나 사멸하지 않도록 고안된 배지이다. 그 종류는 다음과 같다.

- Buffered glycerol saline
- Cary and Blair transport media
- Amies transport media, Stuart's transport medium

2. 배지의 제조

◎ 개요

세균 배양에 필요한 배지는 배양하고자 하는 미생물의 종류에 따라 가장 적합한 것을 선택하여 사용하여야 한다. 따라서 미생물의 종류와 배지의 구성성분에 따라 배지제조법이 달라질 수 있다. 또한 배지는 단순히 미생물의 배양에만 쓰이는 것이 아니라 세균집락의 형태와 특성, 생화학적 특성, 당분해 성질, 유전적 특성, 미생물의 대사 등의 검사로 세균을 동정하고 미생물의 연구 등에 이용되기 때문에 배지의 선택, 구성성분, 제조방법에 따라 미생물 실험의 성패가 결정된다. 본 장에서는 배지를 제조할 때 기본적인 주의점과 멸균법, 평판배지 및 사면배지 제작법을 살펴보고 세균배양에 가장 많이 쓰이는 nutrient 배지, 혈액우무배지, chocolate 배지의 제조법을 실습한다.

1) 배지의 준비

배지를 만들 양의 1/3의 물을 먼저 flask에 넣고 그 조성에 따라 필요한 내용물을 저울(천평)로 달아 용기에 담고 나머지 2/3의 물로 기벽에 묻은 내용물을 씻어낸 다음 그 내용물을 완전히 녹인 후 멸균하게 되는데, 최근 시판되는 분말배지(dehydrated media)에는 세균배양에 필요한 성분들이 조제되어 있다. 일반적으로 배지를 만들 때에는 다음과 같은 사항을 준수해야 한다.

① 배지 담을 유리용기는 가능하면 깨끗한 경질 유리제품(pyrex)을 사용한다.

② 특별히 언급한 경우가 아니면 증류수를 사용한다.

③ 배지의 내용물은 저울로 정확히 달아 언급된 순서대로 첨가한다.

④ 상품화된 배지는 신뢰할 수 있는 제조회사에서 만든 배지를 사용한다. 제조회사에 따라 보관방법, 보관기간 등이 다르다(**그림 4-2**).

⑤ 배지를 만들 때 너무 장시간 가열하거나 필요 이상 온도나 압력을 가하게 되면 배지 성분이 파괴된다.

⑥ pH 측정기나 pH paper로 배지의 지정된 pH를 맞춰야 한다. 배지의 pH는 미생물의 생장에 많은 영향을 끼친다. 대개의 배지는 그 구성성분이 완충능을 갖도록 되어 있으나 필요한 경우 제조 시 산이나 알칼리 용액을 첨가하여 pH를 조절한다(**그림 4-3**).

⑦ 중탕 또는 가열하여 녹인 배지는 맑아야 하며 맑지 않을 경우 여과지로 여과하여 사용한다.

⑧ 우무배지의 제조 시에는 미리 중탕하여 녹인 다음 고압증기멸균(autoclave : 121℃ 15 Lb 15 min)을 실시한다. 배지가 녹을 때 거품이 일어 넘칠 수가 있으므로 제조 용량보다 2배 이상 큰 flask를 사용하여 녹여야 한다.

⑨ 시험관에 배지를 부을 때는 시험관 벽 윗부분에 배지가 묻지 않도록 주의한다.

⑩ 시험관의 솜마개는 멸균 시 증기의 압력으로 인해 빠지지 않도록 단단하게 막도록 한다.

⑪ Autoclave의 압력이 약 5 Lb 정도 상승하면 밸브를 열어 처음 2~3분간은 증기압력을 서서히 빼도록 하고 전원을 끈 후 autoclave의 뚜껑을 열어야 한다. 제조회사에 따라 이 과정이 자동으로 되는 경우가 있다.

⑫ 멸균이 제대로 되었는지를 확인하기 위해 정기적으로 *Geobacillus stearothermophilus*의 아포를 동시에 넣고 멸균한 뒤에 배양하여 살균되었음을 확인해야 한다. 또는 지시 테이프(autoclave tape)를 붙여 변색(무색에서 검은색으로 변함)을 확인해야 한다(**그림 1-12** 참조).

⑬ ⓐ Glucose, mannitol, adonitol, salicin, inositol 등 기타 당류는 배지 내에 1% 이상 들어 있으면 121℃에서 15분간 멸균해도 좋다(예외, Arabinose, Xylose). 0.5% 이하 함유되어 있을 때는 115℃에서 10분씩 2일간 간헐멸균한다.

ⓑ 당류는 일반적으로 알칼리성일 때 가열하면 분해가 쉬우나 중성 내지 약산성액에서는 가열하더라도 비교적 안정하다. 당 첨가 배지를 만들 때는 10% 수용액을 만들어 120℃에서 10분간 멸균하여 두고 기초배지를 멸균한 후 필요한 농도가 되도록 무균적으로 첨가한다.

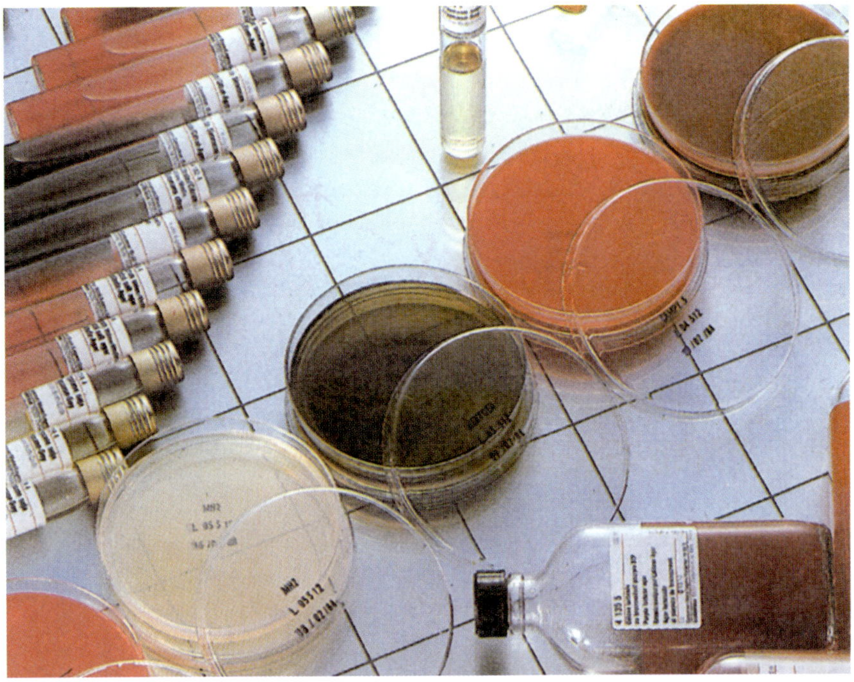

그림 4-2. 상용화 배지의 종류

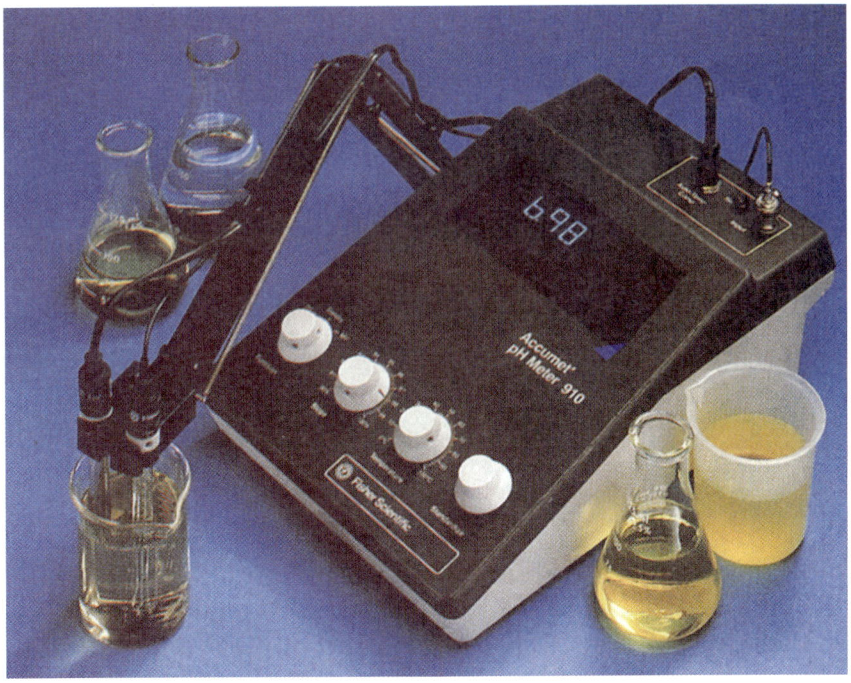

그림 4-3. 배지의 pH 측정

실습 제4-1과

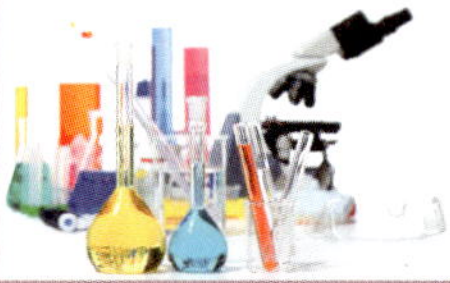

영양우무배지의 제조(Preparation of nutrient media)

◎ 고찰

1930년대까지만 해도 배양에 필요한 성분을 하나하나 직접 조제하여 혼합시켜 사용해 왔다. 그러나 한 종류의 배지를 만들기 위해서는 최소 5~6종류의 성분이 함유되므로 배지 제조에 불편한 점이 많았다. 그 후 배지의 성분들을 건조분말로 잘 조합하여 상품화하게 되었다. 건조분말배지는 극히 흡습성이 강하고 종류에 따라서 광선에 의해서 변질되는 것이 있다. 따라서 분말배지는 완전히 밀봉하여 어두운 곳에 보관하여야 하고 장시간 동안 보존할 때에는 건조제를 건조기(desicator)에 넣어 보존하면 좋다.

특히 온도가 높고 습도가 많은 여름철에 분말배지를 계량할 때는 사용 후 될 수 있는 대로 빨리 뚜껑을 닫도록 하여 필요 이상 외부 공기에 노출되지 않도록 주의할 필요가 있다.

◎ 재료

1. Nutrient agar(상품화된 건조분말배지)

   Beef extract ········ 3 g

   Peptone ········ 5 g

   Agar ········ 15 g

   Distilled water ········ 1,000 mL

   pH 6.8 ± 0.2
2. 2.0 L용 삼각 flask
3. 저울, 약수저
4. 시험관
5. 고압멸균기
6. 증류수
7. pH 측정기
8. 1N HCl
9. 1N NaOH

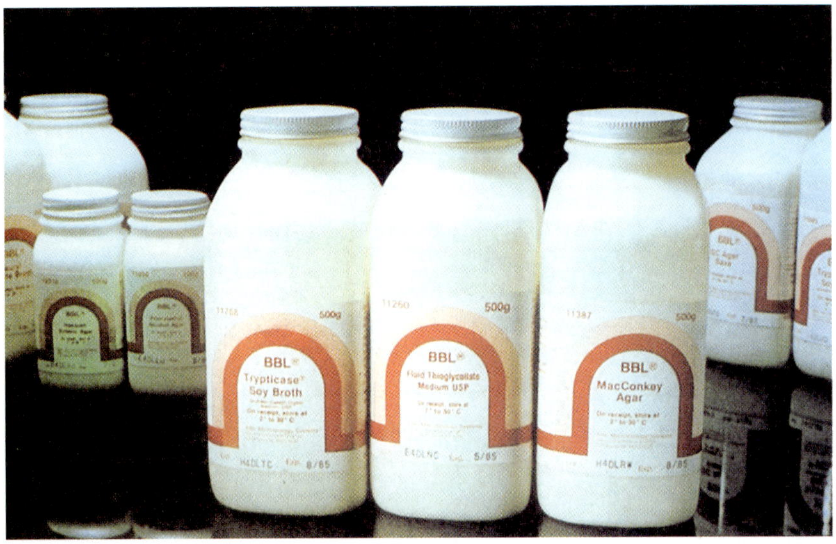

그림 4-4. 상품화된 건조분말배지

◎ 실험 방법

1. 배지의 용해

1) 상품화된 건조분말배지는 증류수 1.0 L당 필요한 양을 용해하도록 표시되어 있다. 예를 들어 증류수 1.0 L에 50 g의 분말을 용해하도록 되어 있다면 100 mL의 배지를 만들 경우 분말배지 5 g을 정확히 계량한 다음 용량 200~300 mL용 삼각플라스크에 증류수를 약 80 mL 넣고 분말을 넣은 다음 flask의 기벽에 묻은 것은 나머지 20 mL의 증류수를 서서히 가하면서 씻어 준다. 만일 분말을 먼저 넣고 증류수를 부으면 분말이 덩어리져 잘 풀리지 않는 경우가 있다.
2) 플라스크를 잘 흔들어 분말이 풀어지면 내용물이 완전히 녹을 때까지 끓는 물에 중탕한다.
3) 상품화된 건조분말 배지의 pH는 대개 수정되어 있으므로 pH 수정이 필요 없지만 pH를 확인하기 위해 용해한 다음 50~60℃로 식혀 1N HCl이나 1N NaOH로 pH를 조절한 다음 pH 측정기의 전극(electrodes)은 잘 세척한 다음 알루미늄 포일이나 거즈뭉치로 flask 뚜껑을 막고 고압증기 멸균한다(그림 4-3, 4-4).
4) ① 고체 평판배지인 경우 flask채로 고압증기멸균(121℃/15 Lb/15 min)한 후 50~55℃ 정도로 식힌다.
   ② 멸균된 배양접시를 바닥이 편평한 실험대 위에 준비해 두고 flask의 입구를 alcohol lamp나 Bacticinerator로 멸균한 다음 배양접시의 뚜껑을 열고 15~20 mL 정도씩 붓는다.
   ③ 오염이 되지 않도록 주의하고 배지를 부은 배양접시는 즉시 뚜껑을 덮고 배지가 굳을 때까지 그대로 둔다.

④ 배지가 완전히 굳은 것을 확인하고 4℃ 냉장고에 뒤집어서 보관한다. 이때 세균의 오염여부를 알아보기 위해 무작위로 2~3개는 37℃ 배양기에서 18~24시간 배양하여 오염여부를 확인한다(그림 4-6).

5) ① 사면배지인 경우는 중탕하여 잘 녹인 배지를 시험관에 약 3~4 mL씩(시험관 크기에 따라 양의 조절은 가능하나 대개 시험관의 1/3 정도 붓는다) 분주한다.

② 마개를 한 후 고압증기멸균을 한다.

③ 멸균이 끝난 후 약 45℃ 정도의 경사가 되게 하여 굳힌다(그림 4-7). 이때 배지 성분이 시험관 뚜껑에 닿지 않도록 주의한다.

④ 완전히 굳은 것을 확인한 후 평판배지에서와 같이 2~3개는 37℃ 배양기에서 오염 여부를 확인하고 4℃ 냉장고에 보관한다.

6) 고층배지나 액체배지인 경우는 시험관에 분주하여 멸균한 후 그대로 실온에 방치한 후 4℃ 냉장고에 보관한다.

7) Thioglycollate 배지, Cooked meat 배지 등은 실온의 어두운 곳에 보관한다.

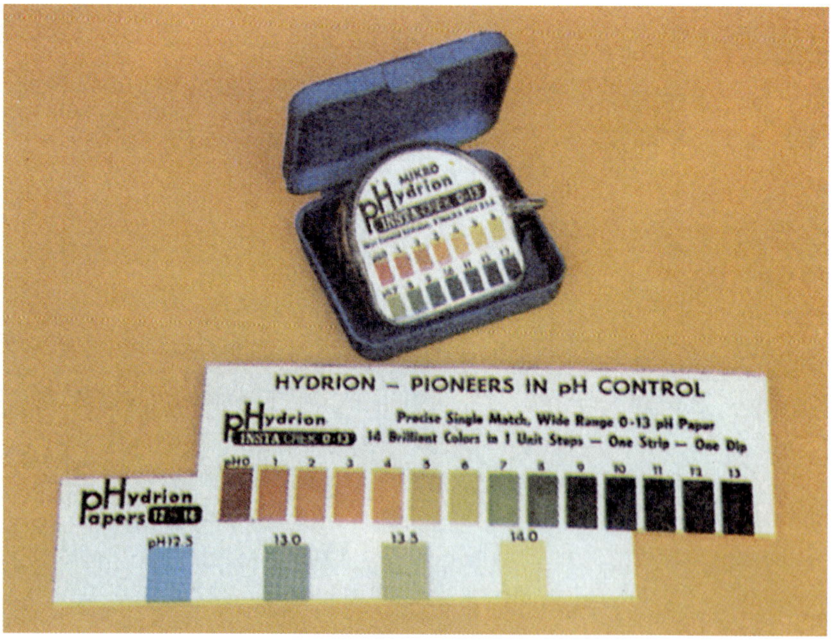

그림 4-5. pH 측정용 테이프

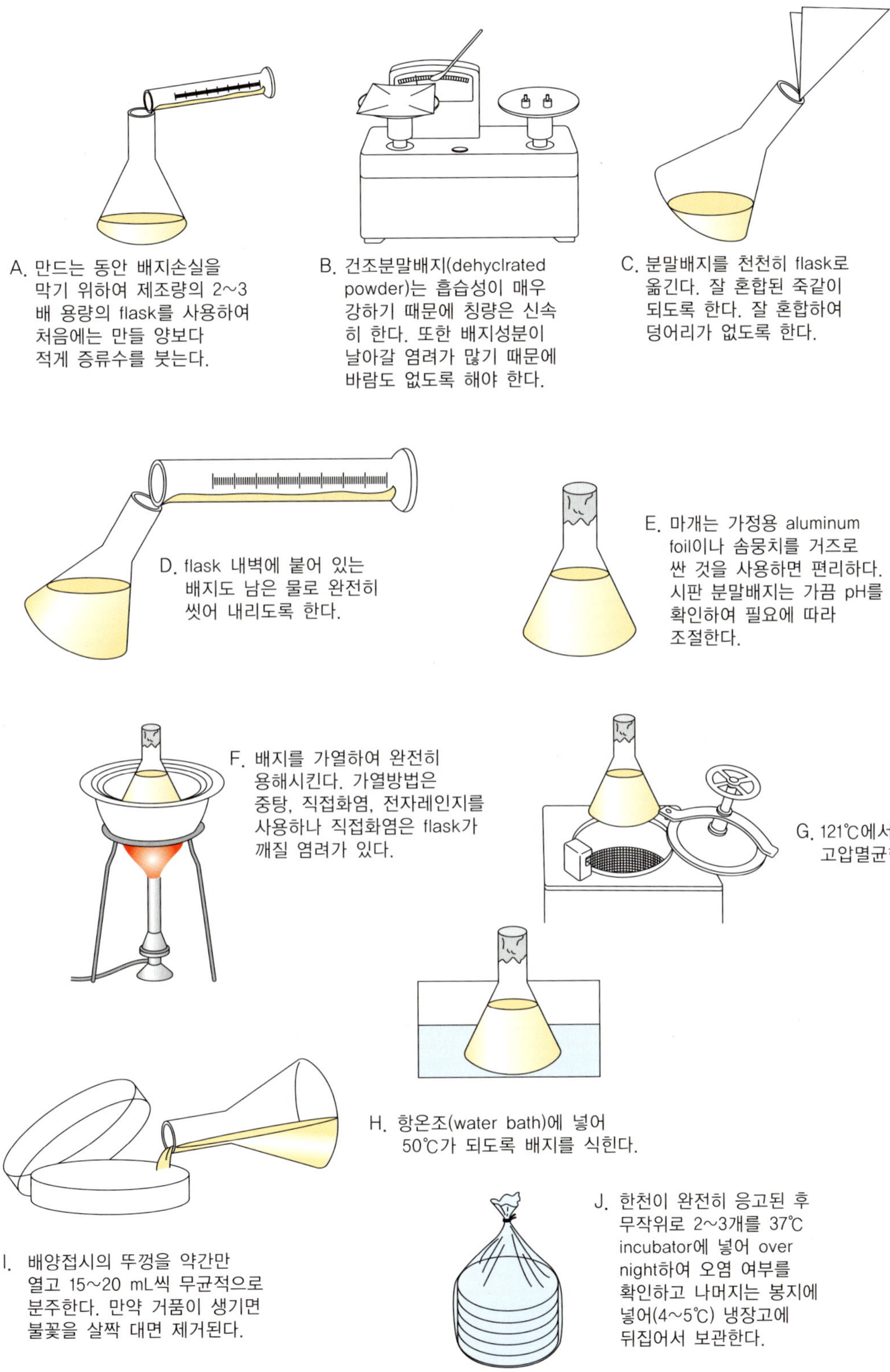

그림 4-6. 우무평판배지 제조 방법

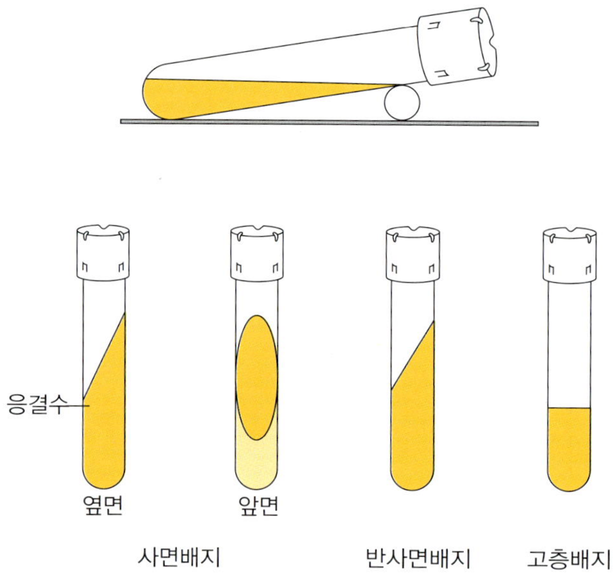

그림 4-7. 사면배지 및 고층배지 제조 방법(slant rack 활용)

문제

1. 천연배지와 합성배지의 차이점은?

2. 우무(agar)의 물리적 성질은?

3. 멸균 시 열에 약한 물질은?

실습 4-1과 실험보고서

학번 : 이름 : 실험일자 : 담당교수 :

※ 우무평판배지, 사면배지 및 고층배지 제조과정을 설명하고 그림을 그릴 것.

Work sheet

∴ 특이사항, 주의사항, 멸균과정을 설명할 것

실습 제4-2과

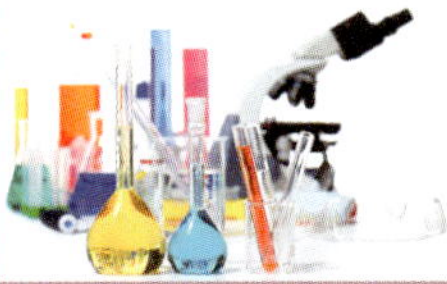

혈액우무배지의 제조(Preparation of blood agar plate)

◎ 목적

미생물 배양에서 영양조건이 까다로운 세균은 혈액, 복수, 아미노산, 비타민 등 특수한 영양소를 요구한다. 혈액우무배지는 영양원으로 제공되고 용혈성을 관찰한다.

◎ 고찰

Haemophilus 속, *Streptococcus* 속, *Bordetella* 속 등의 세균은 배양조건이 까다로워 혈액이 함유된 배지에서 잘 자란다.

특히 *Streptococcus* 속은 혈액우무배지에서 각기 다른 용혈성을 나타내기 때문에 *Streptococcus* 속의 분류에도 이용된다.

이런 용혈성은 기초배지의 종류와 어떤 동물의 혈액을 사용했느냐에 따라 달라질 수 있다. 사용하는 혈액은 양, 말, 토끼, 사람의 혈액이 사용되지만 특수한 목적이 아닌 경우는 양의 혈액이 가장 좋다. 혈액의 양은 5~7% 정도가 적당하며 sodium citrate 같은 항응고제가 함유된 혈액은 일부 세균의 성장을 억제하므로 가능하면 항응고제를 쓰지 않고 탈섬유(defibrin)시킨 혈액을 사용한다.

◎ 재료

1. 기조배지 : 아래 배지 중 하나를 시용한다. 포도당이 첨가된 배지는 용혈능을 저하시키므로 가능한 사용하지 않는다.
   ① Blood agar base
   ② Brain heart infusion agar
   ③ Trypticase soy agar

2. 혈액
   ① 양, 말, 토끼, 사람의 O형 혈액 중 하나를 사용한다.
   ② 채혈은 무균 flask에 유리구슬(glass bead)을 넣고 무균조작하에 채혈한다.
   ③ 채혈한 flask를 조심스럽게 원을 그리며 천천히 흔들어 혈액의 섬유소(fibrin)를 제거한다.
   ④ 채혈한 혈액은 4℃ 냉장고에 약 1주일 정도 보존이 가능하다. 오래된 혈액은 용혈되어 배지 제조 시 검붉은 색을 띠므로 용혈성 관찰이 어렵다.

3. 멸균 petri dish
4. Flask
5. Water bath(항온 수조) 50℃ 유지
6. Alcohol lamp 또는 Bacticinerator

◎ 혈액우무배지 제조 방법

1. 기초 배지의 준비(부록 참조)

① 삼각 flask에 증류수를 필요한 양만큼 넣고 여기에 혈액우무 기초배지(blood agar base) 또는 trypticase soy agar 등의 분말을 천평으로 달아 넣는다.

② 끓는 물에 넣어 중탕하여 녹인 다음 pH를 약 6.8~7.0 정도로 보정하고 고압증기멸균(121℃ 15lb 15 min)한다.

③ 멸균이 끝나면 50℃ 항온수조에 넣어 식힌다.

2. 혈액의 혼합

① 약 50℃ 정도로 식은 기초배지에 탈섬유된 혈액이나 항응고제가 함유된 혈액을 거품이 일지 않도록 천천히 흔들어 균질화시킨 후 전체 배지 양의 5~7% 되는 혈액을 조심스럽게 첨가한다.

② Flask를 거품이 일지 않도록 바닥에서 원을 그리면서 잘 혼합한다.

3. 혈액우무배지의 분주

① 멸균된 배양접시를 바닥이 고른 실험대 위에 놓고 alcohol lamp 불꽃으로 flask의 입구를 멸균하면서 15~20 mL씩 배양접시에 분주한다.

② 양이 많을 경우 가끔씩 flask 입구를 막고 혼합하면서 분주한다(그림 4-8 A~C).

4. 배지의 보관

① 배지가 완전히 굳을 때까지 그대로 방치한 후 엎어서 냉장고에 보관한다.

② 무작위로 2~3개를 꺼내 37℃ 배양기에서 24시간 방치 후 오염여부를 관찰한다.

③ 확실한 용혈성을 가진 세균을 접종하여 용혈능 여부를 확인한다.

Control : 완전용혈(β-hemolytic) - *Streptococcus pyogenes*
　　　　　불완전용혈(α-hemolytic) - *Streptococcus pneumoniae*

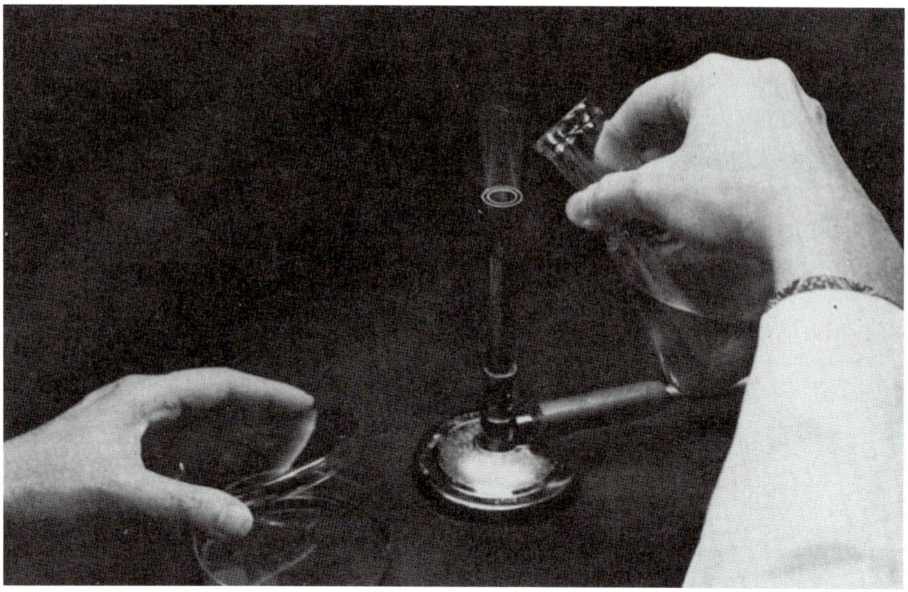

그림 4-8-A. 멸균된 배지를 분주하기 전에 플라스크 입구를 멸균한다.

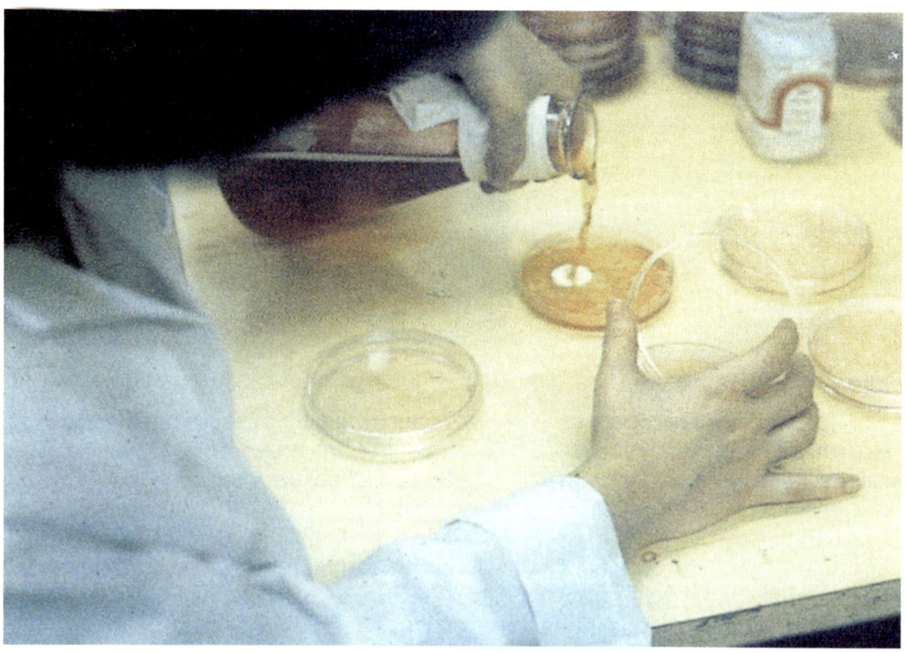

그림 4-8-B. 혈액우무배지 분주할 때 오염방지를 위해 뚜껑을 약간만 열고 분주한다.

1. 준비

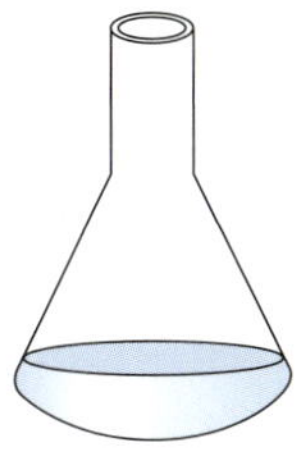

큰 flask에 제조 용량보다
더 적은 증류수를 넣는다.

만드는 동안의 배지손실을 막기
위하여 제조 용량의 2~3배 용량의
Flask를 쓴다.

2. 칭량

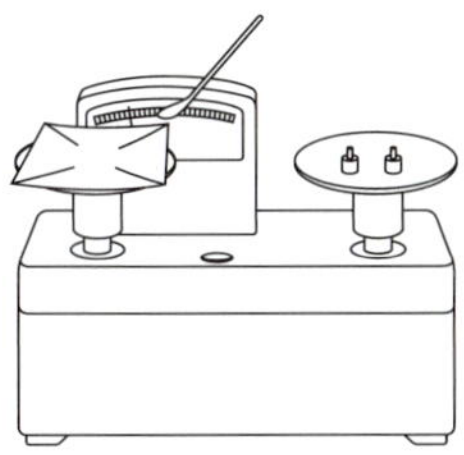

분말배지를 칭량한다.

건조분말배지는 흡수성이 매우
강하기 때문에 칭량을 신속히
하고 또한 배지성분이 날아가지
않도록 주의한다.

3. 혼합

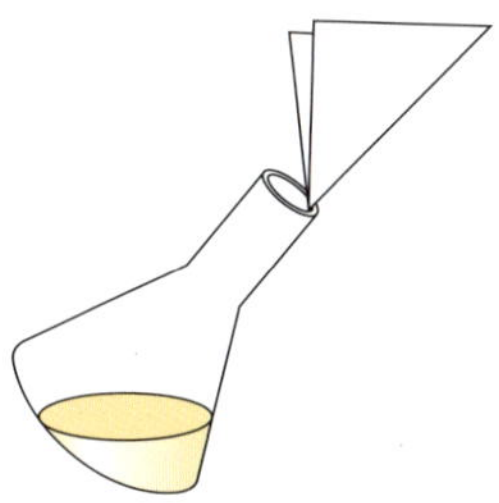

분말배지를 flask에 넣고
잘 혼합하여 완전히
용해시킨다.

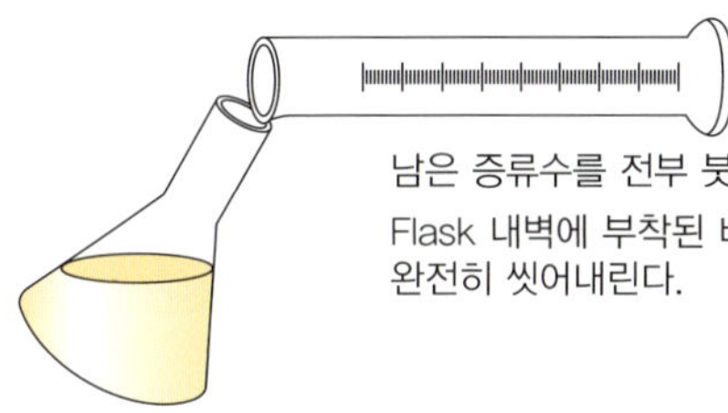

남은 증류수를 전부 붓는다.

Flask 내벽에 부착된 배지성분도
완전히 씻어내린다.

4. 정치

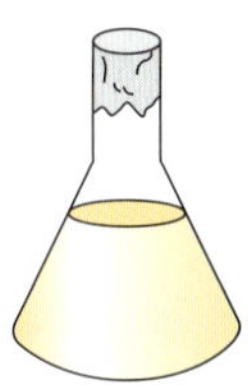

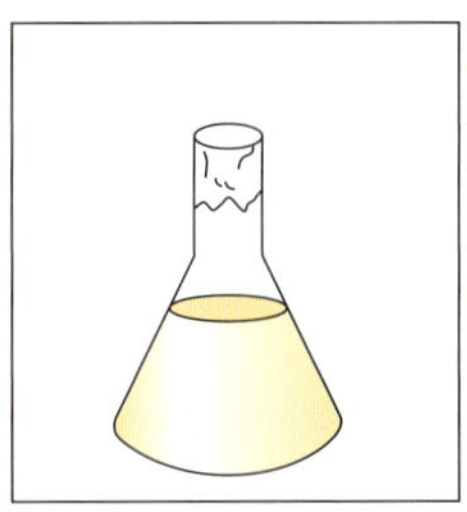

Flask에 뚜껑을 씌워 실온
에서 10분간 정치한다.

뚜껑은 가정용 Aluminum foil도
좋다. 시판배지는 pH를 가끔
측정하여 적절히 조절한다.

5. 가열 용해

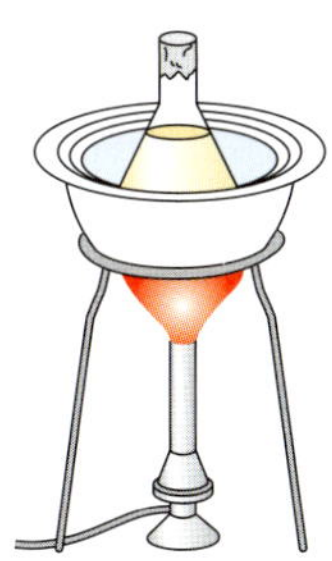

배지를 가열하여 완전히
용해시킨다.

가열방법
1. 중탕
2. 직접화염
3. 유통증기
4. 전자레인지
우무는 약 95℃ 이상에서 용해
되며 45~50℃에서 응고한다.

6. 균질화

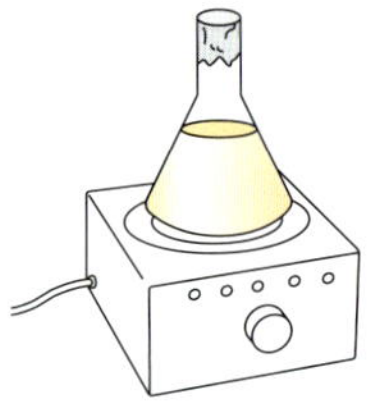

자기교반기(magnetic stirrer)나 손으로 충분히 흔들어서 균등화 한다. 흔들 때 거품이 생기지 않도록 주의한다.

7. 고압멸균

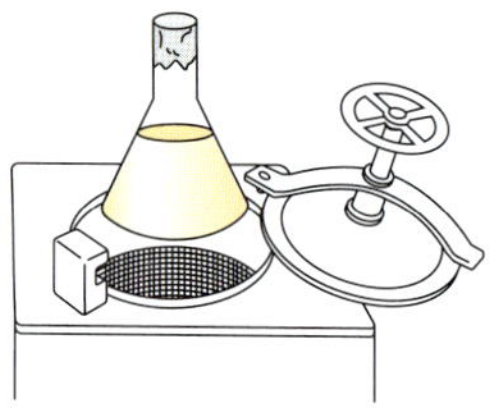

121℃에서 15분간 가압멸균 한다. 많을 때에는 예비가열 하는 것이 좋다.

8. 냉각

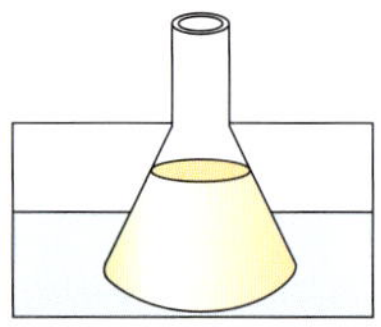

항온수조에 넣고 온도를 50℃가 되도록 식힌다.

9. 혈액첨가

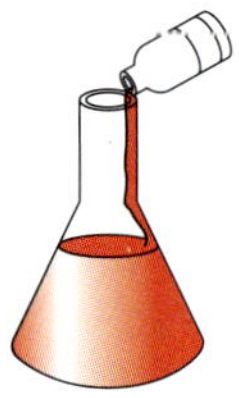

기초배지에 면양 또는 말의 탈섬유혈액(defibrinated blood)을 5~8 %가 되도록 무균적으로 가한다.

10. 혼합

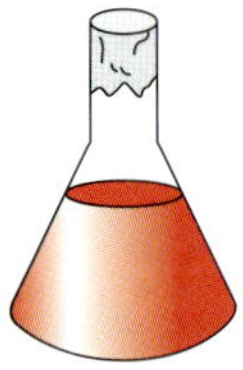

손으로 플라스크 목 부분을 잡고 큰 원을 그리며 거품이 생기지 않도록 잘 혼합한다.

11. 분주

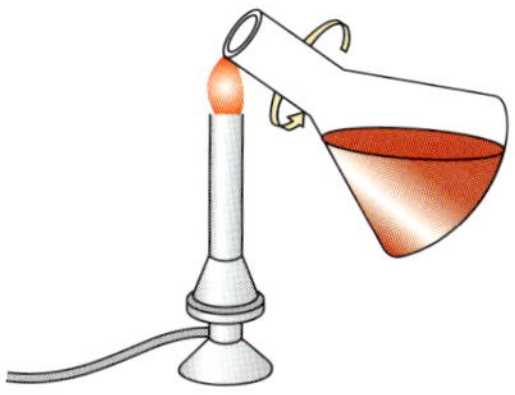

뚜껑을 열고 화염에 Flask 끝부분을 돌려가면서 멸균한다.
필요에 따라 사면 또는 평판으로 만든다.

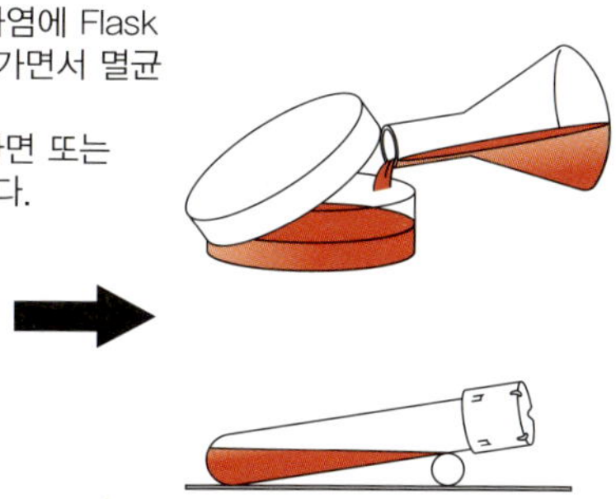

25 ml씩 Petri dish에 무균적으로 분주한다.
분주를 무균적으로 하기 위하여 flask의 뚜껑을 약간만 연다.
분주 시 거품이 생기지 않도록 주의하고 만약 거품이 생기면 백금이로 터트리거나 불로 터트린다. 조작을 되도록 신속히 하도록 한다. 특히 동절기에 우무가 빨리 응고되기 때문에 더욱 주의해야 한다.

12. 고체화

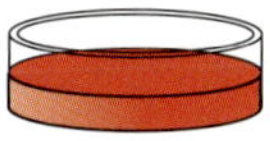

수평으로 정치하여 고체화한다.

13. 무균시험

14. 보관

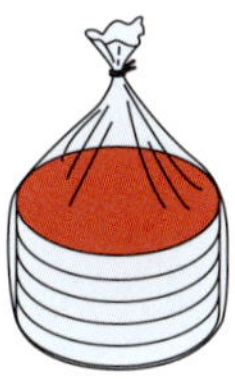

무작위로 2~3개를 37℃ 배양기에 넣어 오염여부를 확인한다. 무균상태인 것이 확인되면 배지표면이 아래로 가도록 plastic 봉지에 넣어 냉암소(4~5℃)에 보관한다. 그러나 1개라도 세균이 자라면 모두 폐기하고 다시 제조한다.

그림 4-8-C. 혈액우무배지의 제조과정

실습 4-2과 실험보고서

학번 :	이름 :	실험일자 :	담당교수 :

※ 혈액우무배지 만드는 목적과 방법을 설명할 것.

Work sheet

∴ 특이사항, 주의사항, 멸균과정을 설명할 것

실습 제4-3과

초콜릿 우무배지의 제조(Preparation of chocolate media)

◎ 목적

혈액 속에 함유된 천연 독소의 파괴, 세균의 영양원 습득을 용이하게 하기 위함이다.

◎ 고찰

혈액에는 자연독소 또는 천연독소(natural toxin)가 함유되어 있어 *Neisseria* 속이나 *Haemophilus* 속의 세균의 발육을 억제하는 경향이 있다. Chocolate 우무배지는 기초배지가 85~90℃ 정도의 높은 온도에서 혈액을 혼합하기 때문에 천연독소가 모두 파괴되고 혈액도 용혈이 일어나 갈색으로 변한다(그림 4-8 D).

Neisseria 속(임균, 수막염균)의 세균들은 용혈된 혈액으로부터 iron이나 hemoglobin 성분을 용이하게 취할 수 있다.

혈액 첨가 시 온도가 너무 높으면 혈액 속의 V 인자가 파괴되어 *Haemophilus* 속의 발육이 저하된다.

◎ 재료

1. 기초 배지
   ① Brain heart infusion agar
   ② Trypticase soy agar
   ③ Gonococcus agar base (GC media)
2. 탈섬유소 혈액
   양의 혈액은 V 인자를 분해하는 효소가 있어 *Haemophilus* 배양에 좋지 않다.
3. 멸균 배양접시
4. Flask
5. Water bath(항온수조) 90℃ 유지
6. Alcohol lamp 또는 bunsen burner

◎ 제조 방법

1. 기초배지를 혈액우무배지 제조 시와 같은 방법으로 멸균한다.
2. 멸균 후 90℃로 맞춘 water bath에 배지를 식힌다.
3. 탈섬유소 혈액을 5~10%가 되도록 잘 흔들어 혼합한다.
4. 혈액을 혼합했을 때 갈색(초콜릿 색)을 띄는 것이 좋다(약 20분간 방치). 만일 혈액첨가 직후에 붉은 색이 조금 남아 있더라도 그대로 두면 곧 갈색이 된다.
5. 멸균된 배양접시에 분주 후 굳은 것을 확인하고 4℃ 냉장고에 엎어서 보관한다.

1. 준비

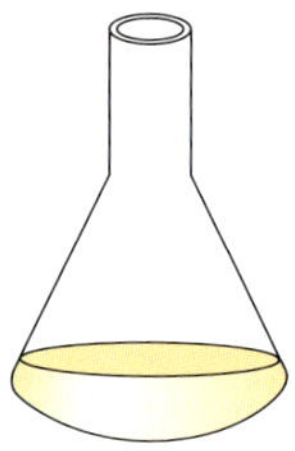

큰 flask에 제작량보다
더 적은 증류수를 넣는다.

제작과정 중에 배지손실을 피하기
위하여 제작량의 2~3배 용량의
Flask를 사용한다.

2. 칭량

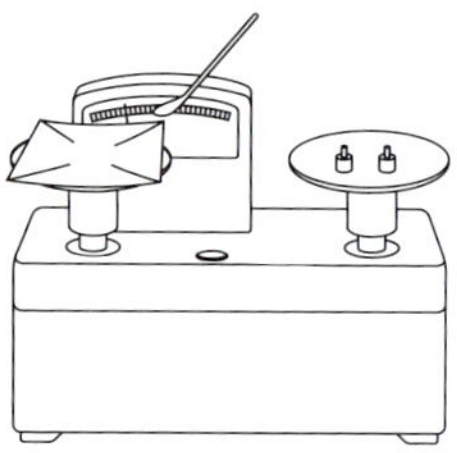

분말배지를 칭량한다.

건조분말배지는 흡수성이 매우
강하기 때문에 칭량을 신속히
하고 또한 배지성분의 비산을
막기 위하여 날리지 않도록
주의한다.

3. 혼합

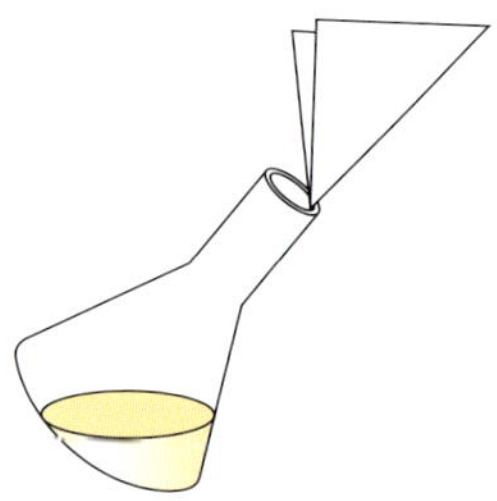

분말배지를 flask에 서서히
흘려 넣고 잘 흔들어 완전히
용해시킨다.

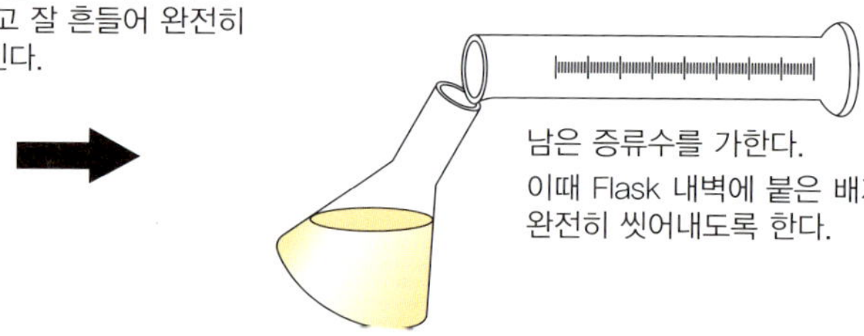

남은 증류수를 가한다.

이때 Flask 내벽에 붙은 배지성분도
완전히 씻어내도록 한다.

4. 정치

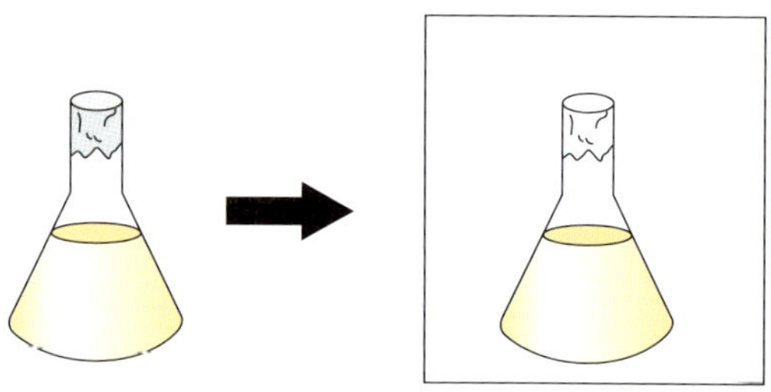

Flask에 뚜껑을 덮어 실온
에서 10분간 정치한다.

뚜껑은 가정용 Aluminum foil도
좋다. 시판배지의 pH를 가끔
측정하여 적절히 조절한다.

5. 가열 용해

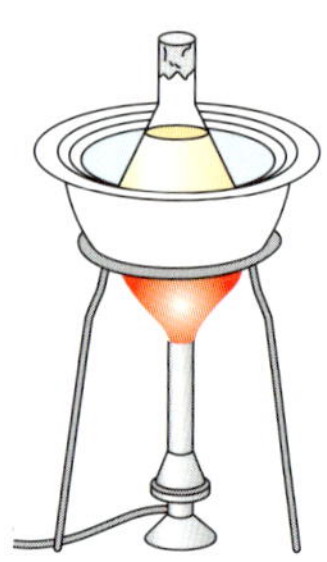

배지를 가열하여 완전히
용해시킨다.

가열방법
1. 중탕
2. 직접화염
3. 유통증기
4. 전자레인지
우무는 약 95℃ 이상에서 용해
되고 45~50℃ 에서 응고한다.

6. 균등화

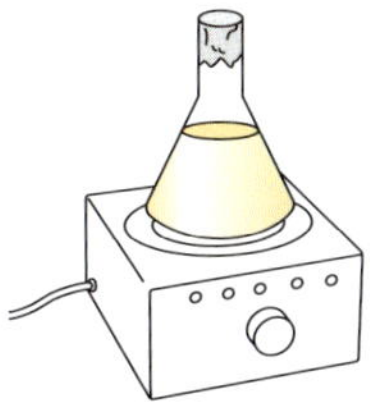

자기교반기나 손으로 배지를 충분히 흔들어 균등화한다. 혼합 시 거품이 생기지 않도록 주의한다.

7. 고압멸균

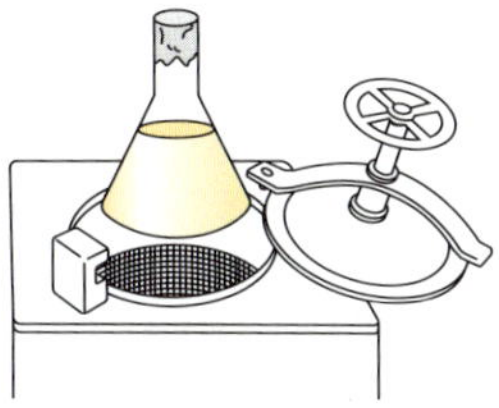

121℃에서 15분간 가압멸균 한다. 용량이 많으면 예비 가열을 한다.

8. 냉각

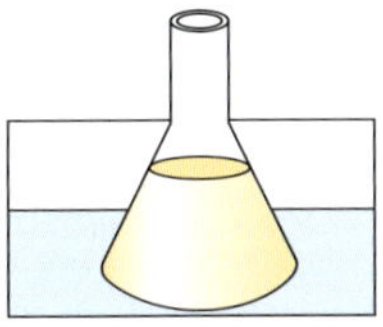

항온수조에 넣고 온도를 50℃가 되도록 식힌다.

9. 혈액첨가

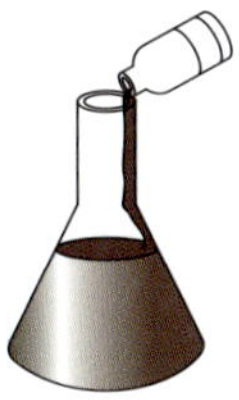

탈섬유 말 혈액을 10 % 되게 무균적으로 첨가한다.

10. Chocolation

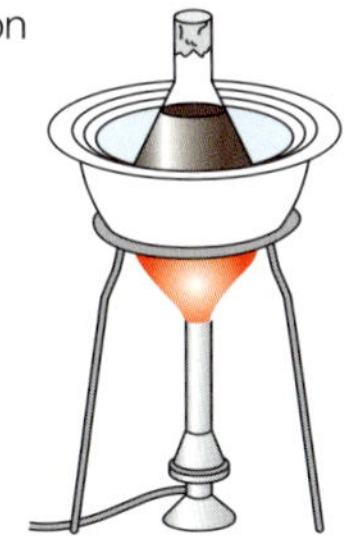

85~90℃에서 중탕한다. 이때 거품이 나지 않도록 하여 흔들면서 가열한다. 배지색이 Chocolate 색이 될 때까지 가온하여 단백질을 가열변화시킨다.

11. 냉각

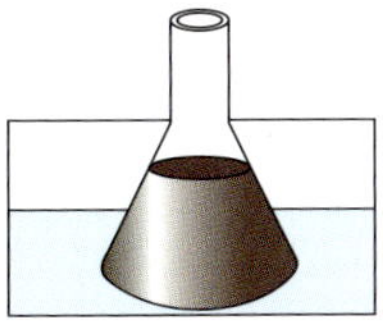

50℃가 되도록 온도를 낮춘다.

12. 보조액 첨가

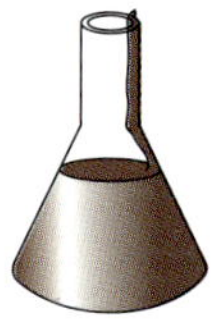

Iso Vitale X (BBL)
Vitox (Oxoid) 또는
supplement A나 B (Difco)
등의 보조 영양제를
첨가한다.

13. 혼합

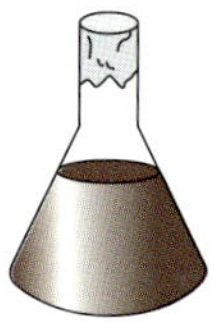

손으로 거품이 생기지 않도록
원을 그리는 모양으로 flask를
돌리며 혼합한다.

14. 분주

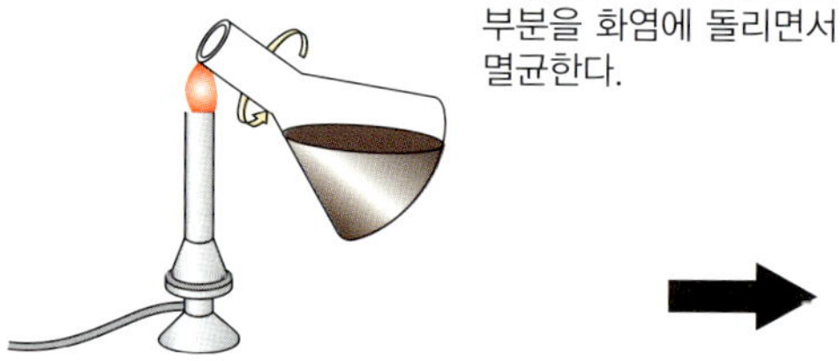

뚜껑을 열고 Flask의 끝
부분을 화염에 돌리면서
멸균한다.

평판

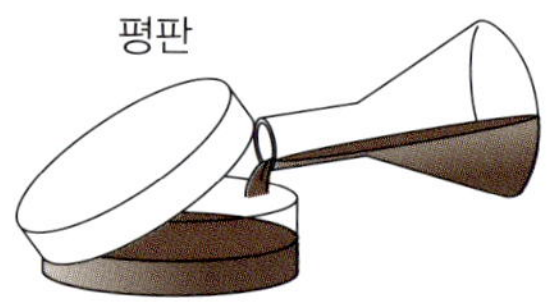

사면

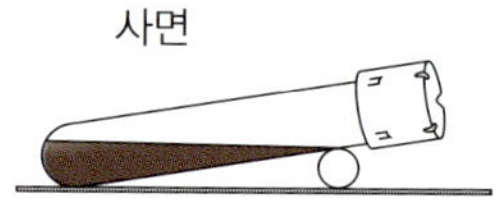

25 mL씩 Pertri dish에 무균적으로
분주한다. 분주를 무균적으로 하기
위하여 flask의 뚜껑을 조금만 연다.
분주 시 거품이 생기지 않도록
주의하고 만약 거품이 생기면
멸균된 백금이나 화염으로 거품을
제거한다. 조작을 되도록 신속히
한다. 특히 동접기에 한천이 빨리
응고된다는 것에 유의해야 한다.

15. 고체화

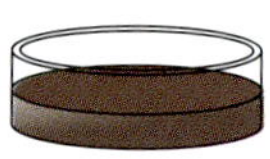

수평의 위치에서 고체화한다.

16. 무균시험

17. 보관

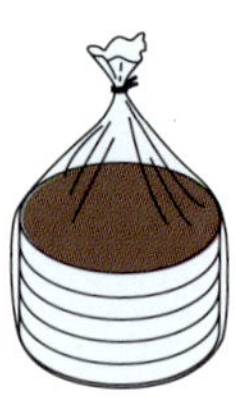

무작위로 2~3개를 37℃ 배양기에 넣어 오염여부를 확인한다.
무균상태인 것이 확인되면 배지표면이 아래로 가도록
비닐봉지에 넣어 4~5℃의 냉암소에 보관한다.
냉소보관으로 1주일 정도는 쓸 수 있으나 필요할 때
신선한 배지를 만들어 쓰는 것이 좋다.
그러나 한 개라도 세균이 자라면
모두 폐기하고 다시 제조한다.

그림 4-8-D. 초콜릿 우무배지의 제조과정

실습 4-3과 실험보고서

학번 :	이름 :	실험일자 :	담당교수 :

※ 초콜릿 우무배지의 목적과 방법을 그림으로 그리고 설명할 것.

Work sheet

∴ 특이사항, 주의사항, 멸균과정을 설명할 것

3. 세균의 접종법 및 분리배양

실습 제4-4과

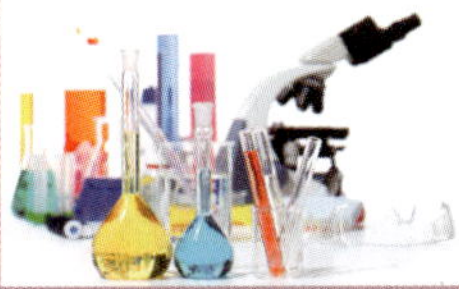

사면배지 및 액체배지 접종법

◎ 목적

사면배지와 액체배지에 세균접종법을 익히고 각 배지에서 자란 세균마다의 배양특성을 관찰한다.

◎ 고찰

미생물을 순수 분리배양하여 우리가 찾고자 하는 세균의 독립된 집락을 얻어 세균을 보존하거나 생화학적 성상검사, 형태관찰, 세균의 염색성, 집락의 특징, 항혈청 응집검사 및 약제 감수성 검사를 위하여 사용목적에 따라 각종 배지의 세균을 접종하게 된다. 이 과정에서 세균접종량이나 접종 방법에 따라 결과에 영향을 미칠 수 있다. 사면배지나 고층배지에 접종하는 것을 천자배양(stab culture)이라고 한다.

◎ 재료

1. 균주
   ① *Staphylococcus aureus*
   ② *Bacillus subtilis*
   ③ *Klebsiella pneumoniae*
   ④ *Proteus vulgaris*
2. 백금이(loop), 백금선(needle)
3. 우무사면배지
4. Thioglycollate broth
5. Wax pencil
6. Alcohol lamp

◎ 실험 방법

1. 사면배지 접종

① Wax pencil로 시험관의 상층부에 균주명과 필요한 표시를 한다.

② Needle(백금선)을 화염 멸균한 후 공기 중에 약간 흔들어 냉각하여 평판에 배양된 독립된 집락을 취한다.

③ 접종하려는 사면배지를 왼손 둘째 손가락과 셋째 손가락 사이에 놓고 엄지손가락으로 가볍게 눌러 준 다음 마개를 오른손의 새끼손가락과 손바닥 사이로 뺀다(그림 4-9).

④ 배지의 입구를 불꽃에 2~3회 통과하여 화염 멸균한 다음 균주를 취한 백금선을 사면배지의 2/3가량 천자한 후 빼서 사면의 아래로부터 위쪽으로 올리면서 지그재그(zigzag) 획선 접종한 다음 입구를 다시 화염 멸균하고 마개를 막는다. 이때 배지표면이 손상되지 않도록 주의한다.

⑤ 백금선은 다시 화염 멸균한 후 rack에 꽂아 놓는다.

⑥ 접종한 사면배지는 37℃ 배양기에서 18~24시간 배양한다(그림 4-11).

2. 고층배지 접종

① 고층배지는 반고제 배지로 주로 세균의 운동성 관찰과 균주 보존에 이용된다.

② Wax pencil로 시험관의 상층부에 균주명과 필요한 표시를 한다.

③ 사면배지 접종과 같이 멸균된 백금선으로 접종할 세균을 채취한 후 고층배지의 중앙부 밑으로 직선이 되도록 접종한다.

④ 백금선은 아래 5 mm 부위까지 천자하였다가 흔들리지 않도록 조심하여 천자한 자리로 곧바로 위로 뺀다.

⑤ 배지 입구를 화염 멸균한 후 마개를 막는다.

⑥ 백금선은 다시 화염 멸균한 후 rack에 꽂아 놓는다.

⑦ 접종한 배지는 37℃ 배양기에 18~24시간 배양한다(그림 4-12).

3. 액체배지 접종

① 액체배지에서는 세균의 발육상, 피막형성(pellicle formation), 침전물 형성, 가스발생 유무, 생화학적 성상검사 등을 위해 사용한다.

② Wax pencil로 시험관의 상층부에 균주명과 필요한 표시를 한다.

③ 백금이(loop)를 화염 멸균하여 식힌 후 평판에 자란 집락을 취한다.

④ 액체배지의 뚜껑을 열고 배지를 약간 기울여 시험관의 기벽에 대고 loop로 균액을 푼 다음 잘 흔들어 준다.

⑤ 시험관 입구를 화염 멸균한 후 다시 마개를 막는다.

⑥ 백금이(loop)를 화염 멸균하여 rack에 꽂아 둔다.

⑦ 접종배지는 37℃ 배양기에서 18~24시간 배양한다(**그림 4-10, 4-13, 4-14**).

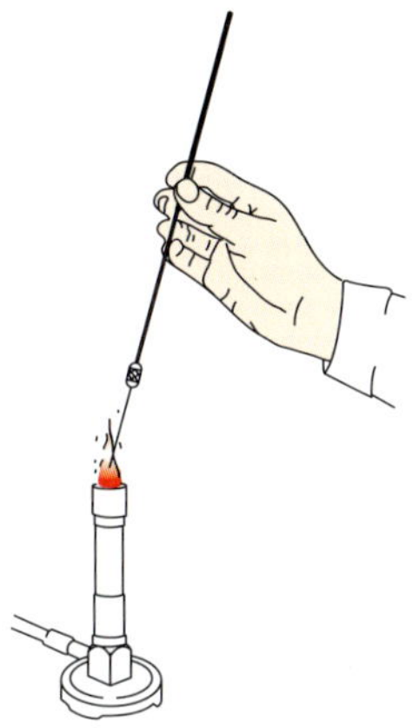

A. 백금선을 화염 멸균한다.

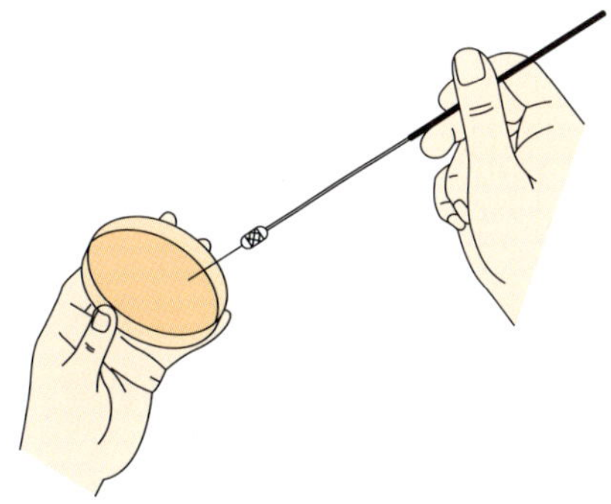

B. 평판배지에 잘 분리된 집락을 2~3개 채취한다.

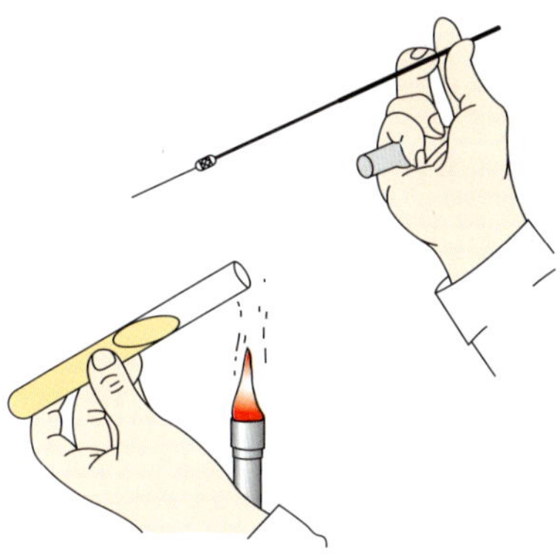

C. 사면배지의 마개를 열고 입구를 화염 멸균한다.

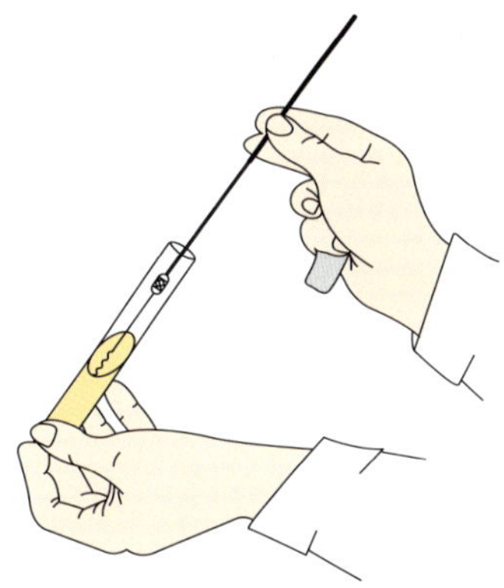

D. 사면배지의 표면 하층부로부터 zigzag 접종한다.

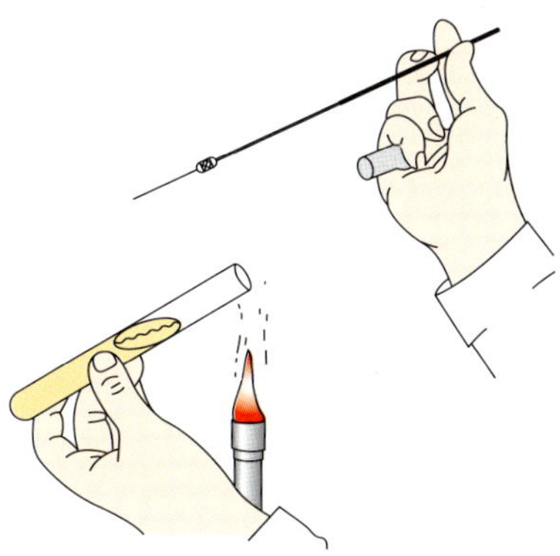

E. 입구를 다시 멸균하고 마개를 한다.

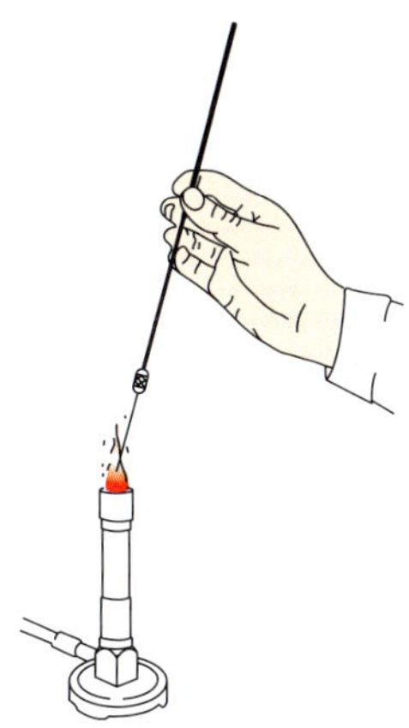

F. 백금선을 화염 멸균하여 rack에 꽂는다.

그림 4-9. 사면배지 접종법

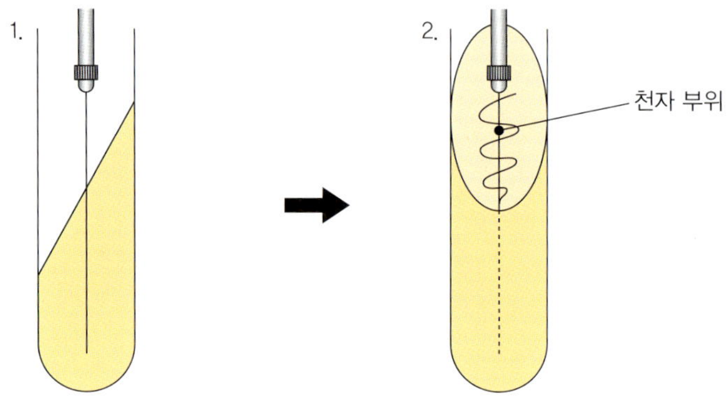

1. Needle로 하방 5 mm 전까지 천자 접종한다.
2. 천자한 needle을 뺀 후 하층부로부터 상층부로 좌우로 획선 접종한다.

A. 사면배지 접종법(Slant medium)

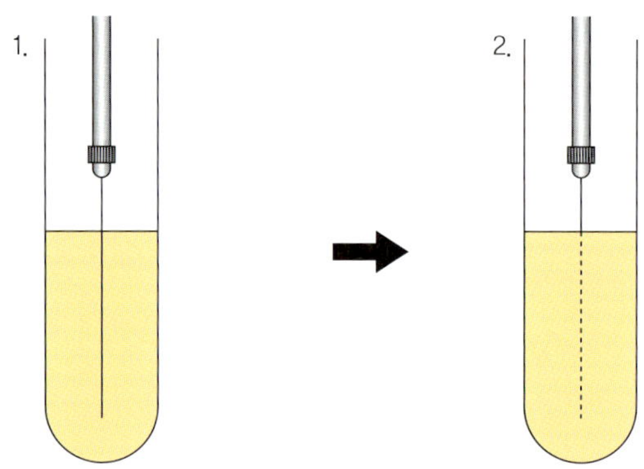

1. Needle로 하방 5 mm 전까지 천자 접종한다.
2. 천자한 needle을 흔들리지 않게 똑바로 빼낸다.

B. 고층배지 접종법(Butt medium)

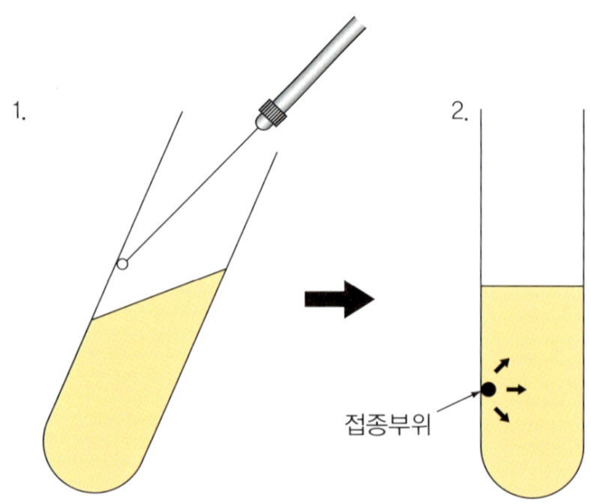

1. 액체배지를 약간 기울여 loop로 시험관 기벽에 대고 접종한다.
2. 접종한 균이 잘 펴지도록 약간 흔들어 준다.

C. 액체배지 접종법(Broth medium)

그림 4-10. 배지 접종법

◎ 결과 관찰

1. 사면배지의 발육상

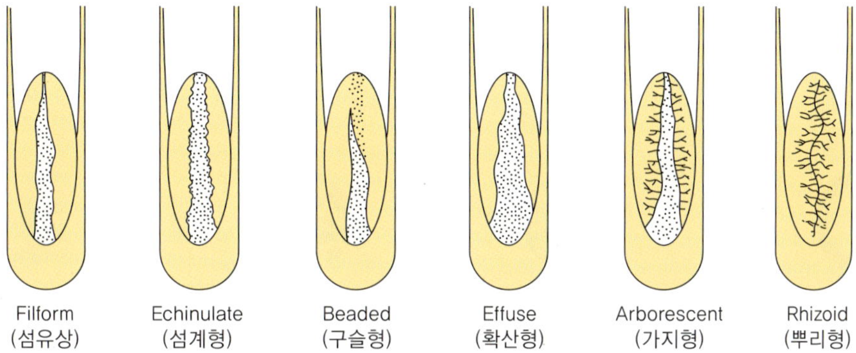

그림 4-11. 우무사면배지에서의 발육상

2. 고층배지 발육상

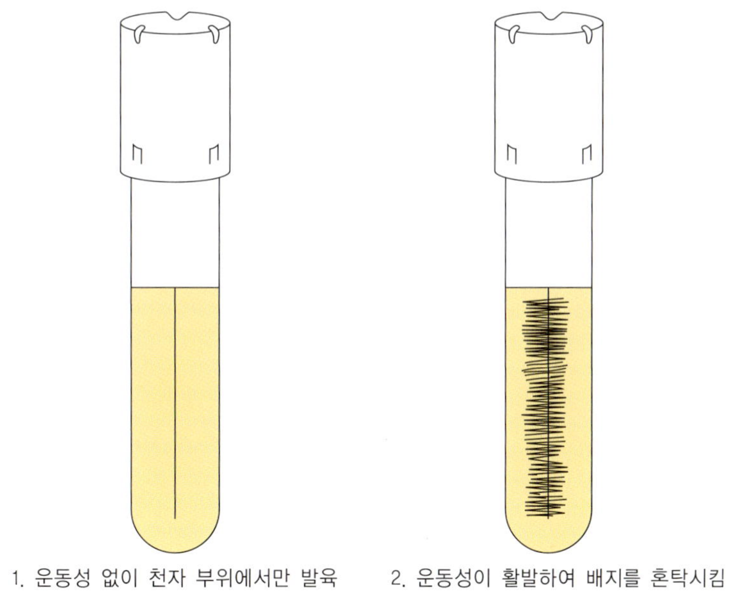

그림 4-12. 고층배지 발육상

3. 액체배지 발육상

1) Ring form : 균액이 시험관 주변에 흡착된 형
2) Pellicle : 표면에 균막이 두껍게 자리한 것
3) Flocculent : 균덩어리가 떠 있는 상태
4) Membranous : 균막이 비교적 얇은 것

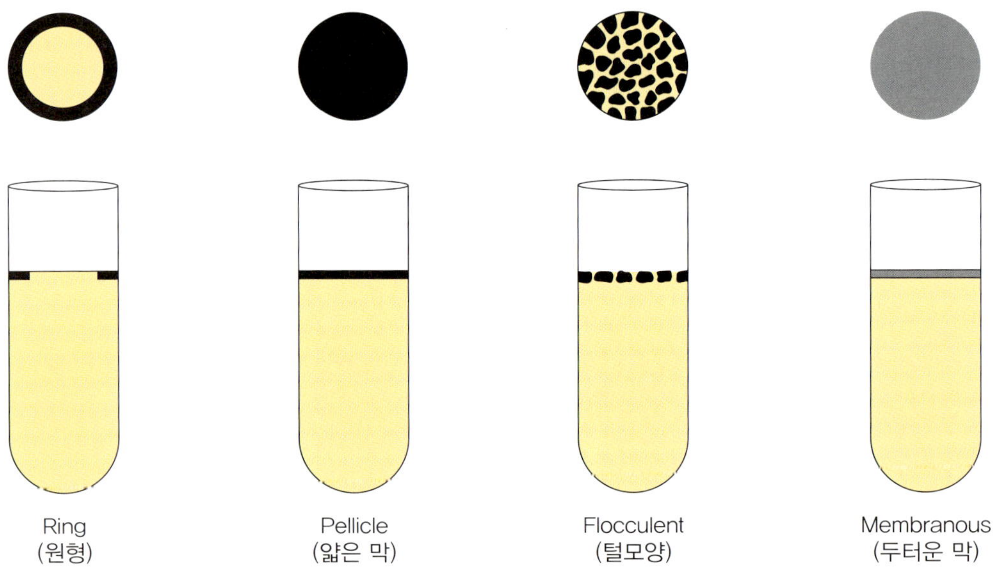

그림 4-13. Nutreint broth 표면의 발육상

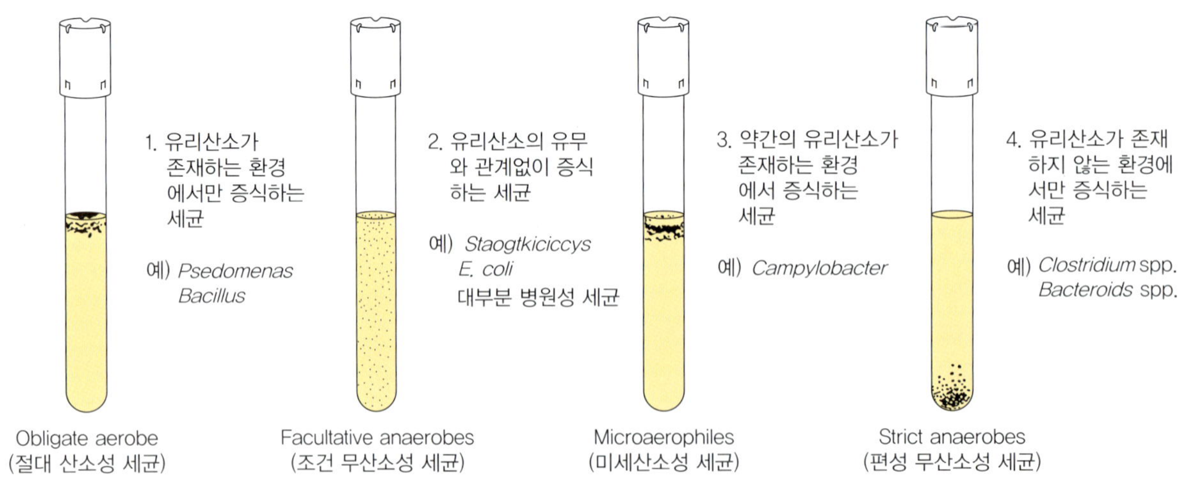

그림 4-14. Thioglycollate medium에서의 발육상

실습 4-4A과 실험보고서

학번 : 이름 : 실험일자 : 담당교수 :

※ 사면배지 접종법 및 발육상(배양된 균종별 발육상을 sketch하고 설명할 것)

실습 4-4B과 실험보고서

학번 : 이름 : 실험일자 : 담당교수 :

※ 고층배지, 액체배지 접종법 및 발육상
(배양된 균종별 발육상을 sketch하고 설명할 것)

Work sheet

∴ 특이사항, 주의사항, 멸균과정을 설명할 것

실습 제4-5과

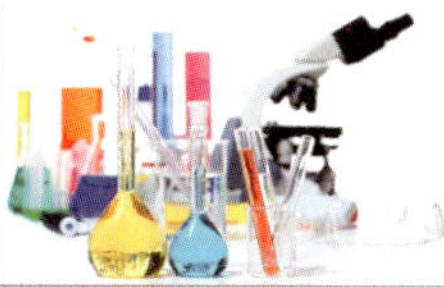

평판배지 분리배양

◎ 목적

획선 배양법을 이용해서 검체 중에 들어 있는 세균을 순수 분리배양하고 계대배양하여 집락의 특징을 익히기 위해서이다.

◎ 고찰

자연계에서 많은 미생물종들은 서로 혼합된 상태로 존재하여 있으므로 우리가 분리하고자 하는 미생물의 특성이나 생화학적 성질을 연구하기 위해서는 순수분리배양을 해야 한다. 미생물의 순수배양에 가장 많이 사용하는 방법은 평판획선 배양법(streak plate method)과 혼합분주 배양법(pour plate method)이 있는데, 본 실습에서는 평판 획선배양법을 익힌다.

평판 획선배양법은 loop를 이용하여 평판배지의 표면에 획선 접종하는 방법으로 비교적 간편하고 빠르게 분리할 수 있는 장점이 있다.

세균집락의 관찰요령은 집락의 형태, 즉 집락의 표면(surface), 가장자리(edge), 고도(elevation) 및 집락의 질(consistency), 색소(pigment) 생성능, 크기(size), 냄새(odor) 등을 종합하여 균속들의 특성을 관찰하고 예비동정을 하게 되는 아주 중요한 과정이다.

◎ 재료

1. 균주(액체배지 또는 고체배지에서 18~24시간 배양된 균주)
   ① *S. aureus*
   ② *B. subtilis*
   ③ *K. pneumoniae*
   ④ *Pseudomonas aeruginosa*
   ⑤ *Proteus vulgaris*
2. 백금이(loop)
3. Wax pencil
4. Alcohol lamp
5. 평판배지

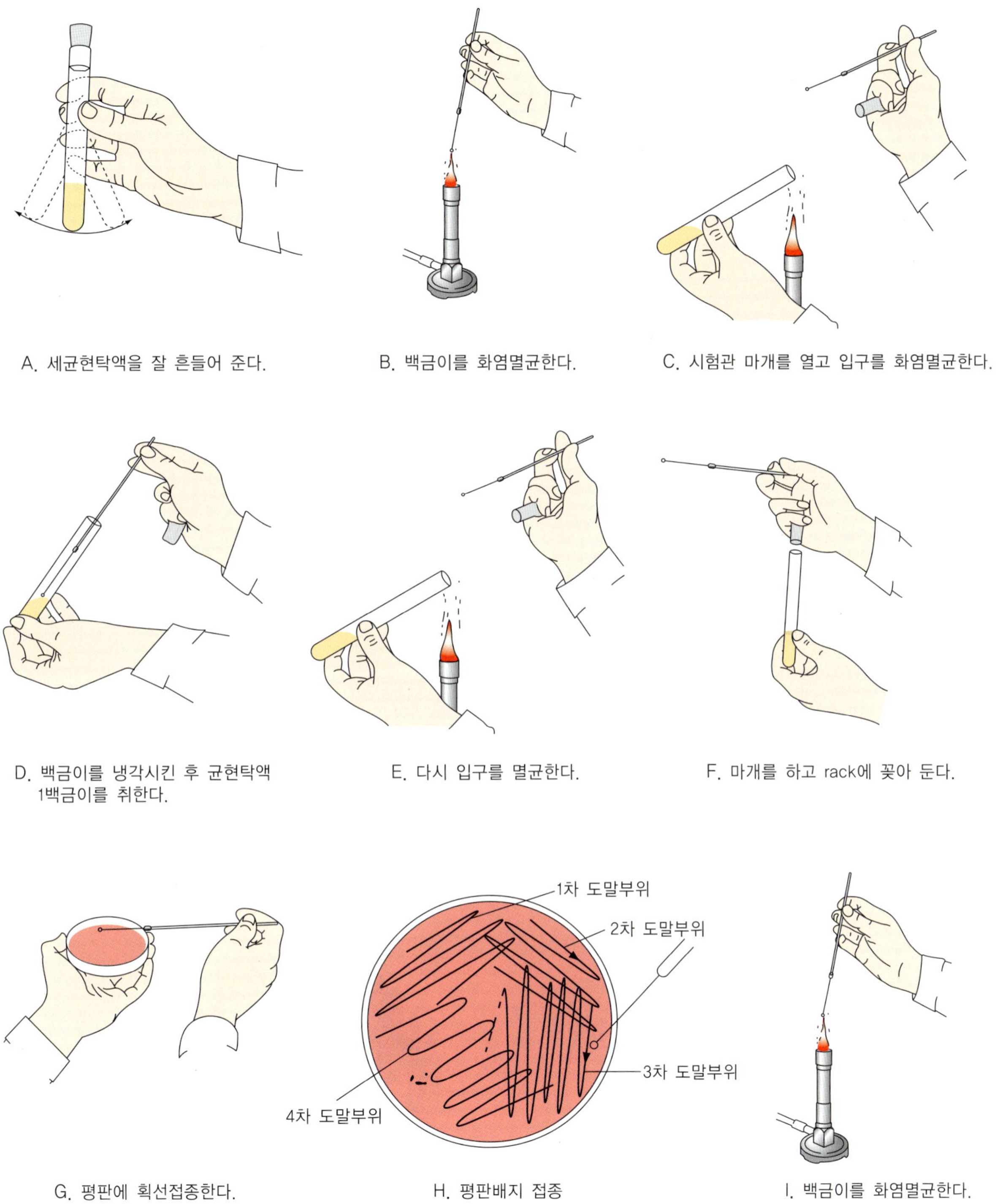

그림 4-15. 평판배지 접종 순서

◎ 실험 방법

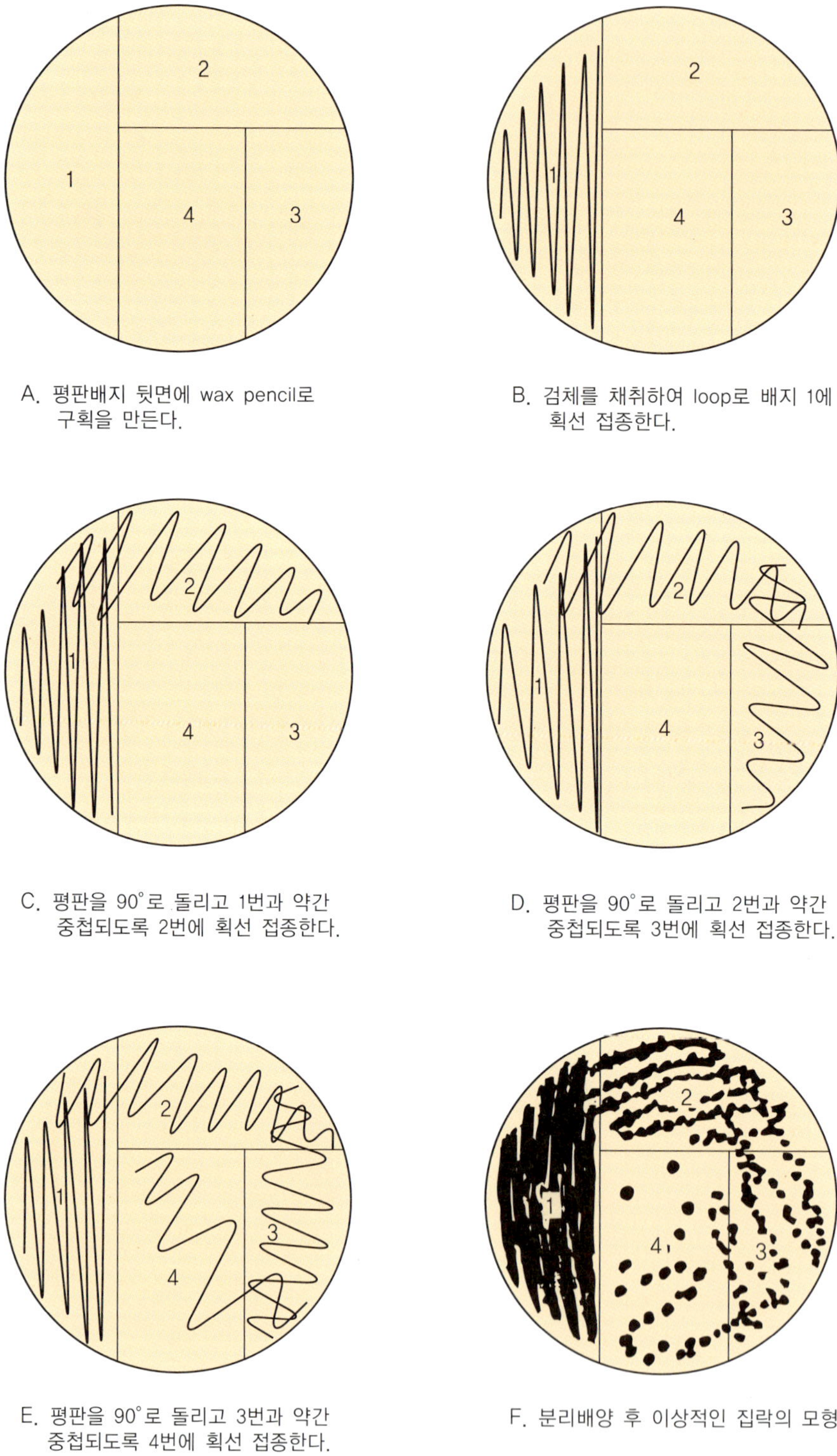

A. 평판배지 뒷면에 wax pencil로 구획을 만든다.

B. 검체를 채취하여 loop로 배지 1에 획선 접종한다.

C. 평판을 90°로 돌리고 1번과 약간 중첩되도록 2번에 획선 접종한다.

D. 평판을 90°로 돌리고 2번과 약간 중첩되도록 3번에 획선 접종한다.

E. 평판을 90°로 돌리고 3번과 약간 중첩되도록 4번에 획선 접종한다.

F. 분리배양 후 이상적인 집락의 모형이다.

그림 4-16. 평판배지에 획선 배양 순서

1. 세균을 접종할 새 평판은 냉장고에서 꺼내 실온이 된 후에 사용한다.
2. Loop를 화염 멸균하여 공기 중에 식힌다.
3. 배양된 균주를 1 loop 취한다(평판에 배양된 균주를 채균 시는 아주 미량만 취한다).
4. **그림 4-16 B**와 같이 1번 지역에 획선 배양한다.
5. 평판을 90℃로 돌린 후 1번 구획과 약간 중첩이 되도록 2번 구획에 획선 배양한다.
6. 다시 평판을 90℃로 돌린 후 2번 구획과 약간 중첩이 되도록 3번 구획에 획선 배양한다.
7. 다시 평판을 90℃로 돌린 후 3번 구획과 약간 중첩이 되도록 4번 구획에 획선 배양한 다음 뚜껑을 덮어 엎어 놓는다(**그림 4-16, 17**).
8. Loop는 화염 멸균하여 rack에 꽂아둔다.
9. 평판 뒷면에 균주명과 필요한 기록을 한 후 37℃ 배양기에서 18~24시간 배양한다.

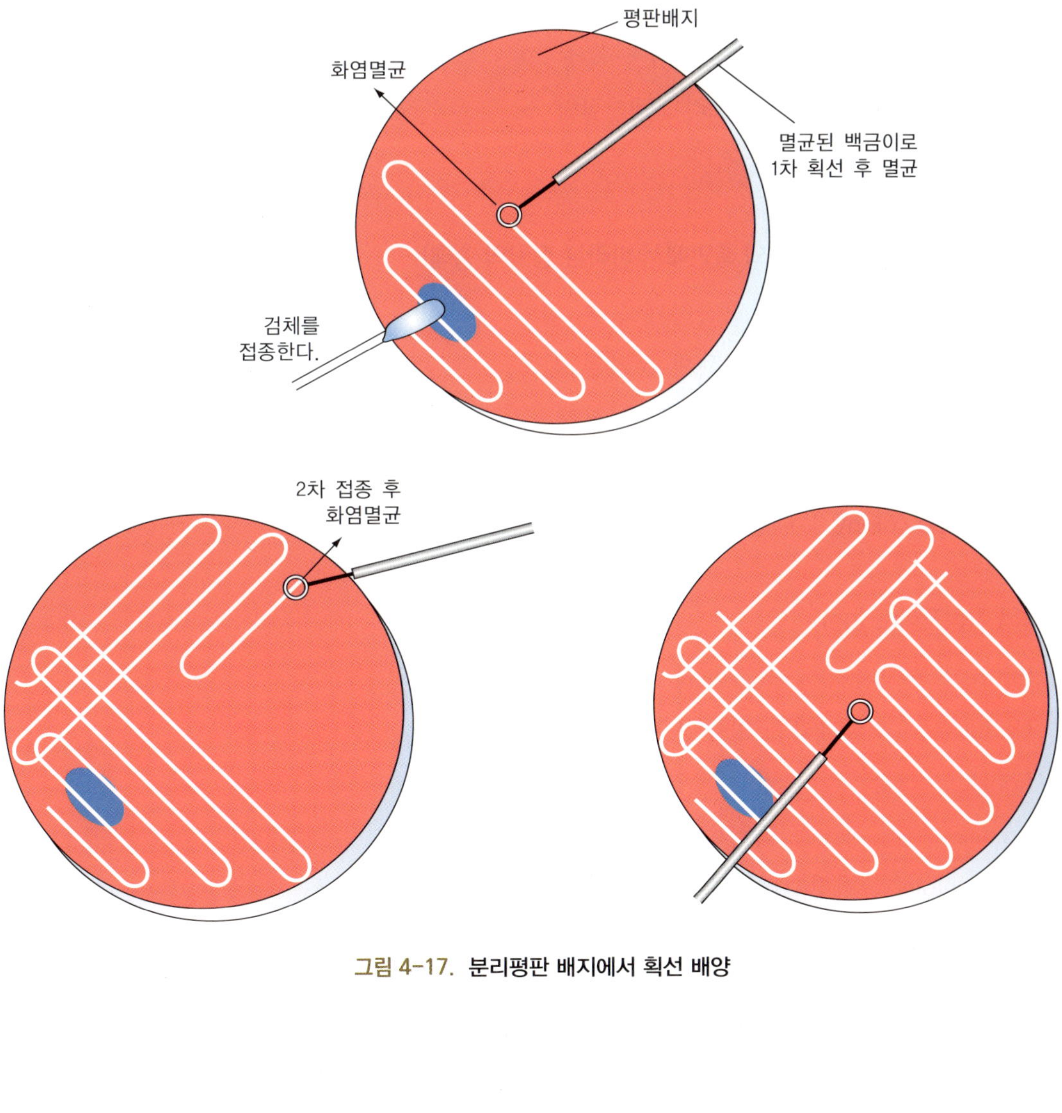

그림 4-17. 분리평판 배지에서 획선 배양

◎ 관찰 결과

1. 집락의 크기

평판의 뒷면에 자를 대고 직경을 측정한다. mm로 표시한다.

2. 집락의 질(Consistency) (그림 4-18)

① Smooth colony(활면형 집락) : 물방울 모양의 윤기있는 집락

② Rough colony(조면형 집락) : 빵부스러기 모양의 깨지기 쉬운 집락

③ Mucoid colony(점액성 집락) : 끈끈한 점조성의 융합성 집락

3. 집락의 형태(평판 위에서 바라본 집락의 형태) (그림 4-19)

① Punctiform colony : 반점 모양의 작은 집락

② Circular colony : 원형의 집락

③ Filamentous colony : 섬유상의 집락

④ Irregular colony : 불규칙한 집락

⑤ Rhizoid colony : 식물의 뿌리 모양 집락

⑥ Spindle colony : 방추상 집락

4. 집락의 고도(Elevation)(평판의 측면에서 바라본 집락의 형태)

① Flatten colony : 평판에 납작하게 붙은 집락

② Raised colony : 약간 평평하게 융기된 집락

③ Convex colony : 볼록 융기된 형태 집락

④ Pulvinate colony : dome 모양으로 융기된 집락

⑤ Umbonate colony : 배꼽 모양으로 융기된 집락

5. 집락의 가장자리(Edge)

① Entire : 가장자리가 둥근 모양

② Undulate : 가장자리가 파동형

③ Lobate : 가장자리가 엽상 모양

④ Serrate : 가장자리가 파상형 톱니 모양

⑤ Filamentous : 가장자리가 섬유상

⑥ Curled : 가장자리가 말린 모양, 곱슬머리형

6. 색소 생성능

① *Serratia marcescens* ········· 적색(Prodigiosin)
② *Pseudomonas aeruginosa* ········· 녹색(Pyocyanin)
③ *Staphylococcus aureus* ········· 황색

7. 기타 투명도, 경도, 용혈성 등 관찰

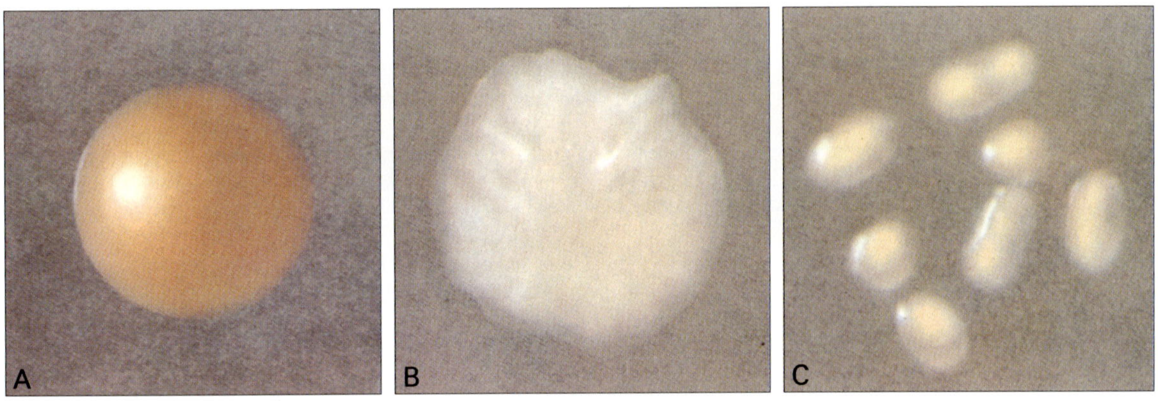

그림 4-18. 여러 가지 집락의 질(Consistency)
A. Smooth 형 집락 B. Rough 형 집락 C. Mucoid 형 집락

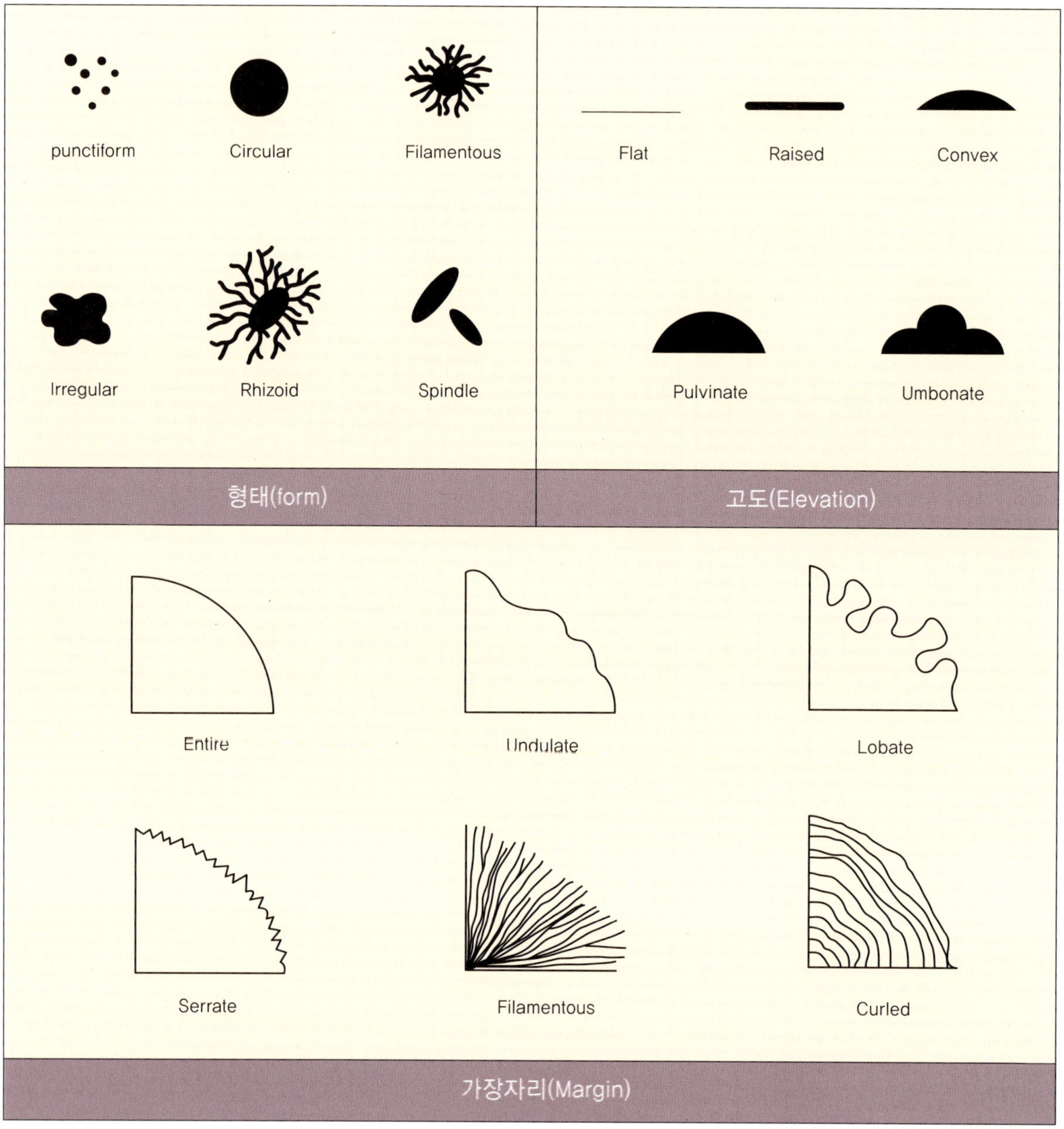
punctiform
Circular
Filamentous
Irregular
Rhizoid
Spindle
형태(form)
Flat
Raised
Convex
Pulvinate
Umbonate
고도(Elevation)
Entire
Undulate
Lobate
Serrate
Filamentous
Curled
가장자리(Margin)

그림 4-19. 집락의 특징

실습 4-5과 실험보고서

학번 :	이름 :	실험일자 :	담당교수 :

※ 평판배지에 획선 배양법을 그림으로 그리고 집락의 특성을 설명할 것.

세균명	집락의 특징	형태, 고도, 색소, 크기
Staphylococcus aureus		형태 : 고도 : 색소 : 크기 :
Serratia marcescens		형태 : 고도 : 색소 : 크기 :
Pseudomonas aeruginosa		형태 : 고도 : 색소 : 크기 :

실습 제4-6과

혈액우무배지 분리배양

◎ 목적

영양요구성이 까다로운 세균의 배양과 세균의 용혈독에 의한 용혈현상을 하기 위함이다.

◎ 고찰

세균에 의한 적혈구의 용혈은 세균이 생성하는 독소(hemolysin)나 어떤 효소들에 의해 일어난다. 용혈성은 혈액우무배지에 첨가된 혈액의 종류, 배양의 조건, 기초배지의 조성에 따라 그 성상이 크게 다를 수 있기 때문에 주의하여야 한다.

1930년대 Brown은 양혈구를 이용한 혈액우무배지에 균주를 혼합 배양하여 용혈현상에 따라 Genus *Streptococcus*를 크게 4종류로 분류했지만 크게 3가지로 구분할 수 있다(그림 4-20~22).

1. Alpha(α) hcmolysis(부분용혈, 불완전용혈)

집락의 주변 적혈구 중 일부가 용해된 것으로 이는 oxyhemoglobin이 methemoglobin으로 변화하는 과정에서 집락 주변이 약 1~2 mm의 직경으로 녹색용혈대를 형성한다. 이런 현상은 현미경의 저배율로 관찰하면 더욱 관찰이 용이하다.

*Streptococcus pneumoniae*와 Viridans group, 일부 *Enterococcus* 등이 부분용혈을 나타낸다.

2. Beta(β) hemolysis(완전용혈)

집락주위에 적혈구를 완전히 용혈시켜 맑고 무색의 용혈대를 형성한다. 용혈현상을 뚜렷하게 관찰하려면 균과 혈액배지를 혼합 배양하거나 접종하던 loop로 배지 바닥을 찌르면 용혈현상이 집락주위에서 선명하게 나타난다. *Staphylococcus aureus*와 *Streptococcus pyogenes*가 완전 용혈을 나타낸다.

3. Gamma(γ) hemolysis(비용혈)

혈액우무배지 표면이나 집락주변에 아무런 용혈현상이 나타나지 않는 것을 의미한다. 일부 *Enterococcus*가 비용혈성을 나타낸다.

◎ 재료

1. 균주(thioglycollate broth에 18~24시간 배양된 균주)
   ① *Streptococcus pyogenes* (완전용혈성)
   ② *Streptococcus pneumoniae* (불완전용혈성)
   ③ *Staphylococcus epidermidis* or *Enterococcus* spp. (비용혈성)
2. Blood agar plate (BAP)
3. Loop
4. Wax pencil

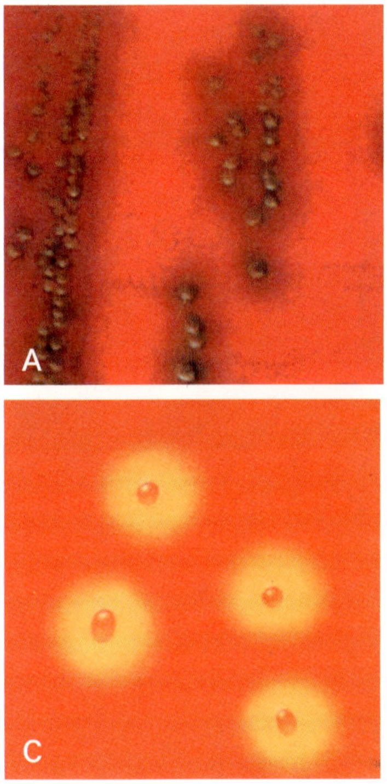

그림 4-20. 용혈성 관찰

A. α-용혈,
B. α'-용혈,
C. β-용혈

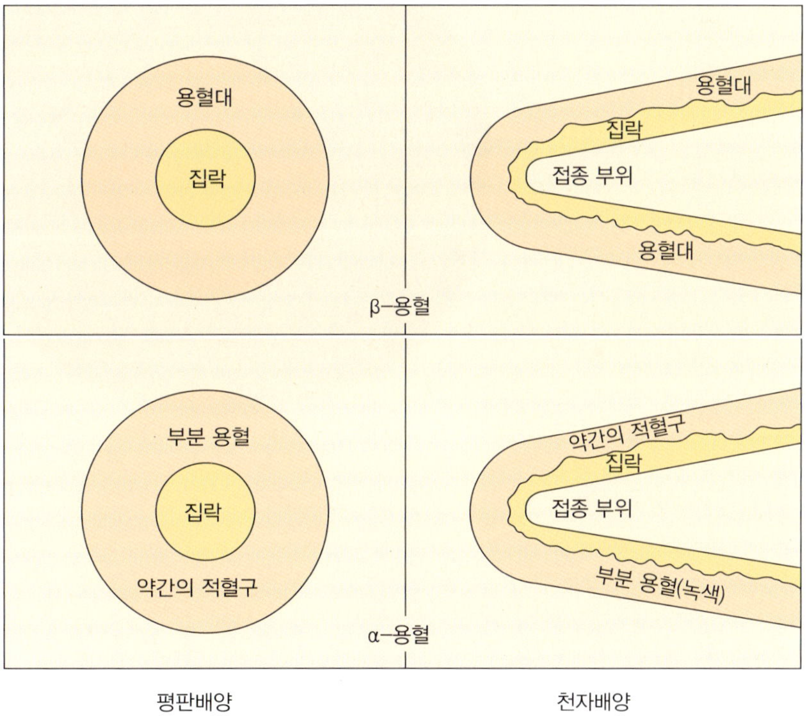

그림 4-21. 용혈의 형태

◎ 실험 방법

1. BAP를 냉장고에서 꺼내 약 30분 정도 실온에 방치한다.
2. Broth에 배양된 균액을 잘 흔든 후 마개를 열고 멸균된 loop로 1 loop를 떠낸다.
3. BAP에 획선배양(streak plate inoculation)한다.
4. Loop는 화염 멸균하여 rack에 꽂아둔다.
5. BAP 뒷면에 균주명과 필요한 기록을 하고 37℃ 배양기에서 18~24시간 배양한다.
6. 배양한 평판을 꺼내 집락의 형태와 용혈의 특징을 관찰한다(그림 4-21).

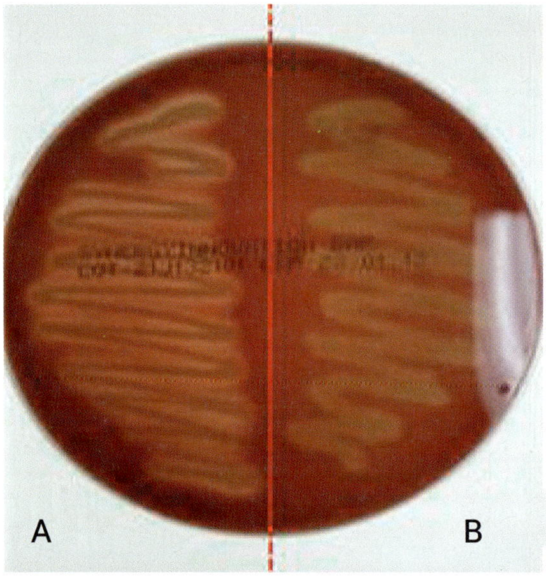

그림 4-22. 혈액우무배지에서 시험균주의 용혈결과

A. 균주(*S. pyogenes*)를 계대배양(완전용혈)
B. 균주(*S. pneumoniae*)를 계대배양(불완전용혈)

실습 4-6과 실험보고서

학번 : 이름 : 실험일자 : 담당교수 :

※ 세균의 용혈능 실험

집락의 모양과 용혈대를 관찰하여 sketch 한다.

용혈능 : ( )-hemolysis

세균 : *Staphylococcus aureus*

용혈능 : ( )-hemolysis

세균 : *Streptococcus pyogenes*

용혈능 : ( )-hemolysis

세균 : *Streptococcus pneumoniae*

용혈능 : ( )-hemolysis

세균 : *Enterococcus*

Work sheet

∴ 특이사항, 주의사항, 멸균과정을 설명할 것

4. 배양 방법(culture method)

실습 제4-7과

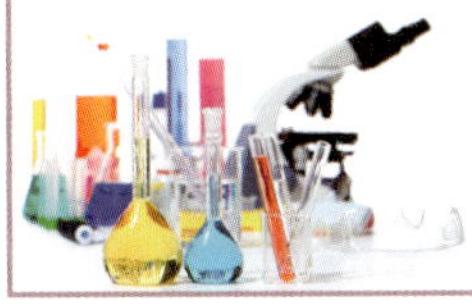

각종 배양기 배양

1) 산소성 배양법(Aerobic culture method)

◎ 고찰

목적균에 따라서 42℃, 35~37℃, 22~22℃ 등의 배양기를 공기 환경에서 배양하는 방법을 산소성 배양법이라고 한다. 대개 산소성 세균 내지는 조건무산소성 세균인 경우에는 대개 그대로 37℃의 배양기에 넣어 필요한 시간만큼 배양한다.

접종된 평판은 배지의 건조와 세균의 오염방지를 위해 원칙적으로 뒤집어 배양하는 것이 좋다. 또한 액체배지를 써서 산소적으로 배양할 때 진탕을 하면 산소와 접촉을 잘하게 되어 세균의 증식이 빨라진다.

대부분의 병원균은 35~37℃에서 잘 발육하며 효모 및 곰팡이는 25~28℃, 포도당 비발효 Gram 음성 막대균은 30℃ 전후의 배양이 좋다(그림 4-23).

2) 탄산가스 배양법(CO_2 culture method)

◎ 고찰

탄산가스 배양법은 5~10%의 CO_2를 포함하는 환경에서 배양하는 호탄소성(caphnophilic) 배양 방법으로 산소성 배양법의 일종이다.

Neisseria 속(임균, 수막염균), *Haemophilus, Brucella, Streptococcus* 등의 배양에 주로 이용된다. 탄산가스 배양기는 상품화된 CO_2 incubator나 간단한 방법으로는 촛불병배양법(Candle jar method; 양초단지법)가 있으나 일반적으로는 5~10 CO_2 배양기를 가장 많이 사용한다(그림 4-24, 25).

◎ 재료

1. 균주
   ① *N. gonorrhoeae*
   ② *N. meningitidis*
   ③ *S. pneumoniae*
2. Desicator 또는 Candle jar
3. 양초
4. 거즈
5. Vaseline
6. Chocolate media 또는 BAP

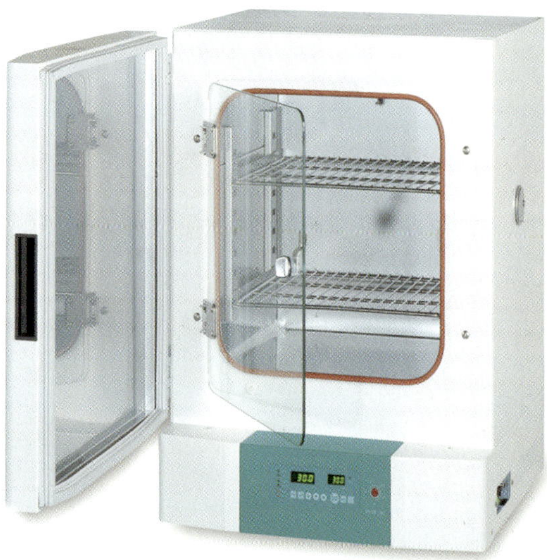

그림 4-23. 일반 배양기(Jeio Tech 제공)

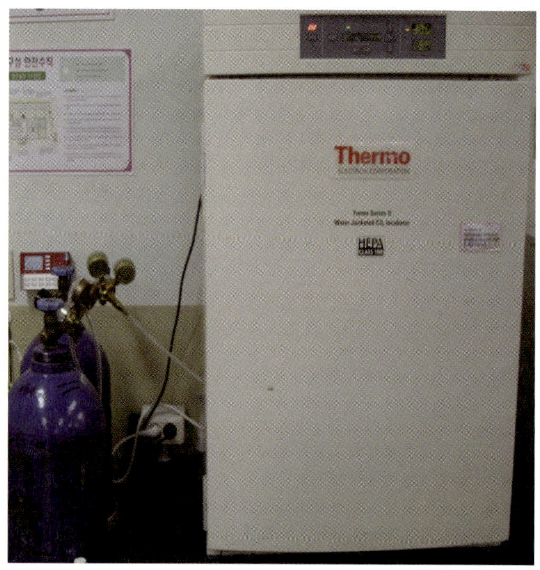

그림 4-24. 탄산가스 배양기(CO_2)
(*Neisseria Haemophilus* 균속 배양)

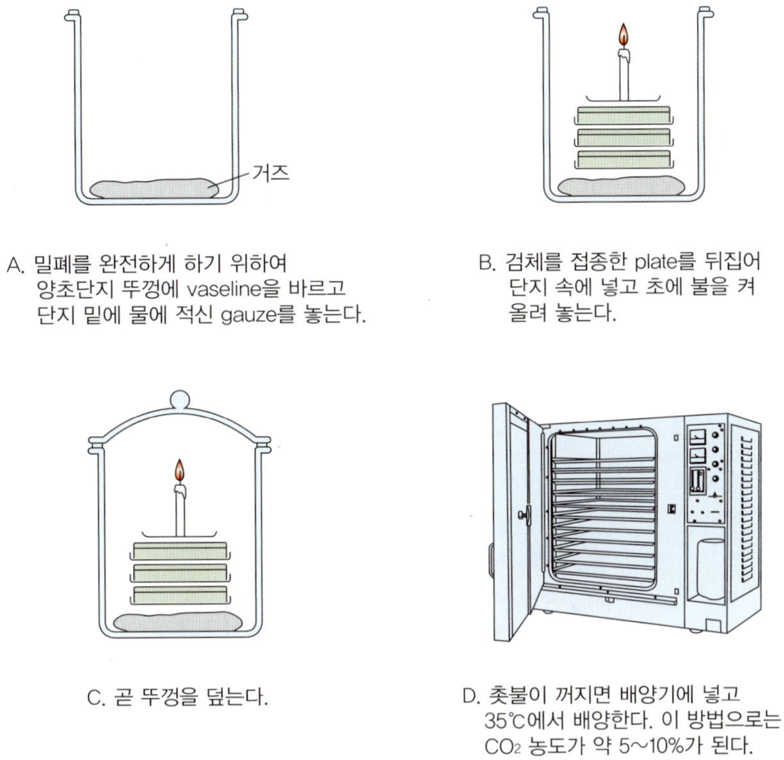

그림 4-25. 양초단지(Candle jar) 배양법 (*Neisseria* 균속 배양)

◎ 실험 방법

1. 상품화된 candle jar 장치에 고무패킹이 부착되어 있어 완전 밀폐될 수 있는지 확인한다. 만약 desicator를 사용하고자 할 때에는 뚜껑의 가장자리 부분에 Waseline을 발라 공기가 유입되지 않도록 조절한다.
2. 거즈에 물을 적셔서 candle jar 내에 넣어 습도를 유지시킨다.
3. Chocolate 배지나 blood agar plate에 균을 접종하고 candle jar에 뒤집어서 넣는다.
4. 양초에 불을 켜서 candle jar 내에 넣는다.
5. 뚜껑을 덮고 공기가 새어 들어가지 않는가 확인한다.
6. 촛불이 꺼진 것을 확인하고 37℃, 24~48시간 배양한다.
7. CO_2 Incubator 사용 시 CO_2 농도가 약 5~10%가 되도록 valve를 조절하고 배양한다.

◎ 결과

1. 24~48시간 후 배양여부를 확인하고 배양되었으면 집락의 특성을 관찰한 다음 Gram 염색, 생화학적 성상실험 등을 실시한다.

3) 미산소성 배양법(Microaerophilic culture method)

◎ 고찰

주로 산소분압이 낮은 데에서 자라는 세균 배양시 사용하는 방법으로 주로 *Campylobacter*의 분리를 위해서 시행한다. 가장 좋은 미산소성 환경은 5% O_2, 10% CO_2, 85% N_2의 혼합가스 상태이다. 이러한 환경이 될 수 있도록 시판되고 있는 제품이 Campy pouch(BBL)이 있으며 *Campylobacter*는 Campy-BAP, Skirrow 배지 Butzler 선택배지에 세균을 접종한 후 Campy-pouch(gas 발생봉투)에 촉매제를 넣고 37℃ 또는 42℃에서 2~3일간 배양한다(그림 4-26).

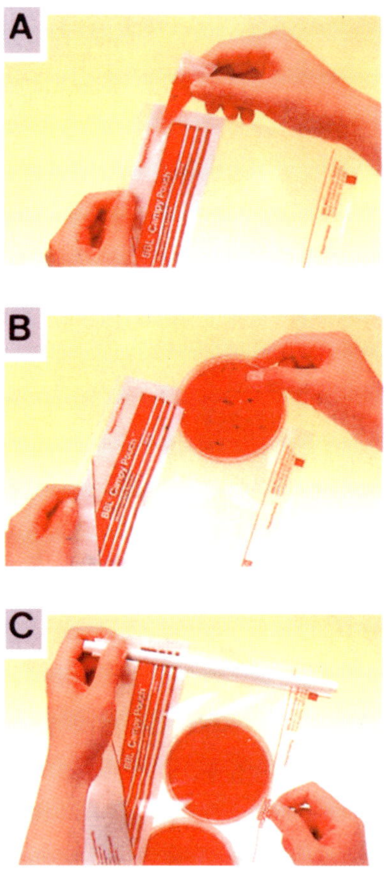

A 활성액 tube 끝을 자르고, 자른 부분을 주입구에 삽입한 후, 시약통로에 활성액을 주입한다.
※ Pouch 내의 시약봉지에는 미산소환경을 얻기 위한 필요량이 포함되어 있다.

B Pouch 안에 배양할 검체를 넣는다.
※ 100 mm plate 2개가 들어갈 수 있는 용적

C Pouch 입구를 scaling bar로 봉합한 후, incubation 한다.
(Scaling bar는 재사용 가능)
※ 72시간 이상 미산소환경 지속
※ 열에 의해 밀봉할 필요 없다.

그림 4-26. Campy pouch 사용방법 (*Campylobacter* 균속 배양)

4) 무산소성 배양법(Anaerobic culture method)

◎ 고찰

산소분자가 거의 없거나 전혀 없어야 증식이 가능한 배양방법을 무산소성 배양법이라고 한다. 무산소성 세균 중에는 *Clostridium perfringens*나 *Bacteroides fragilis* 등과 같이 산소접촉에 내성을 보이는 세균(aerotolerants)도 있기도 하다. 그러나 대부분의 무산소성 세균들은 organic peroxides 등과 같이 배양배지가 산소와 접촉할 때 생성되는 독성 산화물질에 의해 사멸하는 것도 있으므로 무산소성 세균의 배양에는 특별한 기술이 요구된다.

일반적으로 이상적인 무산소성 세균 배양법은 다음과 같은 요건을 충족시켜야 한다.

① 주사기로 무균적 흡입(aspiration)으로 적절한 검체를 채취할 것
② 검사실 수송중에도 공기에 노출되지 말 것(적절한 수송용기 사용)
③ 검사시에도 검체를 공기중에 노출시키지 말 것(무산소성 배양상자 이용)
④ 배지를 새로 만들거나, 무산소성으로 환원시킨 배지에 접종 할 것(질소가스 내에서 사용할 배지 4~16시간 노출)
⑤ 무산소성 배지에 즉시 접종하여 배양할 것(무산소성 조건에서 48시간 이상 충분히 배양할 것)

무산소성 환경을 만들기 위해서는 산화 환원전위(oxidation-reduction or redox potential, Eh)를 낮추거나 산소를 제거하는 방법으로는 무산소성 단지(anaerobic jar)법과 무산소가스팩 단지(anaerobic GasPak jar)법이 가장 많이 사용하며 그 이외에도 무산소성 상자(anaerobic chamber, glove box)법과 무산소주머니(Gaspak pouch, BD)가 있다. 배지의 산화 환원전위를 낮추기 위해서는 시스틴(cystine), 티오글리콜산염(thioglycollate) 등의 환원제를 배지에 첨가한다. 본 실험에서는 가장 일반적으로 사용되는 Gas-pak method를 실시한다(**그림 4-27, 28**).

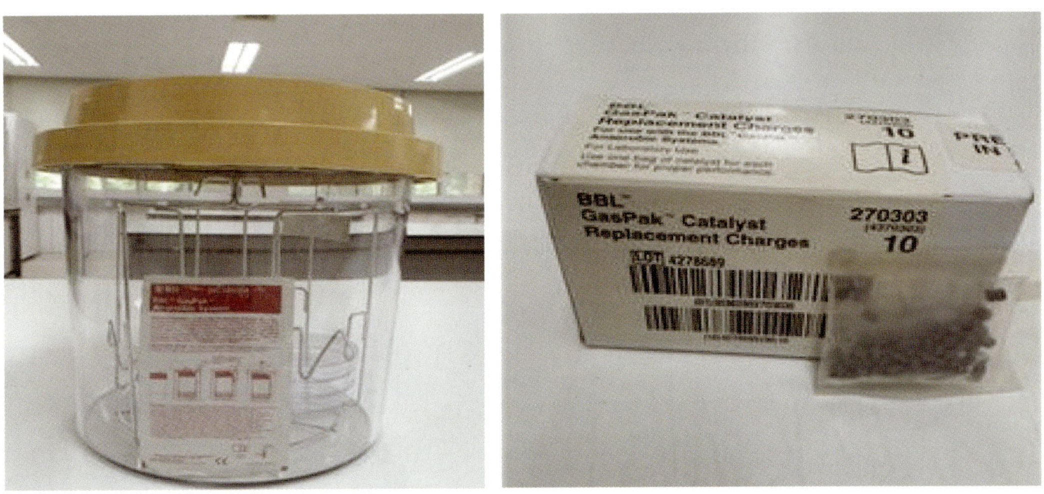

그림 4-27. GasPak jar와 촉매제(Catalyst; Palladium)

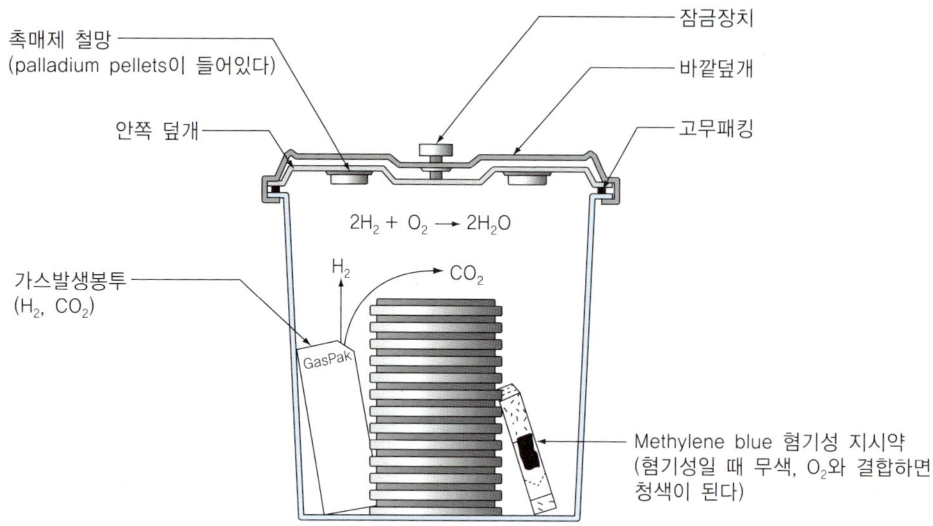

그림 4-28. Gas pak 장치의 원리

◎ 재료

1. 균주
   ① *Clostridium perfringens*
   ② *Bacteroides fragilis*
2. Thioglycollate broth
3. BAP, phenyl ethyl alcohol media
4. Anaerobic jar (Gas-pak)
5. Gas 발생봉투
6. Anaerobic catalyst
7. Anaerobic indicator (methylene blue)

◎ 실험 방법(Gas-pak method)

1. Anaerobic Jar(무산소성 장치)의 뚜껑을 열고 안쪽에 달린 그물망 속에 촉매제(catalyst) 10~20개를 건조시킨 후 넣는다.
2. 무산소성 장치 내에 세균을 접종한 배지를 넣는다.
3. Methylene blue indicator를 봉지에서 꺼내 무산소성 장치 내에 잘 보일 수 있도록 넣는다.
4. Gas 발생봉지의 한쪽 표시부분을 가위로 잘라내고 증류수 10 mL를 넣는다.
5. 즉시 가스 발생봉투를 용기 내에 넣고 뚜껑을 덮고 밀봉한다.
6. Methylene blue 지시약이 무색으로 되는지 확인하고 37℃ 배양기에 24~72시간 배양한다.

◎ 결과

1. 24시간마다 집락형성 유무를 확인한다.
2. 집락이 형성된 것을 확인하고 Gram 염색과 생화학적 성상검사를 실시한다.

※ 기타 무산소성 배양 방법

1. 액체 배지 배양

1) Thioglycollate broth

산화 환원 전위(oxidation-reduction potential : Eh)를 낮게 하는 sodium thioglycollate와 cystine이 첨가되어 세균의 배양성에 따라 산소성, 미산소성, 조건 무산소성, 무산소성 등의 조건으로 자란다. 액체배지에 세균을 접종하기 전 15분간 끓이면 배지 속에 스며들어간 산소를 제거하여 Eh를 0.01~0.1 V 정도로 낮출 수 있다. 끓인 뒤 냉수에 담가서 식히고 무산소성 jar에 넣어 배양한다.

2) Deep agar(반유동 우무배지)

Thioglycollate broth에 agar를 0.2% 정도 되게 넣어서 반유동 우무배지로 만든다. 우무는 공기 중의 산소가 배지 속으로 녹아들어가는 것을 방지하여 산화-환원전위(Eh)를 낮게 유지한다. 이런 용도로 사용하는 배지는 thioglycollate medium, GAM (Gifu Anaerobic Medium) 등이 있다.

3) 공기차단 방법

① 유동 파라핀 중층 - 액체배지에 세균을 접종한 후 배지표면을 멸균된 유동 파라핀 또는 waseline 등으로 1 cm 두께로 덮어서 공기의 침입을 막는다.

② 고층우무배지 - 가늘고 긴 winberg 시험관(9×150 mm)에 반유동배지를 시험관 길이의 2/3까지 분주한다. 끓인 후 40℃ 정도로 보온한 후 배지에 천자배양한다. 무산소성 세균은 배지의 밑 부분에서 자란다.

2. 배기 대체법(Evacuation replacement method)

Anaerobic Jar 뚜껑에 달린 그물망 속에 10~20개의 촉매제를 넣는다. 세균을 접종한 배지를 anaerobic jar 안에 넣고 vaccume pump를 이용하여 공기를 흡입하여 빼내고 대신 N_2 80%, H_2 10%, CO_2 10%의 혼합가스를 넣어준다. H_2 가스는 폭발의 위험성이 있기 때문에 불편하다. 최근에는 이 방법보다는 간단한 Gas pak 방법을 많이 이용한다(그림 4-29).

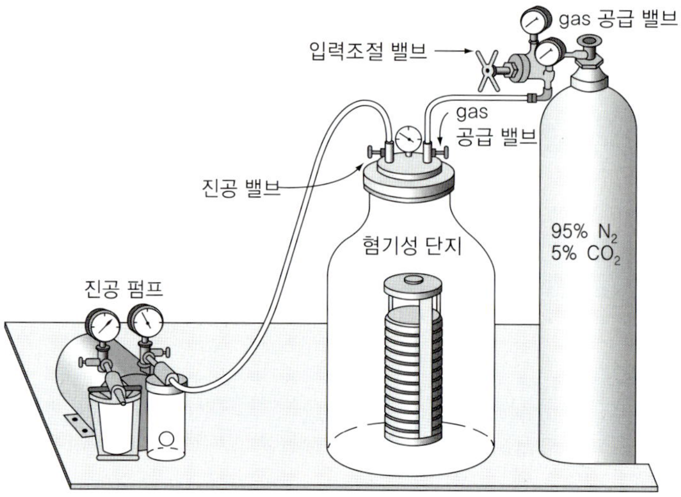

그림 4-29. 배기 대체식 무산소성 배양 단지방법

3. Bio-Bag method

Bio-Bag (Marion Scientific CO) 또는 Gas-pak pouch (BBL)은 투명하고 가스가 새지 않는 비닐주머니로서 resazurin 지시약이 든 strip과 가스 발생봉투로 되어 있다. 이 비닐주머니에 세균을 접종한 평판배지를 넣은 후 가스 발생봉투에 증류수를 약 10 mL 가량 넣어주고 비닐주머니를 봉입한다. 37℃ 배양기에서 2~3일간 배양한다(그림 4-30).

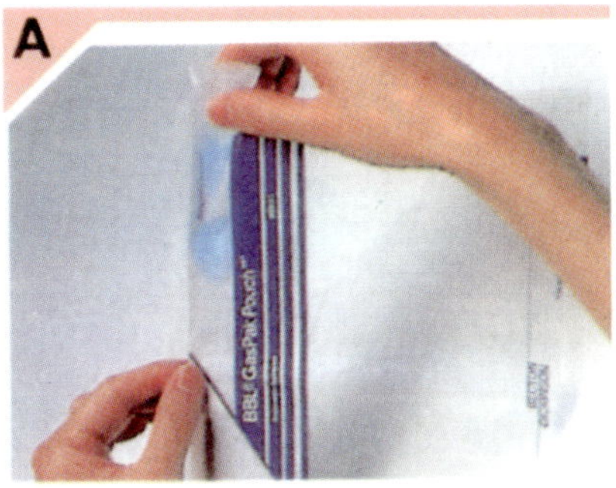

활성액 tube 끝을 자르고, 자른 부분을 주입구에 삽입한 후, 시약통로에 활성액을 주입한다.
※ Pouch 내의 시약봉지에는 무산소 환경을 얻기 위한 시약의 필요량이 포함되어 있다.

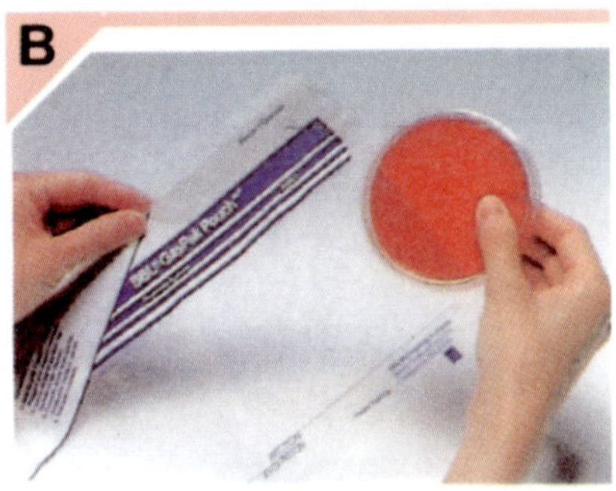

Pouch 안에 배양할 검체를 넣는다.
※ 100 mm plate 2개가 들어갈 수 있는 용적

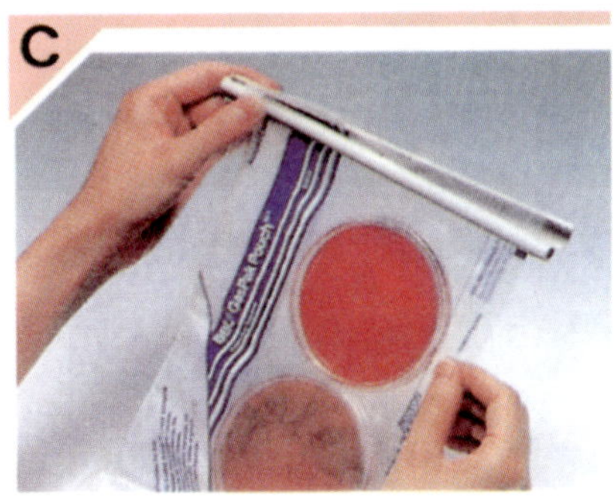

Pouch 입구를 scaling bar로 봉합한 후, incubation 한다.
(Scaling bar는 재사용 가능)
※ 72시간 이상 미산소 환경 지속
※ 열에 의해 밀봉할 필요가 없다.

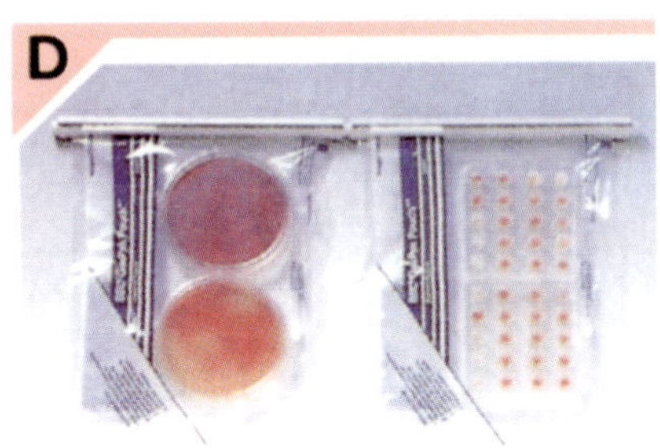

무산소 환경을 필요로 하는 모든 용도에 응용 가능하다.
※ 100 mm 배지 2장, 동정용 plate tube, strip 등을 혐기성 배양할 수 있다.

그림 4-30. Gas pak pouch 사용법

4. 무산소성 상자(Anaerobic glove box, Anaerobic chamber)법

외부에서 내부를 볼 수 있도록 만든 무균상자 모양의 배양장치이다. 밖에서 안쪽으로 손을 넣어 조작할 수 있도록 손에 맞는 장갑이 부착되어 있다. 가검물을 chamber 안에 넣을 때 오른쪽의 작은 문을 통해 넣고 난 후 문을 닫고 다시 안쪽의 glove box를 통해 가검물이나 재료를 옮길 수 있다. Chamber 내부는 N_2 85%, H_2 10%, CO_2 5%의 혼합가스가 포함되어 있다. Methylene blue 지시약을 1~2일마다 바꾸면서 무산소성 상태를 확인한다. 장비가 너무 비싸서 소규모 실험실에서는 사용이 곤란하다(그림 4-31).

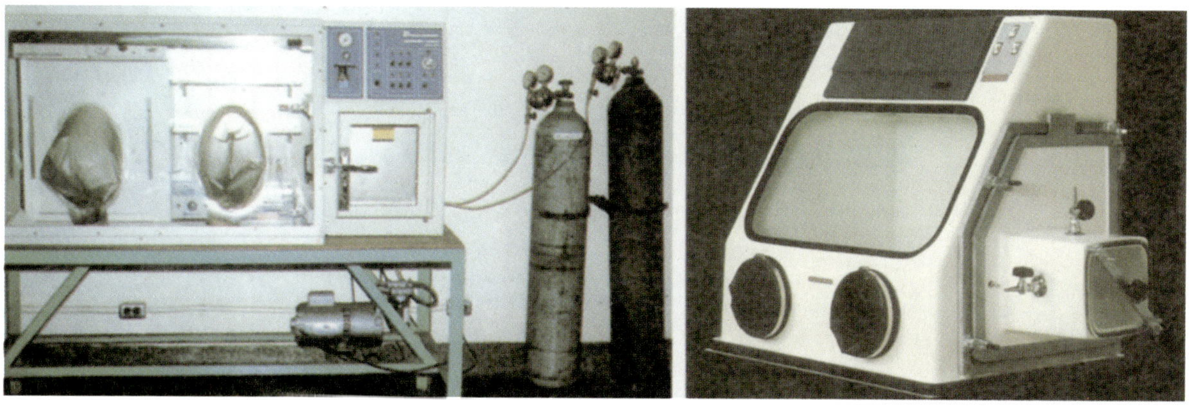

그림 4-31. 무산소성 쳄버(Anaerobic Chamber)

문제

1. Candle Jar의 사용 목적은?

2. 천자배양에서 미산소성 세균이 표면(subsurface)에서 자라는 이유는?

3. Gas Pak 무산소성 배양에서 지시약(indicator strip)과 가스발생기(gas generator)를 사용하는 목적은?

실습 4-7과 실험보고서

학번 : 이름 : 실험일자 : 담당교수 :

※ 1. 탄산가스(CO_2) 배양법(candle jar method)의 목적, 원리 및 과정설명

2. Gas-pak 사용법

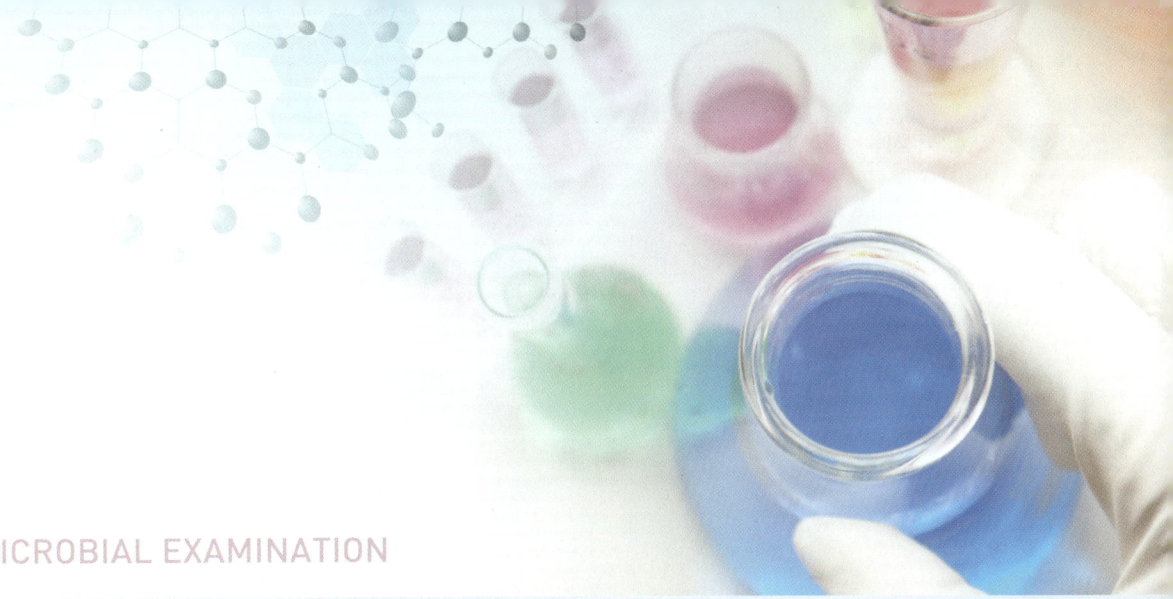

MICROBIAL EXAMINATION

제5장 미생물의 생화학적 검사

Biochemical Tests of Bacteria

세균의 형태적 특징 및 배양의 결과만으로 세균의 속(genus) 또는 종(species) 차원에서의 특성을 관찰하기는 대단히 어렵기 때문에 세균마다 나타내는 생리·생화학적 대사를 관찰하는 것은 매우 중요하다.

본 장에서 세균의 분류·동정을 위한 생리·생화학적 대사에 대해 상세히 논할 수는 없으나 *E. coli*, *K. pneumoniae* 등 coliform bacteria를 분류하는 데 가장 기본적인 IMViC (Indole, Methyl red, Voges-Proskauer, Citrate) test의 원리와 실험방법을 살펴보고자 한다.

실습 제5-1과

Indole 생성능 시험(Indole production test)

◎ 목적

세균이 아미노산인 tryptophan을 분해하여 Indole을 생산하는 능력이 있는지 보기 위한 시험이다.

◎ 고찰

Tryptophan은 세균의 효소작용에 의해 산화될 수 있는 필수 아미노산이다. Tryptophan은 세균이 분비하는 효소 tryptophanase에 의해 Indole로 전환된다. 이 효소를 분비하는 균을 tryptophan이 함유된 배지에 접종 후 일정기간 배양한 다음 ρ-dimethylaminobenzaldehyde, buthanol, hydrochloric acid의 복합물인 Kovac's 시약을 첨가하면 indole은 산성화된 buthanol에 의해 배지로부터 추출이 되고 ρ-dimethylaminobenzaldehyde와 결합을 하게 되어 진한 적색으로 된다.

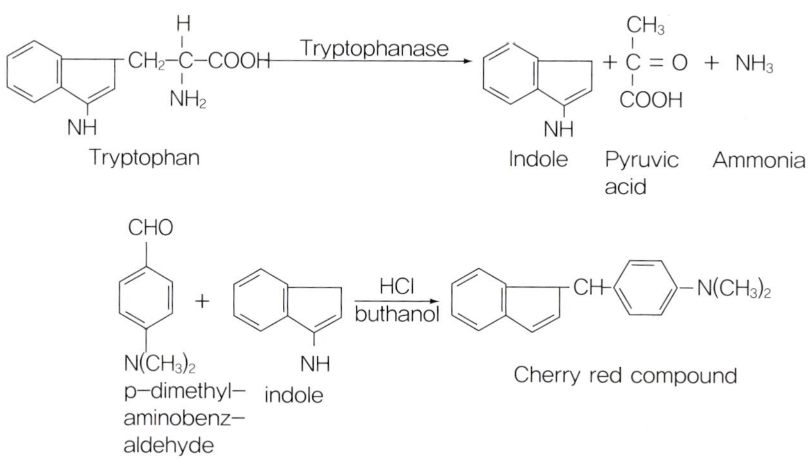

◎ 재료

1. Trypticase soy broth에 24시간 배양한 아래 균주들

1) *Escherichia coli*

2) *Proteus vulgaris*

3) *Klebsiella aerogenes*

2. SIM 또는 MIO

[부록 참고]

3. Kovac's reagent

Amyl (isoamyl) 또는 buthylalcohol .... 150 mL

ρ-dimethylaminobenzaldehyde .... 10 g

Conc HCl .... 50 mL

4. 백금선(needle)

5. Alcohol lamp

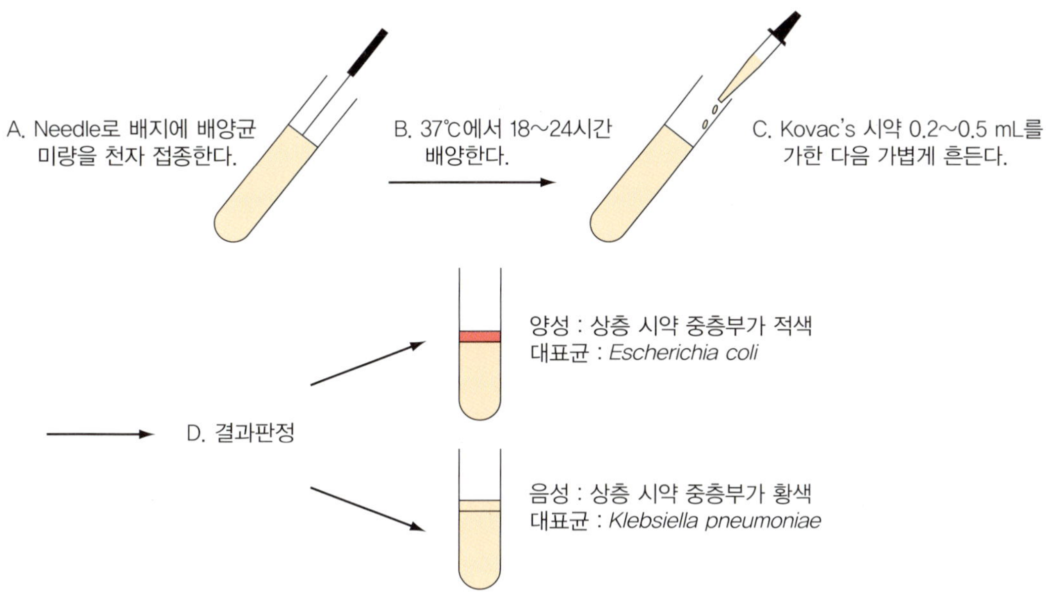

그림 5-1. Indole test

◎ 실험방법

1. 각 세균을 백금선으로 취하여 SIM 배지의 중앙에 천자 접종한다.
2. 37℃에서 18~24시간 배양한다.
3. Kovac's 시약 0.2~0.5 mL를 가해 가볍게 흔든 후 판독한다.

◎ 실험결과

1. 양성 : 배지 표면층에 적색 ring이 생긴다.
2. 음성 : 색의 변화가 없다.

양성세균 - *Escherichia coli*, *Proteus vulgaris*

음성세균 - *Klebsiella aerogenes*

실습 5-1과 실험보고서

학번 :	이름 :	실험일자 :	담당교수 :

※ Indole test 결과를 그리고 설명할 것.

세균명	결과(sketch)	설명
E. coli		
K. aerogenes		
K. pneumoniae		

Work sheet

∴ 특이사항, 주의사항, 멸균과정을 설명할 것

실습 제5-2과

Methyl red test

◎ 목적

세균이 glucose을 산화시켜 높은 농도의 산(mixed acid)을 생성하는지의 능력을 보는 것이다.

◎ 고찰

세균이 배지 내에 함유한 glucose를 분해하여 생성되는 acid의 양은 각 세균의 효소작용에 따라 다르다. 생성된 각 혼합산의 농도가 pH 4.4 이하 정도가 되면 pH 지시약인 Methyl red와 반응하여 배지는 적색으로 변한다.

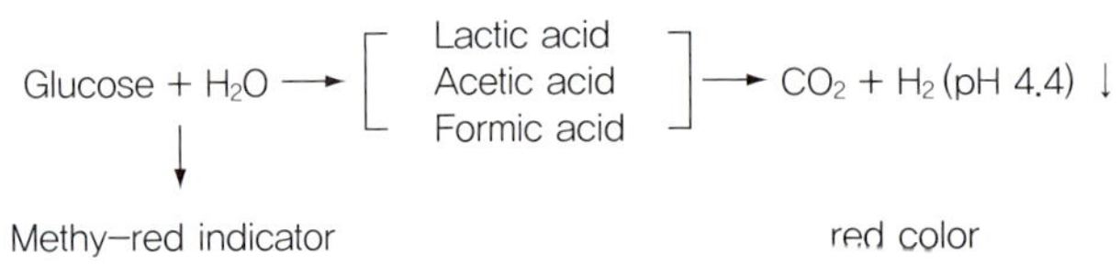

◎ 재료

1. Trypticase soy broth에 24시간 배양된 아래 균주들

1) *Escherichia coli*

2) *Klebsiella aerogenes*

3) *Klebsiella pneumoniae*

2. MR-VP broth

[부록 참고]

3. Methyl red pH indicator

methyl red	0.1 g
95% ethyl alcohol	300 mL
D.W	200 mL

4. 백금이

5. Alcohol lamp

◎ 실험방법

1. MR-VP 배지에 각 세균을 접종한다.
2. 37℃에서 24~48시간 배양한다.
3. Methyl red 5방울을 가한다.

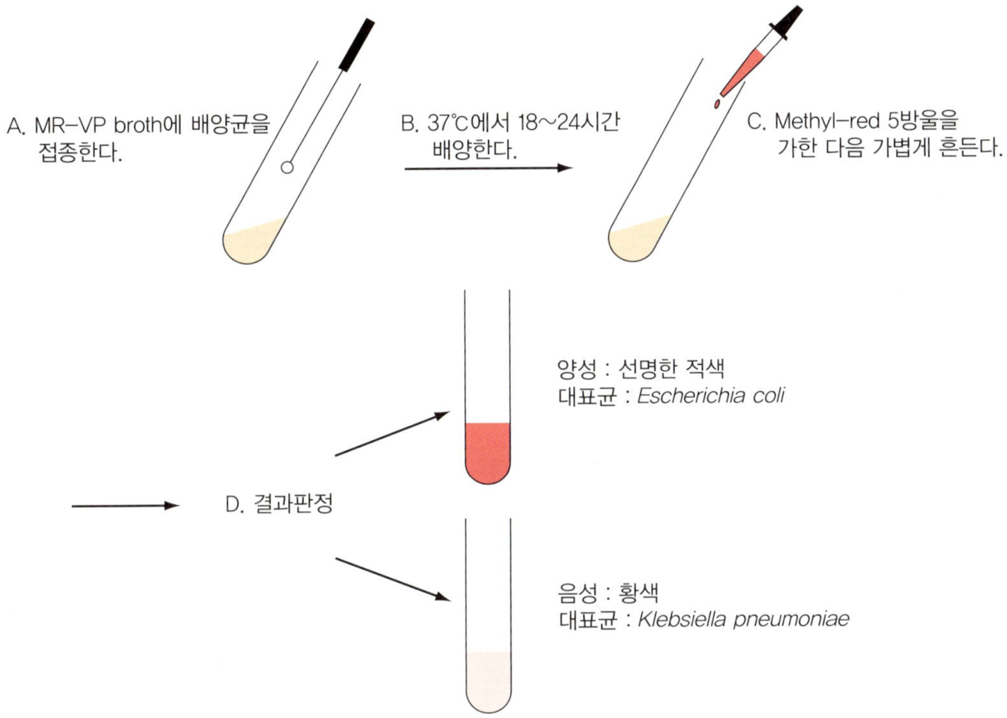

그림 5-2. M-R test

◎ 실험결과

1. 양성 : 배지가 적색(pH 4.4)으로 된다.
2. 음성 : 황색 또는 색의 변화가 없다.

   양성세균 - *Escherichia coli*

   음성세균 - *Klebsiella aerogenes*, *Klebsiella pneumoniae*

실습 5-2과 실험보고서

학번 :	이름 :	실험일자 :	담당교수 :

※ Methyl red test 결과를 그리고 설명할 것.

세균명	결과(sketch)	설명
E. coli		
K. aerogenes		
K. pneumoniae		

실습 제5-3과

Voges-Proskauer test

◎ 목적

세균이 glucose을 발효해서 유기산인 acetylmethylcarbinol (acetoin)을 생성하는지 여부를 관찰한다.

◎ 고찰

Voges-Proskauer 시험에 사용되는 시약은 α-naphthol과 40% KOH 용액이다. 만약 배지에 포함된 glucose로부터 acetylmethylcarbinol (acetoin)이 생성되면 acetoin은 강알칼리에서 α-naphthol 촉매에 의해 산화되어 diacetyl 화합물이 된다. 또한 이 화합물은 배지에 존재하는 peptone이 알칼리 상태에서 전환된 guanidine group과 반응하여 적색의 복합물을 이루게 된다.

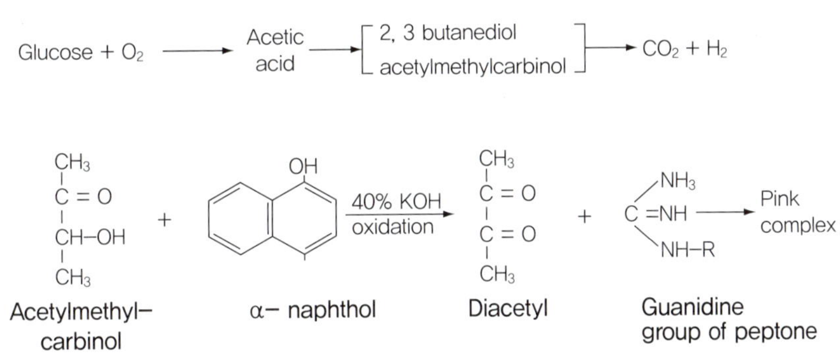

◎ 재료

1. Trypticase soy broth에 24시간 배양된 균주들

1) *Escherichia coli*
2) *Klebsiella aerogenes*
3) *Klebsiella pneumoniae*

2. MR-VP broth

부록 참고

3. Barrit's reagent

A 용액 α-naphthol (5%) .... 5 g

Absolute ethylalcohol .... 100 mL

B 용액 Potassium hydroxide (KOH) (40%) .... 40 g

Distilled water .... 100 mL

4. 백금이

5. Alcohol lamp

◎ 실험방법

1. MR-VP 배지에 각 균을 접종한다.
2. 37℃에서 24~48시간 배양한다.
3. 균배양액에 시약 A 용액 0.6 mL (6 drop)를 가하고 B 용액 0.2 mL (2 drop)를 가한 후 30초 ~1분간 흔들어 대기 중에서 산화시킨다.
4. 10~15분 방치한 후 결과를 판정한다.

◎ 실험결과

1. 양성 : 배지가 적색으로 된다.
2. 음성 : 황색 또는 색의 변화가 없다.

양성세균 - *Klebsiella aerogenes*

Klebsiella pneumoniae

음성세균 - *Escherichia coli*

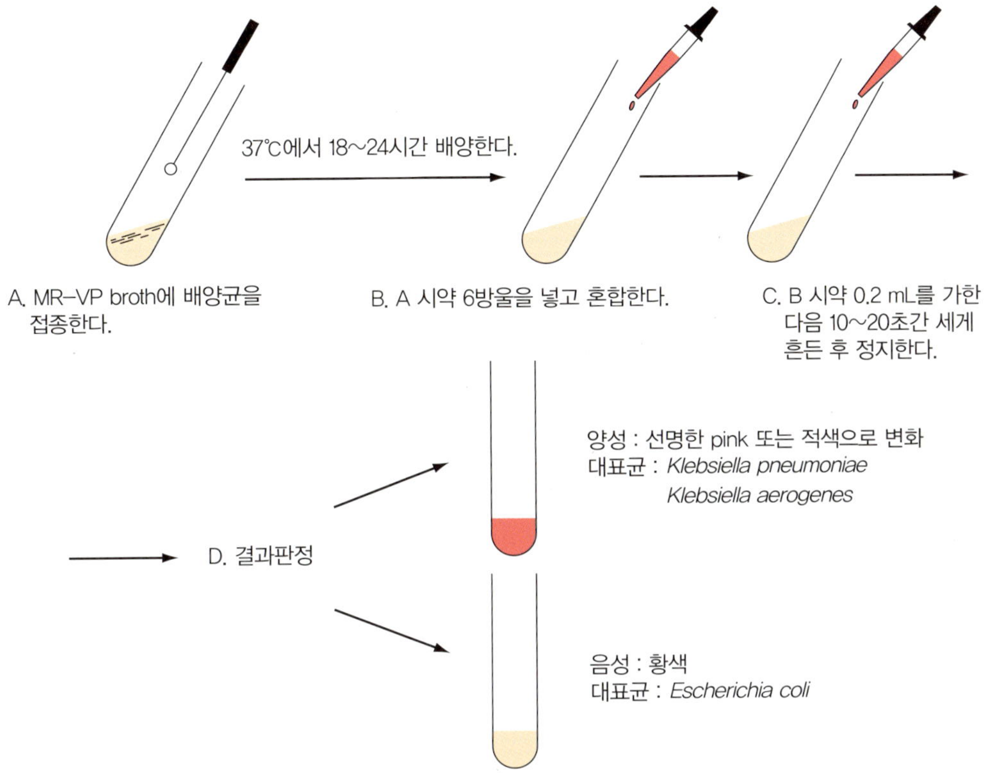
37℃에서 18~24시간 배양한다.
A. MR-VP broth에 배양균을 접종한다.
B. A 시약 6방울을 넣고 혼합한다.
C. B 시약 0.2 mL를 가한 다음 10~20초간 세게 흔든 후 정지한다.
D. 결과판정
양성 : 선명한 pink 또는 적색으로 변화
대표균 : Klebsiella pneumoniae
Klebsiella aerogenes
음성 : 황색
대표균 : Escherichia coli

그림 5-3. V-P test

실습 5-3과 실험보고서

학번 : 이름 : 실험일자 : 담당교수 :

※ V-P test 결과를 그리고 설명할 것.

세균명	결과(sketch)	설명
E. coli		
K. aerogenes		
K. pneumoniae		

Work sheet

∴ 특이사항, 주의사항, 멸균과정을 설명할 것

실습 제5-4과

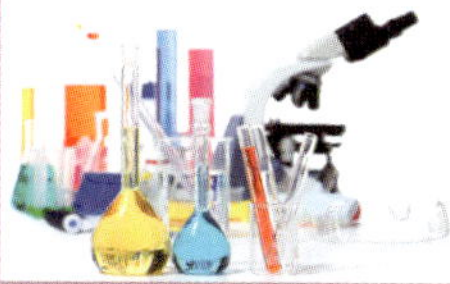

Citrate 이용능시험

◎ 목적

어떤 세균이 탄소원으로 Citrate를 이용하는지 여부를 관찰하는 것이다.

◎ 고찰

배지에 탄소원으로 sodium citrate를 질소원으로 ammonium dihydrogen phosphate가 들어있다. Citrate를 이용할 수 있는 세균은 ammonium salt에서 질소를 추출하여 NH_3^+를 생성하고 NH_3^+를 NH_4OH로 전환시켜 배지를 알칼리화하면 배지안에 포함된 BTB 지시약에 의해 배지를 진한 청색으로 변하게 한다.

◎ 재료

1. Trypticase soy broth에 24시간 배양한 아래 균주들

① *Escherichia coli*

② *Klebsiella aerogenes*

③ *Klebsiella pneumoniae*

2. 배지 : Simmon's citrate agar

3. Alcohol lamp

4. 백금선(needle)

◎ 실험방법

1. 백금선으로 각 세균을 취하여 사면에 접종한다.
2. 37℃에서 24~48시간 배양한다.

◎ 실험결과

1. 양성 : 배지가 청색으로 변한다.
2. 음성 : 색의 변화가 없다.

양성세균 - *Klebsiella aerogenes*, *Klebsiella pneumoniae*

음성세균 - *Escherichia coli*

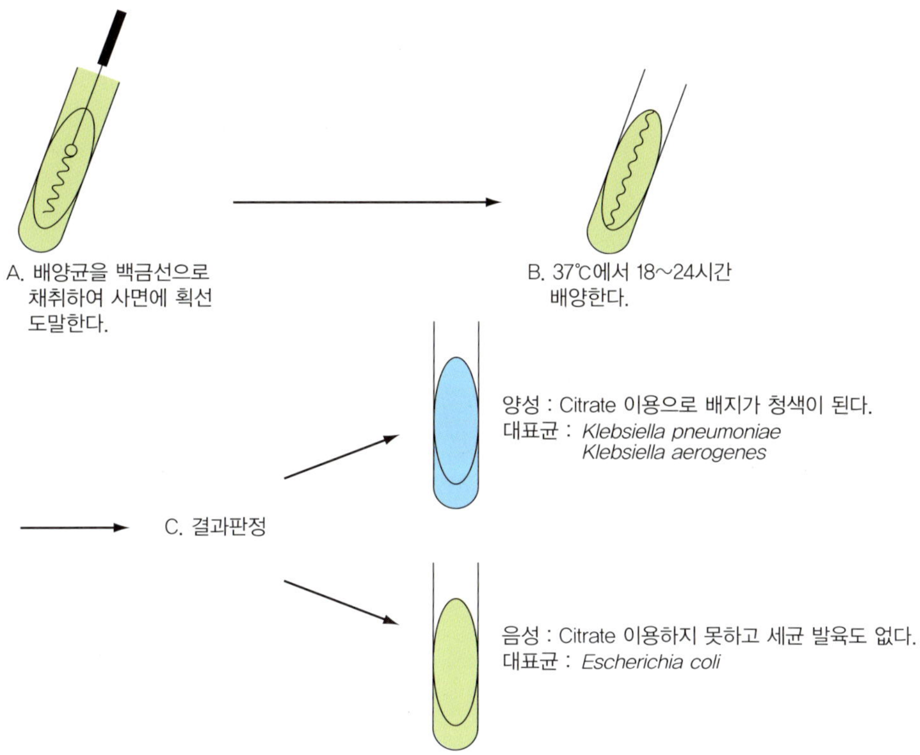

그림 5-4. Citrate test

문제

1. MR-VP test에서 *E. coli*과 *K. aerogenes*의 glucose 이용원리는?

2. Tryptophan의 분해 종산물은?

3. Indole 검출의 화학적 기전은?

4. Citrate가 Carbon source로 이용될 때 배지의 pH는?

실습 5-4과 실험보고서

학번 :	이름 :	실험일자 :	담당교수 :

※ Citrate test 결과를 그리고 설명할 것.

세균명	결과(sketch)	설명
E. coli		
K. aerogenes		
K. pneumoniae		

Work sheet

∴ 특이사항, 주의사항, 멸균과정을 설명할 것

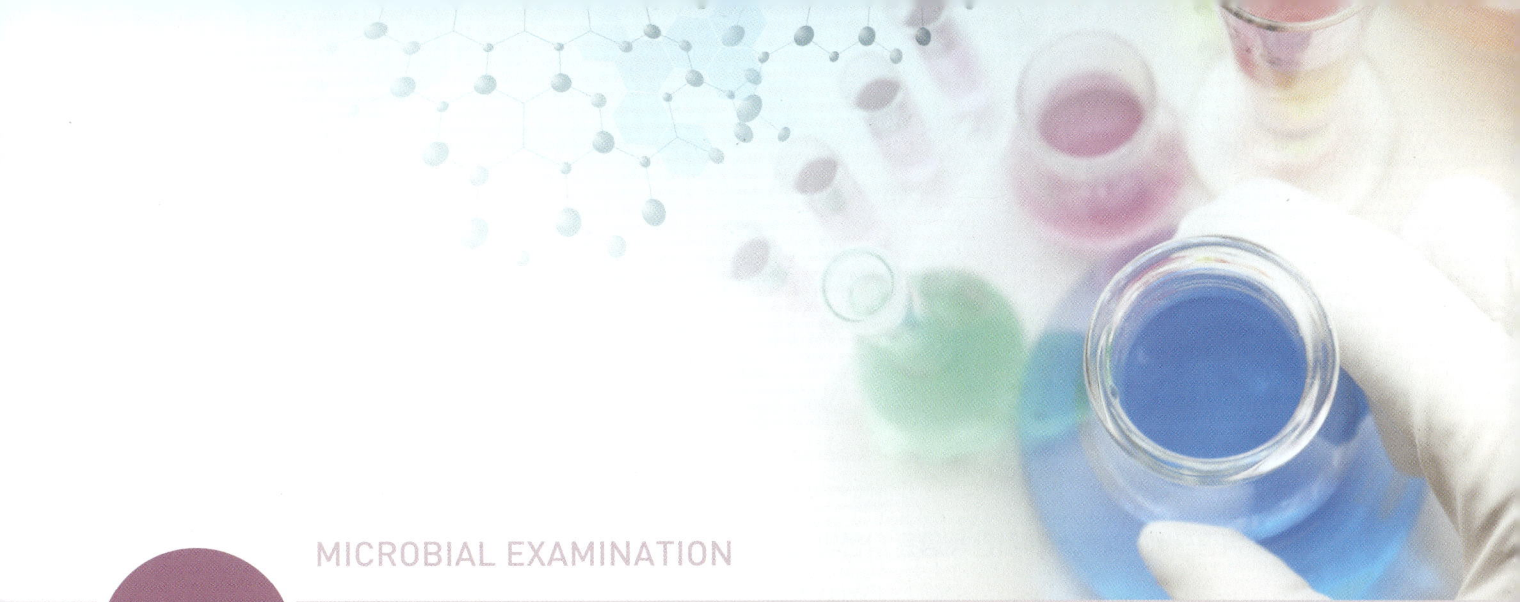

MICROBIAL EXAMINATION

제6장 항균제 감수성 시험

Antimicrobial Susceptibility Test

실습 제6과

디스크 확산법(Disk Diffusion Method)

◎ 목적

효과적인 치료를 위해 미생물의 항균제 감수성 측정법을 익힌다.

◎ 고찰

감염증의 진단과 치료에서 적절한 항균제 선택은 매우 중요하다.

특히, 항균제의 남용 또는 과용으로 많은 항균제에 대한 내성균주의 출현과 이로 인한 합병증 관리는 의료 및 사회에 큰 영향을 미치고 있다. 또한 감염 균종에 따른 항균제에 대한 유전적 특성, 균주의 감수성, 약리작용, 독성 등을 고려해야 한다.

이를 위해 다양한 방법이 개발되었는데, 그 중에서도 가장 널리 사용되는 것이 Kirby-Bauer법이다. 이 방법은 한 균주에 대해 여러 항균제를 감수성 시험할 수 있으며, 비교적 간단하고 쉽게 시험할 항균제를 변경할 수 있다. 이 방법은 증식이 빠른 세균에 대해서만 적용되며, 감수성·내성으로 결과를 나타낸다. 통상적인 검사로는 편리한 검사법이지만 이 방법으로 얻은 결과가 항상 임상적 치료에 성공을 보장하지는 않는다. 따라서 환자에게 최적의 항균제 선택을 위해 다양한 검사법을 고려하고, 항균제 감수성 시험 결과를 신중하게 판단해야 한다.

◎ 재료

1. 균주(평판배지에 18~24시간 배양된 다음의 균주)

① *Staphylococcus aureus*

② *Escherichia coli*

③ *Pseudomonas aeruginosa*

2. 배지(부록 참고)

① Muller-Hinton agar (M-H agar) : 배지의 pH는 7.2~7.4가 되도록 하고 배지의 두께는 4 mm가 되어야 한다. 또는 Brain Heart Infusion agar (BHI) 페트리 디시 내경이 9 cm인 경우 배지를 25~30 mL, 14 cm인 경우 60~70 mL를 부어 만든다.

② Trypticase soy broth (TSB)

3. 항균제 Disk (표 6-1)

4. 멸균 면봉

5. 핀셋

6. McFarland's tube No. 0.5 (표 6-2 참조)

0.048 M $BaCl_2$ (1.175% $BaCl_2 \cdot 2H_2O$ W/V) 0.05 mL와 0.35 N H_2SO_4 (1% V/V) 99.5 mL와 섞어서 사용한다.

McFarland nephelometer

1. 전체 희석에 쓸 것과 같은 크기의 시험관 10개를 세우고 번호를 1에서 10까지 붙인다.
2. 무수 1% $BaCl_2$ 용액과 1% H_2SO_4 용액을 표 6-2에 따라서 섞는다.
3. 시험관을 봉하고 냉장고에 보관한다.
4. 탁도를 비교하기 전에 액체를 흔들어 섞는다.

표 6-1. 감수성 검사용 항균제의 선택

Enterobacteriaceae[b]		*Pseudomonas*[b]	*Staphylococcus*	*Enterococcus*[c]
Amikacin	Netilmicin[d]	Amikacin	Amikacin[d] 또는	Penicilline G 또는
Ampicillin	Tetracycline[f]	Azlocillin 또는	Gentamicin[d] 또는	Ampicillin[e]
Augmentin	Tobramycin	Piperacillin	Kanamycin[d] 또는	Vancomycin[g]
Aztreonam[d] 또는	Trimethoprim-	Aztreonam[d]	Netilmicin[d] 또는	Erythromycin[f]
Cefotaxime[d]	sulfamethoxazole[d]	Carbenicillin 또는	Tobramycin[d]	Nitrofurantoin[f]
Ceftazidime[d] 또는	Cinoxzcin/또는	Mezolocillin 또는	Augmentin[d]	Norfloxacin[f]
Ceftriaxone[d] 또는	Nalidxic acid[f]	Ticarcillin	Cephalothin[f]	Tetracycline[f]
Moxalactam[d]	Nitrofurantion[f]	Cefoperazone[d] 또는	Chloramphenicol[d,h]	***Enterococcus* 이외의 *Streptococcus***
Carbenicillin[d] 또는	Norfloxacin[f]	Ceftazidime[d]	Clindamycin	
Ticarcillin[d]	Sulfisoxazole[f]	Cefotaxime[d] 또는	Erythromycin	
Cefamanoled 또는	Trimethoprime[f]	Ceftriaxone[d] 또는	Imipenem[d]	
Cefonicid[d] 또는		Moxalalactam[d]	Methicillin 또는	Cephalothin[d]
Cefuroxime[d]		Chloramphenicol[d,h,k]	Naficillin 또는	Chloramphenicol[d,h]
Cefazolin[f]		Gentamicin	Oxacillin	Clindamycin[d]
Cefoperazone[d]		Imipenem[d]	Penicilline G	Erythromycin[d]
Chloramphenicol[k]		Netilmicin	Tetracyclinef	Penicillin G
Gentamicin		Tobramycin	Trimethoprim-	
Imipenem[d]		Trimethoprim-	Sulfamethoxazole[d,k]	Tetracycline[d]
Mezlocillin[d] 또는		Sulfamethoxazole[d,k]	Ceftizoxime[f]	Vancomycin[d]
Piperacillin[d]		Ceftizoxime[f]	Norfloxacin[f]	Nitrofurantoin[f]
		Norfloxacin[f]	Sulfisoxazole[f,k]	Norfloxacin[f]
		Sulfisoxazole[f,k]	Tetracycline[f,k,i]	
		Tetracycline[f,k,i]		

[a] CLSI

[b] *Acinetobacter*도 이에 따름.

[c] 이 균종에 대해서 다른 항균제는 시험하지 말 것.

[d] 2차 약이지만, 역학조사를 위해서나 1차 약에 내성인 세균이 많은 병원에서는 1차 약으로 시험할 수 있음.

[e] 이 세균에 대한 penicillin 감수성은 ampicillin, amoxicillin, acylamin, penicillin류와 같으며, '중등도 감수성임'.

[f] Methicillin 내성 *S. aureus*의 cephalothin 감수성은 부정확함.

[g] Penicillin에 알레르기가 있는 심한 감염환자에 쓰임.

[h] 요로감염 세균에는 시험하지 않음.

[I] 요로감염 세균에는 시험함.

[j] *P. aeruginosa* 이외의 *Pseudomonas* 균종에 시험할 수 있음.

[k] *S. aureus*와 *Acinetobacter* 등 포도당 비발효 그람음성 막대균에 대해서는 tetracycline 대신에, 혹은 추가로 doxycycline이나 minocycline을 시험할 수 있음.

표 6-2. McFarland nephelometer의 제조

시험관 번호	1% Barium chloride (mL)	1% Sulfuric acid (mL)	mL당 세균수 (× 10^8)
1	0.1	9.9	3
2	0.2	9.8	6
3	0.3	9.7	9
4	0.4	9.6	12
5	0.5	9.5	15
6	0.6	9.4	18
7	0.7	9.3	21
8	0.8	9.2	24
9	0.9	9.1	27
10	1.0	9.0	30

◎ 실험방법(Kirby-Bauer Method : Disk 확산법)

1. 평판배지에서 잘 분리된 집락 4~5개를 백금이로 취하여 액체배지인 TSB 4~5 mL에 접종한다.
2. 엷은 혼탁이 될 때까지 35℃에서 2~5시간 배양한다.
3. 멸균된 식염수나 TSB로 희석하여 McFarland tube No 0.5에 탁도를 맞춘다(그림 6-1).

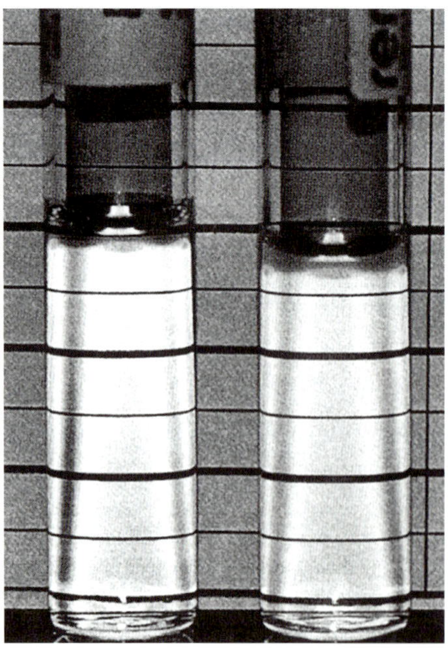

그림 6-1. No 0.5 McFarland 표준탁도계

이 탁도계의 농도와 같은 농도의 세균액에 들어 있는 세균수는 1.5×10^8 CFU/mL이다.

4. 탁도를 맞춘 후 멸균된 면봉에 균액을 적신 후 시험관 기벽에 대고 돌리면서 과량의 균액을 짜낸다.
5. 이 면봉으로 M-H agar에 한 방향으로 바르고 이어서 180° 돌려서 바르고 또 한 번 90° 돌려서 발라 M-H agar에 빈틈이 없도록 고르게 접종한다.
6. 마지막으로 면봉으로 평판 주위를 돌려서 접종한다.
7. 뚜껑을 덮어 3~5분 동안 말리고 15분 이내에 디스크를 놓는다.
8. Disk는 Petridish 가장자리에서 15 mm 이상 떨어져야 하고 Disk 간의 간격은 24 mm 이상 떨어져야 한다. 직경 100 mm Petridish에는 4~5개, 150 mm는 12~13개의 Disk를 놓을 수 있다(그림 6-2). 안쪽 원에는 2~3개의 Disk를, 바깥 원에는 9개 정도의 Disk를 놓는 것이 좋으며, 안쪽 원에는 억제대가 작은 항균제(Vancomycin, Colistin, Polymixin B 등)를 놓는 것이 좋다.
9. 핀셋으로 디스크를 가볍게 눌러 배지표면에 접촉시킨다.
10. Disk를 놓은 후 15분 이내에 35℃ 배양기에 배양한다(그림 6-3).

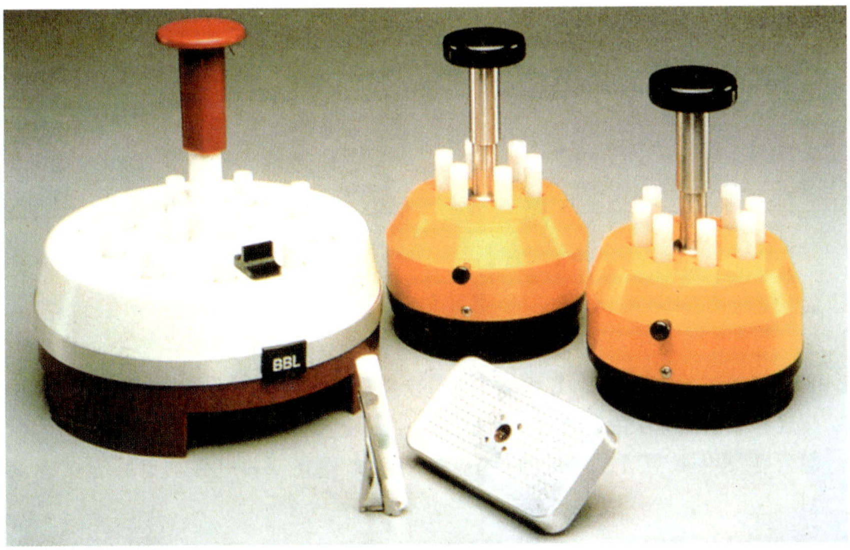

그림 6-2. Disk dispenser

A. Kirby-Bauer법

1) 접종균액

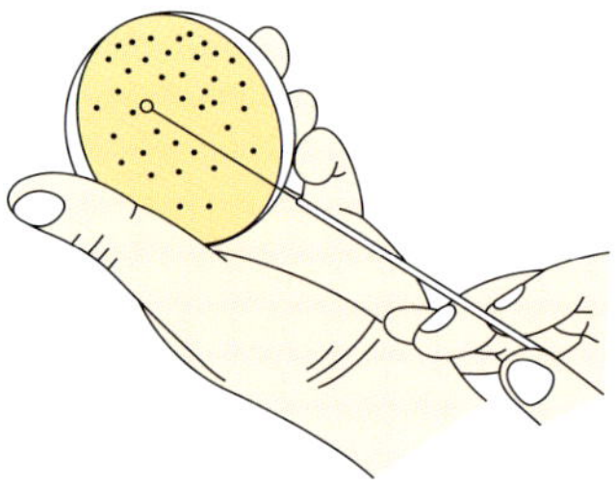

- 4~5개의 독립된 집락의 윗부분을 백금이로 떼어 trypticase soy broth 4~5 mL에 피검균을 접종한다.

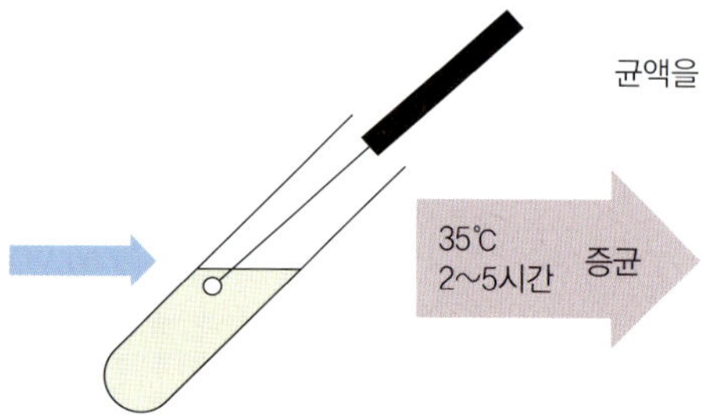

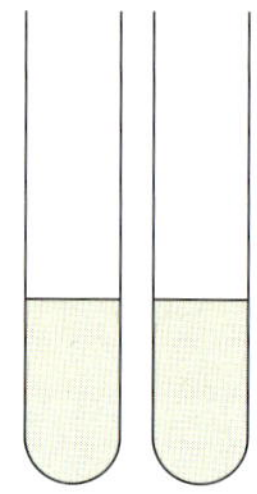

- trypticase soy broth 배양의 정도를 탁도 표준액과 비교하여 McFarland No. 0.5에 맞춘다.

2) 배지

- Mueller-Hinton 우무 또는 5% 면양 혈액첨가 Mueller-Hinton 우무 배지
- 감수성 disk를 핀셋 또는 dispenser를 이용하여 접종하고 disk를 가볍게 누른다.

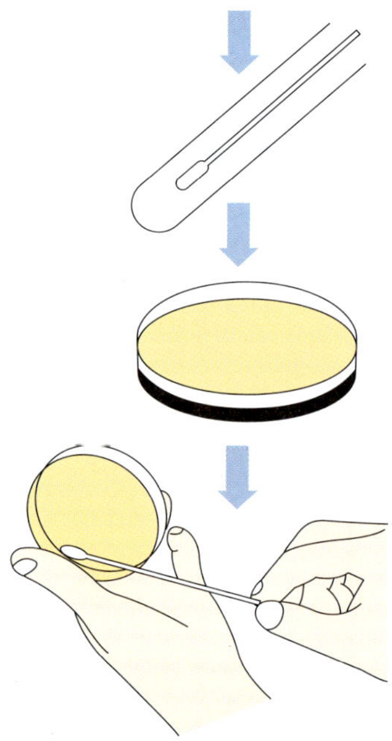

- 면봉으로 배지 표면에 균등히 도말한다(60° 각도에서 3 방향으로 도말).

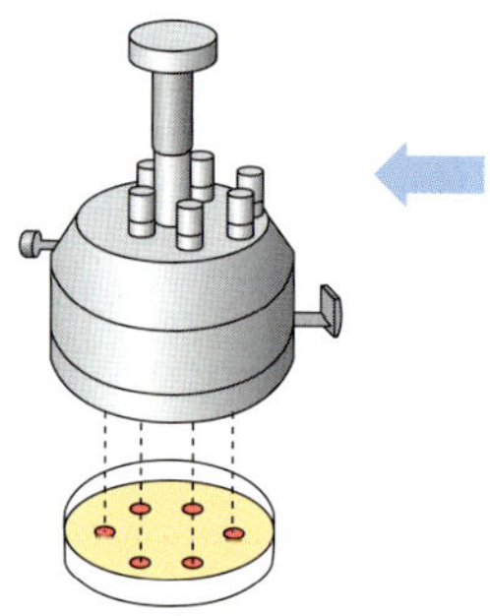

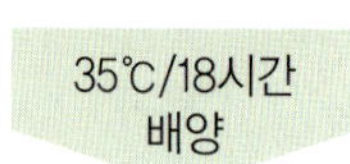

3) 측정

- 평판을 45° 각도를 유지 배지의 뒷면에서 자 또는 계측기를 이용하여 억제대를 정확히 잰다.
- 최근에는 억제대를 자동으로 읽어주는 기계가 개발되었다.

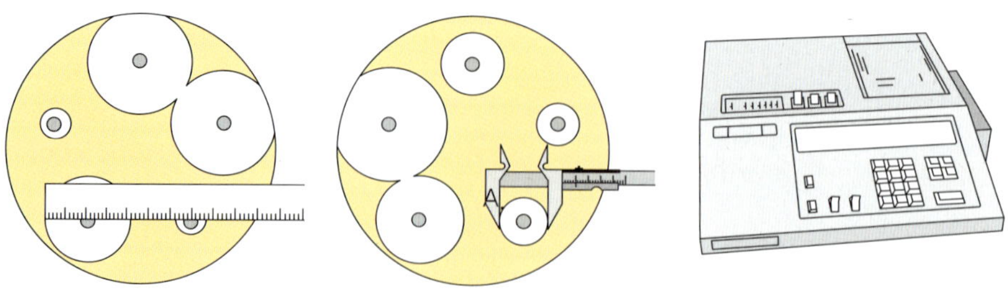

4) 판정

- 계측기를 이용하여 억제대의 직경을 측정하여 감수성 판단 기준표에 따라 성적을 판정한다.
- *E. coli* ATCC 25922, ATCC 25923과 *P. aeruginosa* ATCC 27853을 사용하여 관리 변동폭의 표를 사용하여 정도 관리를 한다.

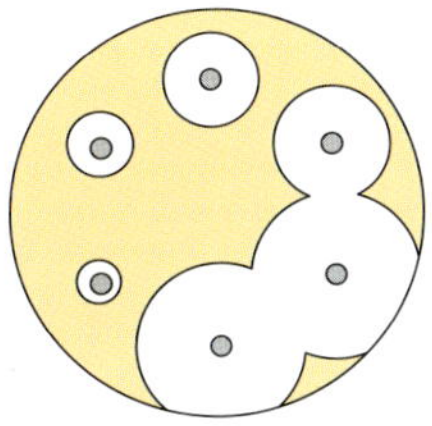

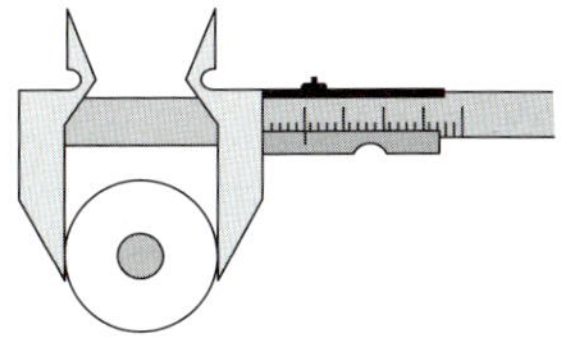

5) 판정 시 주의사항

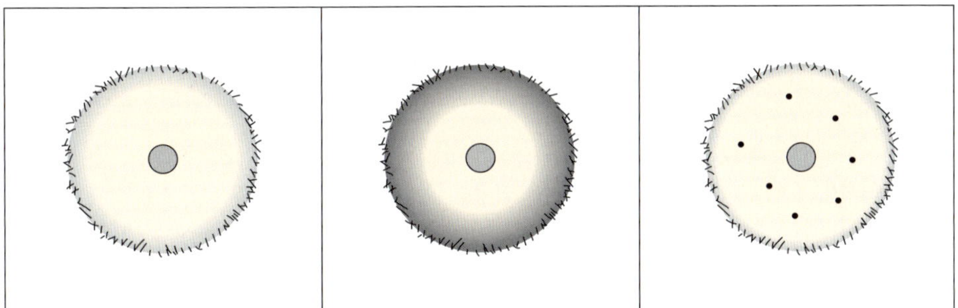

a. 2중 억제대	b. 경계불분명	c. 억제대 내에 수 개의 집락존재

a · b의 경우는 균의 증식이 보이지 않는 곳(완전 억제)을 계측한다. c의 경우 억제대 내의 수 개의 집락은 무시하고 계측한다. 만약 혈액첨가 배지의 경우에는 용혈관과 억제대를 혼동하지 않도록 주의한다. 반사광으로 억제대를 계측한다.

그림 6-3. Kirby-Bauer 법에 의한 항균제 감수성 시험 순서

◎ 결과 판독

1. 18~24시간 배양 후 억제대의 지름을 자로 재서 mm 단위로 기록한다**(그림 6-4)**.
2. 억제대의 지름을 해석표의 기준에 따라 감수성(Susceptible), 내성(Resistance), 중등도 감수성(Intermediate)으로 해석한다**(표 6-3)**.
3. 감수성이나 내성의 해석기준은 항균제를 보통 용량을 투여했을 때의 혈중농도를 기준으로 하고 있으며 요로감염에만 쓰이는 Nalidixie acid 등의 경우에는 요중 농도를 기준으로 하고 있다.
4. 감수성(Susceptible) : 그 균주의 감염은 그 균종, 그 부위의 감염에 권장되는 용량의 항균제로 치료될 수 있음을 뜻한다.
5. 중간(Intermediate) : 검사 결과가 감수성인지 내성인지 불확실한 경우이다.
6. 내성(Resistant) : 보통 용량을 투여했을 때의 혈중농도로는 증식이 억제되지 않는 균주이다.

표 6-3. 감수성 검사결과의 판독(CLSI)

항균제	Disk 중 항균제 (μg)	억제대 지름(mm)				대략의 MIC(μg/mL)[a]	
		Resistant	Inter-mediate	Moderately susceptible	Susceptible	Resistant	Susceptible
Amikacin	30	≦ 14	15~16	-	≧ 17	≧ 32	≦ 16
Ampicillinb							
gram-negative enteric organism	10	≦ 11	12~13	-	≧ 14	≧ 32	≦ 8
Staphylococcus	10	≦ 28	-	-	≧ 29	ß-lactamase[c]	≦ 0.25
Haemophilus sp.	10	≦ 19	-	-	≧ 20	≧ 4	≦ 2
Enterococcus	10	≦ 16	-		-	≧ 16	-
*Streptococcus*와 *Listeria monocytogenes*	10	≦ 21	-	≧ 17 22~29	≧ 30	≧ 4	≦ 0.12
Augmentin							
*Haemophilus*와 *Staphylococcus*[c]	20/10	≦ 19	-	-	≧ 20	-	≦ 4/2
기타 세균	20/10	≦ 13	14~17	-	≧ 18	≧ 32/16	≦ 8/4
Azlocillin							
Pseudomonas[c]	75	≦ 14	15~17	-	≧ 18	≧ 256	≦ 64
Aztreonam	30	≦ 15	-	16~21	≧ 22	≧ 32	≦ 8
Carbenicillin Enter-*obacteriaceae*[c]	100	≦ 17	18~22	-	≧ 23	≧ 32	≦ 16
Pseudomonas	100	≦ 13	14~16	-	≧ 17	≧ 512	≦ 128
Cefamandole	30	≦ 14	15~17	-	≧ 18	≧ 32	≦ 8
Cefazolin	30	≦ 14	15~17	-	≧ 18	≧ 32	≦ 8
Cefonicid	30	≦ 14	15~17	-	≧ 18	≧ 32	≦ 8
Cefoperazone	75	≦ 15	-	16~20	≧ 21	≧ 64	≦ 16
Cefotaxime	30	≦ 14	-	15~22	≧ 23	≧ 64	≦ 8
Cefoxitin	30	≦ 14	15~17	-	≧ 18	≧ 32	≦ 8
Ceftazidime	30	≦ 14	15~17	-	≧ 18	≧ 32	≦ 8
Ceftizoxime							
요에서 분리한 *P. aeruginosa*	30	≦ 10	-	≧ 11	-	≧ 64	-
기타세균	30	≦ 14	-	15~19	≧ 20	≧ 32	≦ 8
Cefriaxone	30	≦ 13	-	14~20	≧ 21	≧ 64	≦ 8
Cefuroxime	30	≦ 14	15~17	-	≧ 18	≧ 32	≦ 8
Cephalothin[d]	30	≦ 14	15~17	-	≧ 18	≧ 32	≦ 8
Chloramphenicol	30	≦ 12	13~17	-	≧ 18	≧ 25	≦ 12.5
Cinoxacin[e]	100	≦ 14	15~18	-	≧ 19	≧ 64	≦ 16
Clindamycin[f]	2	≦ 14	15~16	-	≧ 17	≧ 2	≦ 1
Doxycycline[g]	30	≦ 12	13~15	-	≧ 16	≧ 16	≦ 4
Erythromycin	15	≦ 13	14~17	-	≧ 18	≧ 8	≦ 2
Gentamicin	10	≦ 12	13~14	-	≧ 15	≧ 8	≦ 4

항균제	Disk 중 항균제 (μg)	억제대 지름(mm)				대략의 MIC(μg/mL)[a]	
		Resistant	Inter-mediate	Moderately susceptible	Susceptible	Resistant	Susceptible
Imipenem	10	≦ 13	14~15	-	≧ 16	≧ 16	≦ 4
Kanamycin	30	≦ 13	14~17	-	≧ 18	≧ 25	≦ 6
Mezlocillin[c]	75	≦ 12	13~15	-	≧ 16	≧ 256	≦ 64
Minocycline[g]	30	≦ 14	15~18	-	≧ 19	≧ 16	≦ 4
Moxalactam	30	≦ 14	-	15~22	≧ 23	≧ 64	≦ 8
Nalidixic acid[e]	30	≦ 13	14~18	-	≧ 19	≧ 32	≦ 8
Netilmicin	30	≦ 12	13~14	-	≧ 15	≧ 32	≦ 12
Nitrofurantoin[e]	300	≦ 14	15~16	-	≧ 17	≧ 100	≦ 25
Norfloxacin	10	≦ 12	13~16	-	≧ 17	≧ 16	≦ 4
Oxacillin *Staphylococcus*	1	≦ 10	11~12	-	≧ 13	-	≦ 1
폐렴구균의 penicillin G 감수성	1	≦ 19	-	-	≧ 20	-	≦ 0.06
Penicillin G *Staphylococcus*[c]	10	≦ 28	-	-	≧ 29	ß-lactamase[c]	≦ 0.1
N. gonorrhoeae	10	≦ 19	-	-	≧ 20	ß-lactamase[c]	≦ 0.1
Enterococcus	10	≦ 14	-	≧ 15	-	≧ 16	-
Streptococcus와 *L. monocytogenes*	10	≦ 19	-	20~27	≧ 28	≧ 4	≦ 0.12
Piperacillin[c]	100	≦ 14	15~17	-	≧ 18	≧ 256	≦ 64
Tetracycline[g]	30	≦ 14	15~18	-	≧ 19	≧ 16	≦ 4
Ticarcillin[c]	75	≦ 11	12~14	-	≧ 15	≧ 128	≦ 64
Tobramycin	10	≦ 12	13~14	-	≧ 15	≧ 8	≦ 4
Trimethoprim- sulfamethoxazole	1.25/ 23.75	≦ 10	11~15	-	≧ 16	≧ 8/152	≦ 2/38
Vancomycin	30	≦ 9	10~11	-	≧ 12	-	≦ 5

[a] 희석법 감수성 검사의 해석기준이 아님.

[b] Ampicillin, amoxicillin, bacampicillin, cyclacillin 및 hetacillin의 class disk.

[c] 내성 *S. aureus*는 *ß*-lactamase 생성하며, 10 U penicillin 디스크로 시험하는 것이 좋음. Penicillinase susceptible penicillin 즉, ampicillin, amoxicillin, azlocillin, bacampicillin, hetacillin, carbenicillin, mezolcillin, piperacillin 및 ticarcillin에 대한 감수성은 penicillin G로 시험해야 한다. 이 감수성 시험결과는 phenoxymethyl penicillin 및 phenethycillin에도 적용할 수 있다.

[d] Cepalothin, cefaclor, cefadroxil, cephalexin, cephapirin, cephradine의 감수성 시험에 쓰임. MRSA는 디스크법으로 cephalothin에 감수성일지라도 내성으로 보고해야 한다. Methicillin 내성 coagulase 음성 Staphylococcus에 대해서도 임상효과가 없는 듯하다.

[e] 요로감염 세균에 대해서만 시험함.

[f] Clindamycin과 lincomycin 감수성 시험에 쓰임.

[g] Chlortetracycline, democlocycline, dosycycline, methacycline, minocycline 및 oxytetracycline의 class disk임. 그러나 doxycycline이나 minocycline에 더 감수성인 세균에 있음.

B. MIC 측정법

1) 시험관 희석법(Tube Dilution Method)

시험관 희석법은 최소억제농도(Minimum Inhibitory Concentration, MIC)를 측정하는 데 널리 사용되는 방법 중 하나로 항균제나 항균물질의 미생물에 대한 최소 억제농도를 결정한다. 시험관 희석법은 항균제 내성 균주의 감시와 항균제 효과의 평가를 포함하여 항균제 또는 항균물질 개발과 관련된 다양한 의학적 연구에서 사용되는 중요한 방법이다. 이 방법을 통해 최적의 항균제 용량을 결정하고 항균제 내성균주를 식별하여 적절한 치료 방법을 개발하는 데 도움을 줄 수 있다. 최소억제농도(MIC)는 주로 액체배지 희석법을 사용하여 측정하고 최소살균농도(Minimum Bactericidal Concentration, MBC)는 주로 고체배지 희석법을 사용하여 측정한다.

(1) 배지의 조제

1) 역가가 분명한 항균약제 분말을 저울에 칭량하여 1,000/μg/mL의 항균 약제 표준원액을 조제한다.
2) 1,000 μg/mL 원액을 Trypicase soy broth 배지로 희석하여 400 μg/mL로 만든다.

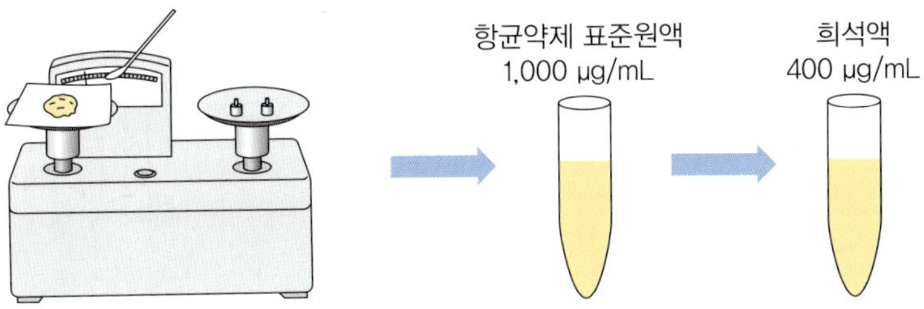

3) 14개의 마개 있는 멸균 시험관을 배열 각각 Trypicase soy broth 배지 1 mL을 분주한다.
13번 시험관은 균액 대조, 14번 시험관은 배지 대조 대조(control)

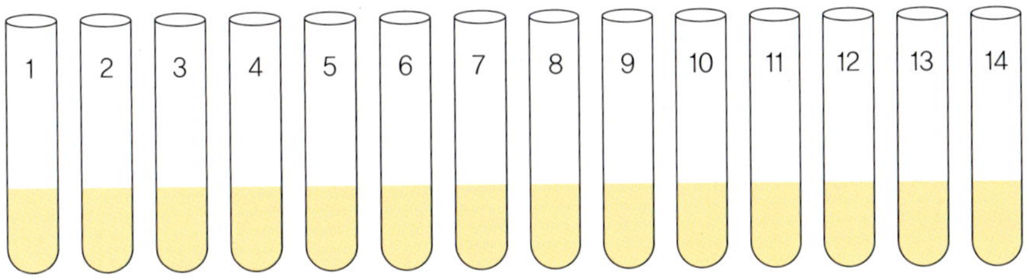

4) 처음 시험관에 400 μg/mL 액 1.0 mL을 가하고 이하 2배 희석하여 최후의 시험관에서 1.0 mL을 버린다.
13, 14번에는 Trypicase soy broth 1 mL만 남는다.

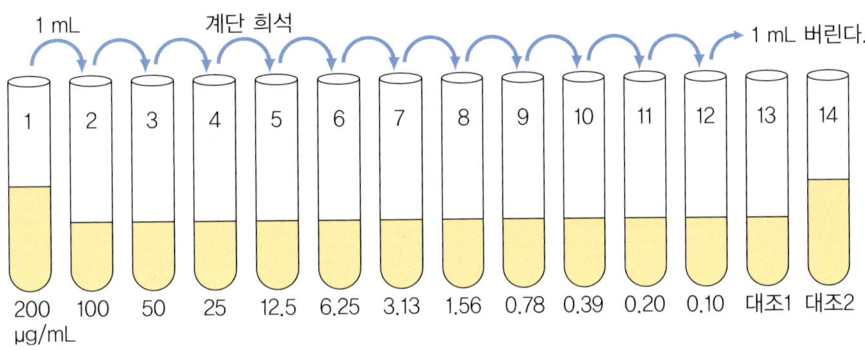

5) 각 시험관에 농도 10^5/mL의 균액 1.0 mL씩 가한다.
각 시험관의 총량은 2.0 mL가 되며 약제농도는 1/2이 된다.
14번에는 균액을 넣지 않고 액체배지 1 mL를 넣는다.

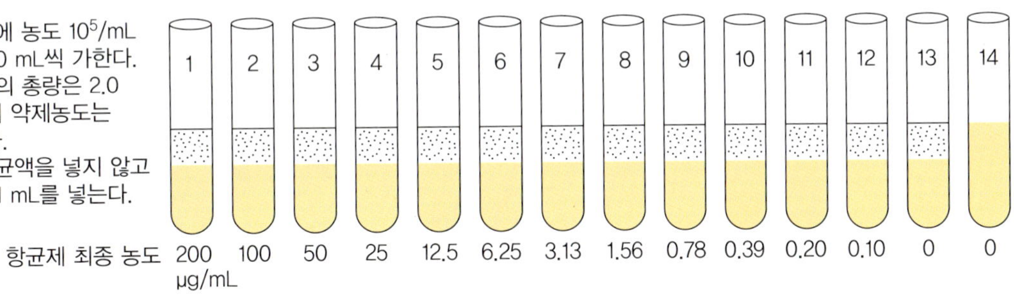

(2) 판정

1) MIC : 육안으로 혼탁을 볼 수 없는 시험관의 최저농도를 MIC로 한다. 7번 시험관 1.56 μg/mL가 MIC가 된다.

2) MBC : 혼탁을 볼 수 없는 모든 시험관에서 한 백금이씩을 약제가 들어 있지 않은 Muller-Hinton 배지 또는 BAP 같은 우무에 접종하여 하루밤 배양 후 혼탁 또는 집락형성이 안 되는 시험관을 최저 살균 농도로 정한다.

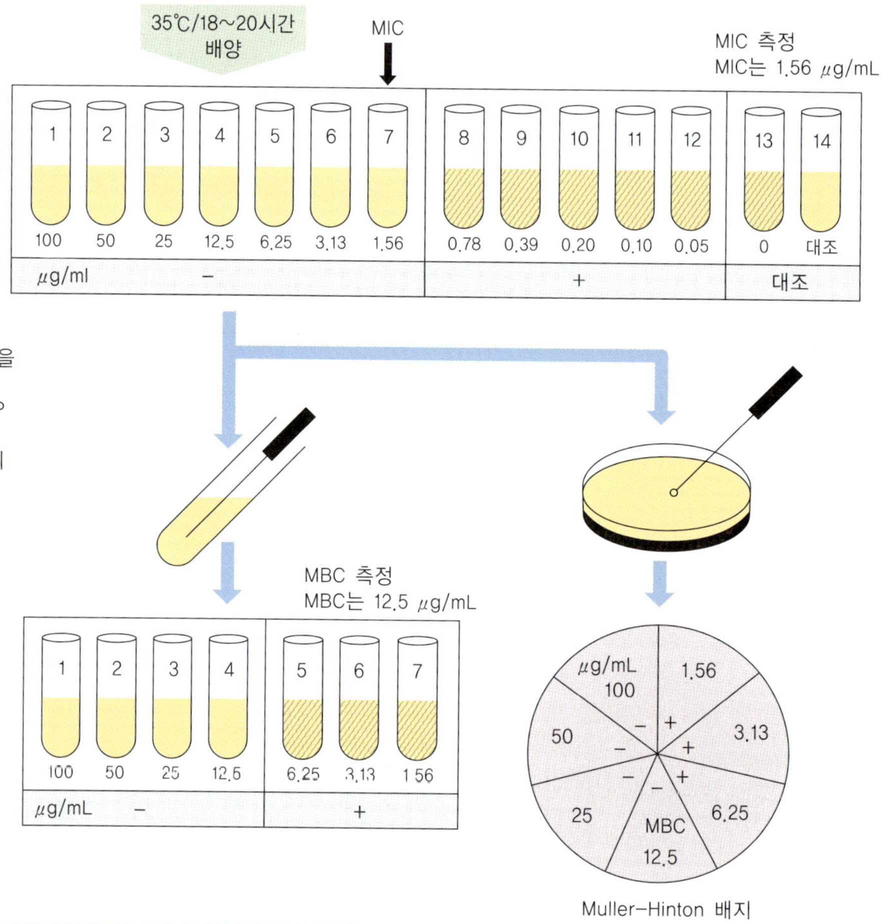

※ MIC (minimal inhibitory concentration)
※ MBC (minimal bacteriocidal concentration)
※ + : growth, – : no growth

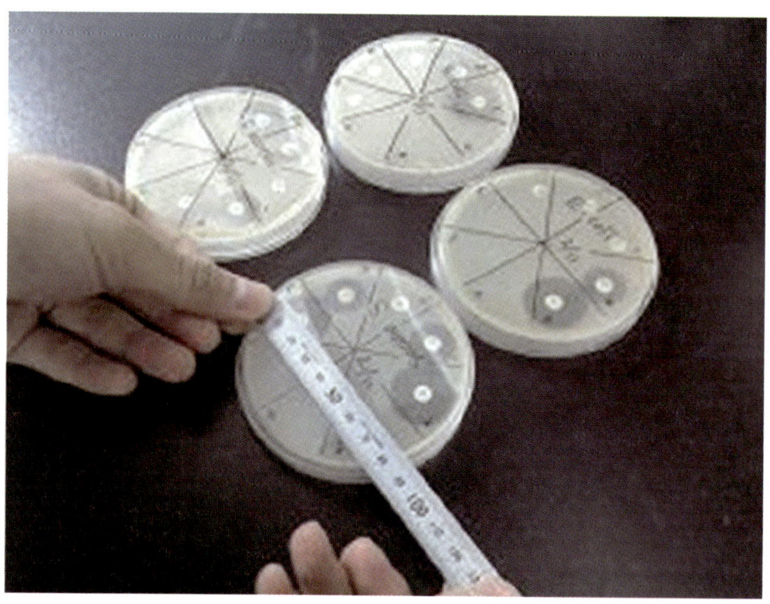

그림 6-4. 항균제 감수성시험 억제대 측정

문제

1. 항균제 감수성 시험 시 가장 널리 쓰이는 방법은?

2. 항균제 감수성 시험 시 사용하는 배지 이름은?

3. 항균제 감수성 시험 시 대조균주로 사용하는 균명 세 가지는?

4. 항균제 감수성 시험 시 집락의 탁도를 어디에 맞추나?

5. 항균제 감수성 시험 시 배지의 두께는?

실습 6과 실험보고서

학번 : 이름 : 실험일자 : 담당교수 :

※ 항균제 감수성 검사 술식을 도해하고 결과를 판독할 것.

항균제 / 사용균주					

Work sheet

∴ 특이사항, 주의사항, 멸균과정을 설명할 것

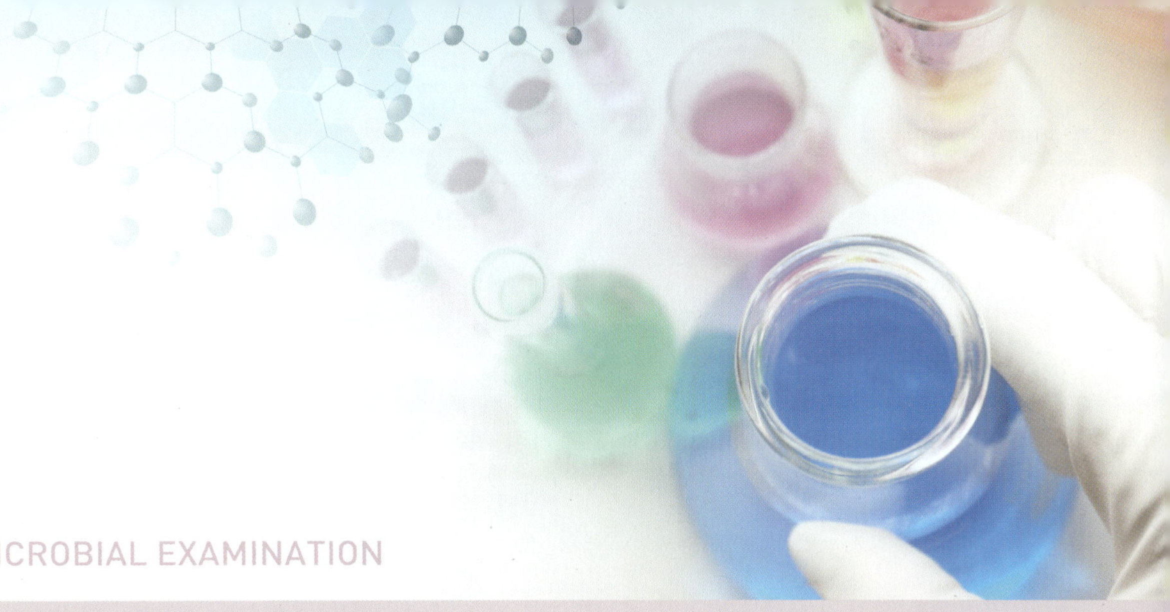

MICROBIAL EXAMINATION

제7장 세균의 수질검사

Water Quality Examination of Bacteria

◎ 목적

식수의 공급원인 상수원이나 하천의 세균학적 오염정도를 측정하고 분변으로 인한 세균 및 대장균군(coliform group)의 검출방법을 익힌다.

◎ 고찰

상수원이나 하천에는 일반적으로 *Pseudomonas, Achromobacter, Flavobacterium, Micrococcus, Streptomyces* 등 다양한 미생물이 존재한다.

수돗물에는 또한 iron bacteria 와 같은 미생물이 존재할 수 있다. 그러나 가장 중요한 것은 어떤 종류의 미생물이 존재하는가에 대한 것이다.

특히, 장티푸스나 콜레라, 세균성 이질의 원인이 되는 병원균들은 사람과 동물의 분변을 통해 하천과 상수원을 오염시킬 수 있다. 따라서 지속적인 세균학적 검사는 안전한 식수 공급을 위해 필수적이다. 그러나 식수에서 병원성 세균을 정확하게 식별하는 것은 어려운 작업이며, *Escherichia coli* 나 *Enterococcus faecalis*와 같은 비병원성 장내 세균을 조사하는 것이 비교적 쉽다.

이러한 세균들은 일반적으로 토양이나 수중에는 존재하지 않고, 동물의 분변으로부터 유입되기 때문에 식수의 세균학적 검사는 하천 오염 수준을 파악하는 데 중요한 지표 역할을 한다.

본 실험은 *Escherichia coli*와 *Enterobacter aerogenes*와 같은 Coliform bacteria의 존재 여부를 확인하기 위해 실시한다. 대장균군은 lactose를 발효하여 산(acid)과 gas를 생성하고, 조건 무산소성인

Gram 음성 막대균이다.

대장균군의 존재 여부와 수치를 파악하기 위해 사용되는 시험법으로는 최적 확률치(most probable number, MPN)에 기반한 복식 시험관 발효법(multiple tube fermentation method), 막여과법(membrane filtration method)과 효소기질 이용법(Enzyme Substrate Method)이 있다. 이러한 시험법은 세균의 수와 특정 종류를 알아보는데 도움이 되어 수질의 상태를 평가하는 중요한 도구로 활용된다.

실습 제7-1과

복식시험관 발효법(Multiple Tube Fermentation Method)

◎ 개요

추정시험, 확인시험 및 완결시험을 통해 음료수 내에 들어 있는 대장균군(coliform group)의 오염도를 측정하는 것으로 오염균수의 정확한 숫자의 파악보다는 최적오염 확률치(MPN)를 계산하는 방법이다.

◎ 재료

1. Nutrient agar slant
2. Durham관이 든 단배 농도 lactose 액체배지(Single Strength Lactose Broth (1x), SSL): 기본 농도로 제조된 lactose 액체배지
3. Durham관이 든 이배 농도 lactose 액체배지(Double Strength Lactose Broth (2x), DSL): 2배 농도로 제조된 lactose 액체배지로 일부 미생물의 성장을 촉진하거나 특정 성장 조건을 조절하기 위해 사용 된다.
4. EMB 우무 평판배지
5. 멸균된 배양접시
6. 10 mL, 1 mL pipette
7. Gram 염색시약
8. MR-VP broth
9. Methyl red 지시약

◎ 실험 방법

1. 추정시험(Presumptive test)

① 검사시료를 멸균된 Petri dish에 각각 0.1 mL, 1.0 mL씩 접종하고 약 50℃ 정도로 식힌 nutrient agar를 평판에 부어 혼합한 후 35℃ 24시간 배양한다.

② 동일 시료를 각각 3개의 SSL 배지관에 0.1 mL, 1.0 mL씩 접종하고 3개의 DSL 배지관에는 10 mL를 접종한 후 35℃에서 24~48시간 배양한다.

③ 배양 후 평판배지에 자란 집락의 수를 계산하고, 각 시험관을 조사하여 Durham관에 gas가 생성된 숫자를 조사한 다음 최적확률치표를 보고 시료 100 mL당 존재하는 coliform 세균의 확률치를 구한다.

④ 24시간 이내에 10% 이상의 gas가 발생하면 음료수로는 불가한 것으로 추정하며 48시간 후에 10% 미만의 gas가 발생하면 gas는 coliform에 의한 것은 아니라고 간주한다.

⑤ Gas 발생이 관찰되지 않으면 24시간 더 배양하여 관찰하고 그래도 가스발생이 검출되지 않으면 추정시험 음성으로 판정한다.

⑥ 48시간 내에 가스발생이 검출되면 추정시험 양성으로 판정하고 확인시험을 시행한다.

2. 확인시험(conformed test)

① 가스가 발생한 시험관 하나를 택하여 그 배양액을 백금이로 따서 EMB 평판배지에 도말하고 35℃에서 24시간 배양한다.

② Coliform 세균의 집락형성 여부를 조사하는데 EMB 배지에서 *E. coli*는 암청색 또는 녹색 금속성 광택을 띠는 집락으로 자라며 *Enterobacter aerogenes*는 분홍색의 집락을 형성한다.

③ 만일 EMB 배지상에서 전형적인 coliform 세균이 나타나지 않으면 확정시험 음성으로 판정하고, 나타나면 양성이므로 다음의 완결시험을 행한다.

3. 완결시험(completed test)

① 전형적인 Coliform 집락을 lactose broth와 nutrient 사면배지에 접종하고 35℃에서 24~48시간 배양한다.

② Lactose broth에서 가스형성 여부를 다시 확인하고 사면배지에 자란 균주를 Gram 염색해 보고, MR-VR broth에 접종하여 35℃에서 24시간 배양한다.

③ Gram 염색에서 Gram 음성간균으로 판정되면 대장균 군의 오염으로 간주한다.

④ 배양된 MR-VP broth에 Methyl red 지시약을 몇 방울 가하여 적색이 나타나면 MR test 양성으로 판정하고 *E. coli*로 추정한다(제5장 참고).
MR test 음성이면 *Enterobacter aerogenes*로 추정한다.

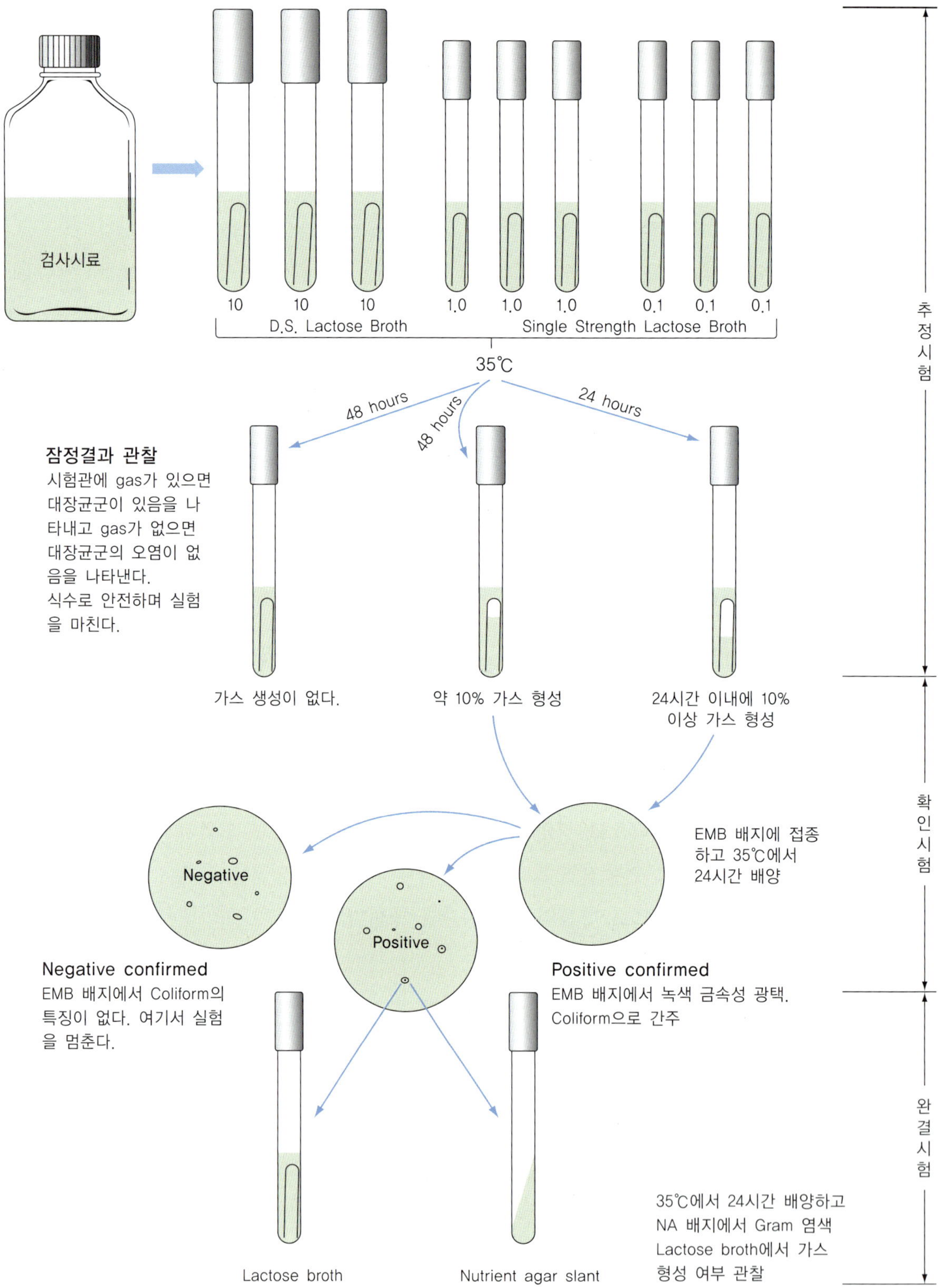

그림 7-1. 복식 시험관 발효법

※ 주의사항

① 시료채취는 유리마개가 있는 120 mL짜리 유리병을 멸균해서 사용하고 만일 시료가 염소처리된 것일 경우에는 3% Sodium thiosulfate를 0.1 mL 가하여 잔여 염소성분을 제거한 후 검사한다.

② 채취한 시료는 6시간 이내에 시험하여야 믿을 만한 결과를 얻을 수 있으며 시험 전까지는 냉장고에 보관해 두도록 한다.

③ 시료가 많이 오염된 것(시냇물, 강물, 댐물, 오염수)일 경우는 10^{-4} 수준으로 희석한 후 실험한다.

표 7-1. 최대 확률치표

Number of tubes giving positive reaction out of			MPN index per 100 mL	95% Confidence limits	
3 of 10 mL cath	3 of 1 mL cach	3 of 0.1 mL cach		Lower	Upper
0	0	1	3	<0.5	9
0	1	0	3	<0.5	13
1	0	0	4	<0.5	20
1	0	1	7	1	21
1	1	0	7	1	23
1	1	1	11	3	36
1	2	0	11	3	36
2	0	0	9	1	36
2	0	1	14	3	37
2	1	0	15	3	44
2	1	1	20	7	98
2	2	0	21	4	47
2	2	1	28	10	150
3	0	0	23	4	120
3	0	1	39	7	130
3	0	2	64	15	380
3	1	0	43	7	210
3	1	1	75	14	230
3	1	2	120	30	380
3	2	0	93	15	380
3	2	1	150	30	440
3	2	2	210	35	470
3	3	0	240	36	1,300
3	3	1	460	71	2,400
3	3	2	1,100	150	4,800

From : Standard Methods for the Examination of Water and Wastewater, 14th edition.
American Public Health Association, American Water Works Association, Water Pollution Control Federation, Washington, D.C., 1975.

문제

1. 수질 정량검사란 무엇인가?

2. 수질 정성검사 양성의 의미는?

실습 7-1과 실험보고서

학번 :　　　이름 :　　　실험일자 :　　　담당교수 :

※ 음료수의 세균학적 검사(정성시험)

1. 추정시험(presumptive test : MPN determination)

취수원	가스 양성 시험관 수(gas %)			MPN (100 mL)	집락수	
	3 tubes DSLB 10 mL	3 tubes SSLB 1.0 mL	3 tubes SSLB 0.1 mL		0.1 mL	1 mL
수돗물						
우물						
저수지						

2. 확인시험(conformed test)

취수원	EMB 배지에서 집락(녹색 금속성 광택 또는 분홍색)	
	Positive	Negative
수돗물		
우물		
저수지		

3. 완결시험(completed test)

취수원	Lactose 발효결과 gas 생성여부(%)	Gram 염색성	MR 시험	최종판정
수돗물				
우물				
저수지				

※ 국립보건원에서는 표준비교를 채택하여 모든 결과를 포괄할 수 있도록 했으며, 이 비교는 음료수 검체의 음료 적합성을 결정하는 데 의의가 있다. 각기 검체에 해당하는 성적을 기록한 후 다음 비교 중 어느 것이 적용될 수 있는가를 조사한다.

〔세균학적 음료수 조사결과 보고에 사용하는 표준비교〕

1. 어느 lactose 시험관에서도 gas 음성 집락수 200/mL 이하.
   〔비고〕 세균학적으로 음료 적합, 대변 오염 증거 없음.
2. 어느 lactose 시험관에서도 gas 음성, 집락수 200/mL 이상.
   〔비고〕 음료 적합 의심, 집락수 높음.
3. 1~2개의 D.S 시험관에 존재하는 C-A군이 집단에 의해 가스 형성, 집락수 200/mL 이하.
   〔비고〕 음료 적합 의심, C-A군 집단 세균이 1~2/10 mL 검체에 존재함.
4. 1~2개의 D.S 시험관에 존재하는 C-A군 집단에 의해 가스 형성, 집락수 200/mL 이상.
   〔비고〕 세균학적으로 음료 불가, 1~2 큰 lactose 시험관에서 C-A군 존재하고 집락수 높음.
5. 1~2개 이상의 lactose 시험관에서 가스 형성, C-A군 존재 입증할 수 없음. 집락수 100/mL 이하.
   〔비고〕 세균학적으로 음료, 가스 형성은 C-A군에 의한 것이 아님.
6. 5와 같으나 집락수가 200/mL 이상.
   〔비고〕 세균학적으로 음료 불가, gas 형성은 C-A군에 의한 것이 아님. 집락수 높음.
7. 3개의 또는 그 이상의 D. S lactose 시험관이나 또는 하나의 SS lactose tube에 C-A군 존재로 인한 gas 형성, 집락수 200 이하 또는 이상.
   〔비고〕 세균학적으로 음료 불가, 여러 시험으로 대변 오염을 나타냄.
   - D.S : Double strength lactose broth, 10 g (lactose)/ 11 (DW)
   - S.S : Single strength lactose broth, 5 g (lactose)/ 11 (DW)
   - C-A군 균 : Coliform-Aerobacter group

Work sheet

∴ 특이사항, 주의사항, 멸균과정을 설명할 것

실습 제7-2과

막 여과법(Membrane Filtration Method)

◎ 목적

세균학적 수질검사에서 막여과를 이용한 대장균군(coliform group)의 세균수를 측정하는 방법을 익힌다.

◎ 고찰

막 여과법(Membrane Filtration Method)은 다량의 수질 시료에서 세균의 수를 상대적으로 정확하게 측정하고 처리할 수 있는 장점을 갖고 있다. 특히 대장균군의 수를 정확하게 측정할 수 있으며, 여과막(membrane filter) 위에 남은 세균의 정량적인 분석이 가능하다. 이 방법은 미국보건성에서도 공인한 세균학적 수질검사 방법 중 하나이다.

여과막은 약 10 μm의 두께를 가지며, 구멍(pore)의 크기는 0.45 μm이다. 이 크기의 구멍은 0.47 μm 이상의 세균이 여과되지 못하도록 막아준다. 수질 시료를 여과막으로 여과한 후, 여과막을 영양배지 위에 놓고 배양한다. 배양 후 여과막 위에 형성된 세균 집락을 현미경으로 살펴봄으로써 세균의 수를 정량적으로 계산할 수 있다. 이러한 방법을 통해 물의 세균 오염 정도를 정량하고 분석하여 식수나 수질의 위생 상태를 판단하는 데 활용할 수 있다.

◎ 재료

1. 멸균된 여과막 장치와 진공펌프
2. Membrane filter (pore size : 0.45 μm)
3. 시료 100 mL
4. EMB 액체배지
5. 흡수대(absorbent pad)
6. 멸균 Petri dish
7. 핀셋
8. Pipettes
9. 95% ethyl alcohol

◎ 실험방법

1. 멸균된 흡수대를 핀셋으로 집어 멸균 Petri dish에 놓는다.
2. EMB 액체배지를 약 2 mL가량 흡수대에 가한다.
3. 막여과 장치를 맞춘다.
4. 막여과 장치의 여과면에 멸균한 여과막의 눈금이 위로 향하도록 무균적으로 올려놓는다.
5. 진공 펌프를 여과장치에 연결하여 시료 100 mL를 여과하고 증류수 20~30 mL를 가해 여과 깔때기 내부를 행군 후 다시 여과한다.
6. 여과가 끝나면 여과막을 핀셋으로 집어 흡수대 위에 올려놓는다.
7. 35℃에서 24~48시간 배양한 후 집락수를 조사하고 금속성 광택을 띠는 Coliform 세균의 숫자를 세어 시료 100 mL당 세균수를 구한다.

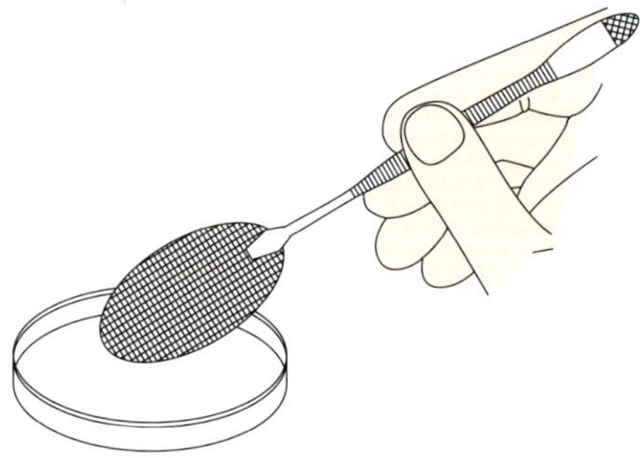

A. 멸균된 흡수대를 멸균 배양접시에 무균적으로 놓는다.

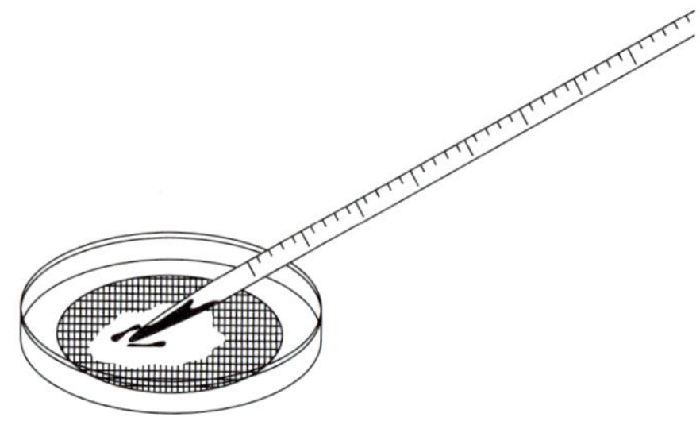

B. EMB broth 2.0 mL를 여과지 위에 가한다.

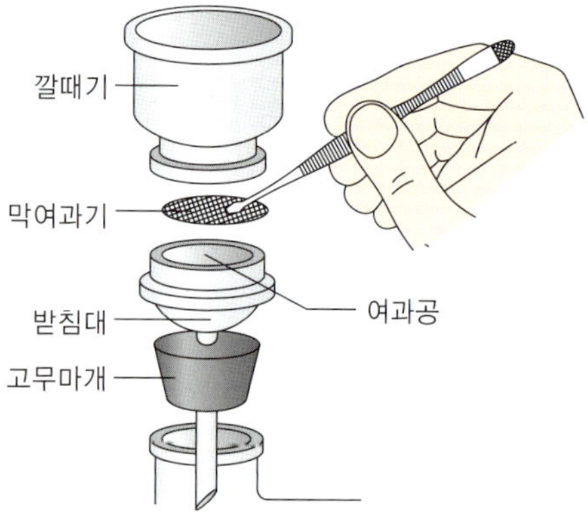

C. 멸균된 여과막을 여과기 위에 넣는다.

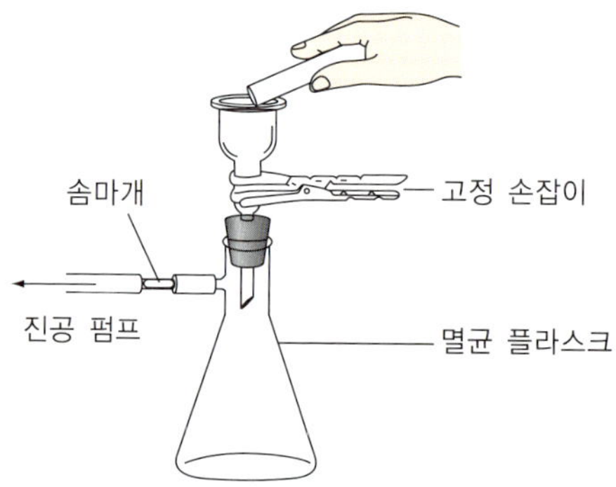

D. 시료를 넣고 멸균 증류수 20 mL로 씻어 내 여과한다.

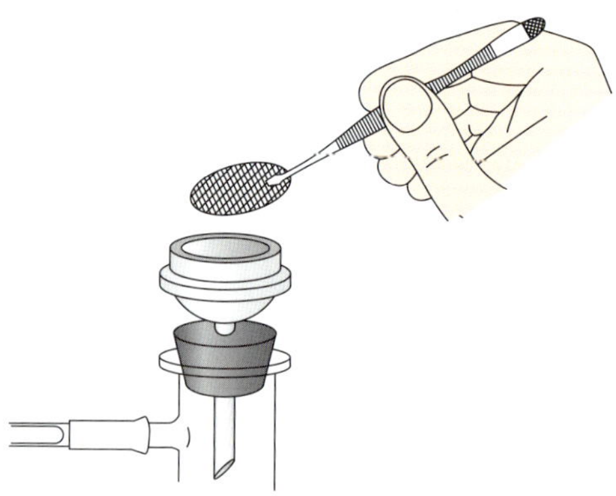

E. 완전 여과된 후 조심스럽게 여과지를 꺼낸다.

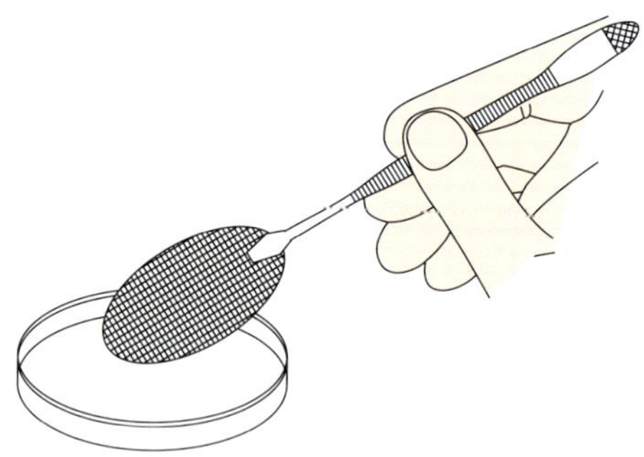

F. 여과지를 흡수대 위에 넣고 35℃에 24시간 배양한다.

그림 7-2. 막여과 배양방법

실습 7-2과 실험보고서

학번 : 이름 : 실험일자 : 담당교수 :

※ 막여과 방법 실험 : 여과막을 이용하여 음료수에 함유된 세균수를 측정한다.

Sample (시료)	취수원	대장균군의 수	여과된 총균수	MPN
1				
2				
3				
4				
5				
6				

$$\text{MPN (최확수, most probable number)} = \frac{\text{대장균 군} \times 100}{\text{여과된 총균수}}$$

Work sheet

∴ 특이사항, 주의사항, 멸균과정을 설명할 것

실습 제7-3과

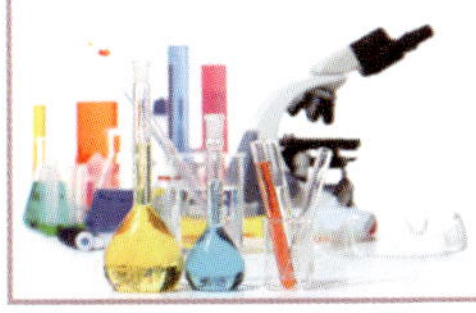

효소기질 이용법(Enzyme Substrate Method)

◎ 목적

수질에서 효소기질을 이용하여 대장균군(coliform group)과 대장균을 검출하는 방법을 익힌다.

◎ 고찰

먹는물수질공정시험기준은 음용수의 수질기준을 평가하기 위한 기준으로 국립환경과학원에서 고시한다. 이 중 효소기질이용법은 대장균군과 대장균의 존재 여부를 검출하는 데 활용된다. 대장균군은 베타-갈락토오스 분해효소(Beta-galactosidase) 활성을 이용하고, 대장균은 베타-글루쿠론산 분해효소(Beta-glucuronidase) 활성을 이용한다. 이러한 효소 활성을 측정함으로써 대장균과 대장균군의 존재 여부를 감지하고 평가할 수 있다.

◎ 재료

1. 시료 100 mL
2. 약 125 mL의 투명한 유리병으로 마개가 있고, 자외선 하에 형광을 띠지 않음.
3. 효소기질이용 시약
4. 배양기
5. 자외선 검출기(366 nm 파장 조사 가능)

◎ 실험방법

1. 멸균된 시료용기에 물 시료 100 mL를 준비한다.
2. 물 시료에 효소기질이용 시약을 넣어준다.
3. 마개를 밀봉한다.
4. 35℃에서 24~48시간 배양한다.
5. 대장균군의 결과판독은 상용화된 제품의 사용설명서에 따라 배양 결과를 판정한다. 대장균은 자외선 램프(366 nm)를 사용하여 암실에서 형광을 관찰하여 MUG (4-Methylumbelliferyl-β-D-glucuronide)에 의한 형광이 관찰되면 대장균 양성으로 판정한다.

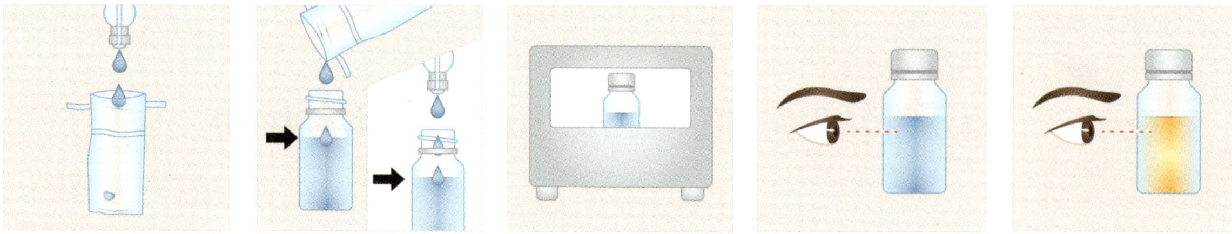

① 물 시료 100 mL를 준비하고 효소기질이용 시약을 넣어준다.

② 35℃에서 24~48시간 배양한다.

③ 육안으로 색상의 변화 확인

④ 색상이 변하면 대장균군 양성, 변화가 없으면 음성.

⑤ 자외선 램프(366 nm)를 사용하여 형광이 관찰되면 대장균 양성으로 판정, 형광이 관찰되지 않으면 음성.

그림 7-3. 효소기질 이용법

실습 7-3과 실험보고서

학번 :	이름 :	실험일자 :	담당교수 :

※ 효소기질 이용법 실험 : 효소기질을 이용하여 대장균군과 대장균을 검출한다.

Sample (시료)	취수원	대장균군의 검출여부	대장균의 검출여부
1			
2			
3			
4			
5			
6			

Work sheet

∴ 특이사항, 주의사항, 멸균과정을 설명할 것

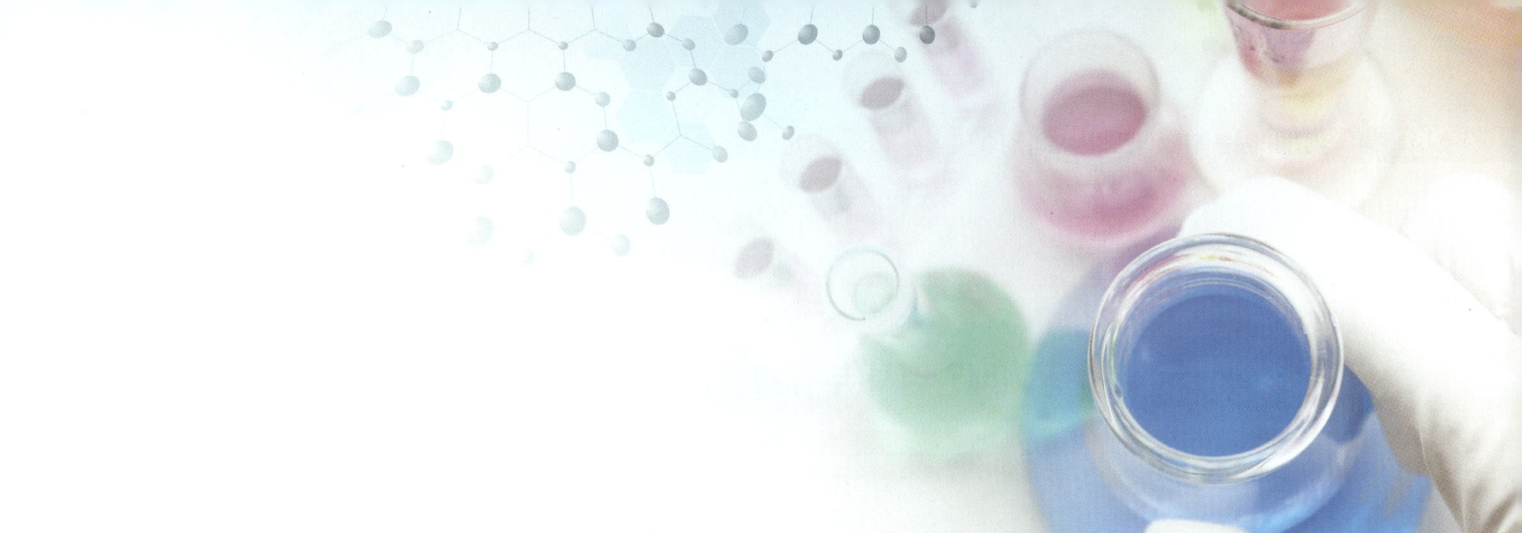

MICROBIAL EXAMINATION

제8장 감염안전관리 감시배양 검사

Microbiological Methods for Surveillance System

병원감염의 문제를 해결하기 위해 근본 원인의 파악을 위한 감염관리 감시배양 검사를 시행한다. 병원 내 감염의 주요 요인은 환경 청결, 의료인접촉, 수술 및 창상치료, 식품, 주사 및 수액, 카데터 및 내시경, 물, 공기, 방문객 접촉, 다른 환자접촉, 환자 자신의 내인성 감염, 매개물(옷, 침구) 등이 있다.

병원환경 관리에서의 미생물검사실의 역할은 의료관련감염 및 주요 내성세균의 감시, 원내 집단감염 발생 시 역학조사, 다제내성균의 보균자감시 등 감염관리에 중요한 역할을 수행해 왔으며 환경관리를 위한 감시배양도 시행하고 있다.

본 실험에서는 의료기관에서 발생하는 의료관련감염 중 임상병리사의 업무인, 환경감시배양검사를 숙지하고자 한다. 공기배양검사와 집단 급식시설 위생검사를 실습하고 최근의 신속진단법을 이용한 식중독균을 검출하는 시험법을 소개한다.

실습 제8-1과

공기배양검사(부유세균검사) (Volumetric air test)

◎ 목적

실험실 내부 공기 중의 부유입자 중 세균 또는 진균의 존재 여부를 확인하고 정량적으로 산출하고자 한다.

◎ 고찰

부유세균은 공기 중에 떠 있는 일반 세균 뿐 아니라 병원성 세균을 뜻하며 1년 내내 실내 환경 중에 존재한다. 먼지나 수증기 등에 부착되어 생존하며 스스로 증식할 수 있는 오염요소로 피부염, 알레르기성 질환 및 호흡기 질환 등을 유발할 수 있다. 폐쇄된 공간 내에서 음식물 찌꺼기, 가습기와 공기청정기의 오래된 필터 등에 의해 부유세균이 고농도로 증식 가능하다. 실내 공기질 관리를 위한 자료로 활용하기 위해 부유세균검사가 필요하다.

공기 채집기(air sampler)를 사용하여 측정하고자 하는 공간의 공기를 일정 시간동안 일정량 빨아들인 후에 미생물 배양배지에서 증식시켜 배양된 세균과 진균을 MPN(최확수)표를 활용하여 정량적으로 분석한다.

검체 채취를 위해서는 장비와 샘플 그리드의 위생 상태를 확인해야 하며, 샘플 그리드를 장착 또는 탈착할 때 표면의 구멍에 손이 닿지 않도록 주의해야한다. 검체 채취하는 동안에 불필요한 동작은 피하고 장비 앞으로 지나가거나 기침하지 않도록 한다. 오염도가 낮다고 판단되는 지역부터 검사를 실시하며, 공기 채집기에 배지를 끼우고 채취하고자 하는 지점에서 20분 이상 간격으로 3회 연속 측정한다.

◎ 재료

1. 공기 채집기(air sampler)와 멸균된 샘플 그리드
2. 70 % 에탄올 또는 소독제로 적신 솜
3. 멸균된 최소 깊이 2.5 mm의 편평한 Nutrient agar
4. 멸균된 최소 깊이 2.5 mm의 편평한 Sabouraud dextrose agar
5. Colony counter
6. 네임펜(name pen)

◎ 실험 방법

1. Nutrient agar와 Sabouraud dextrose agar를 멸균 후 50℃ 전후로 식히고 90 mm 평판배양접시에 붓고 굳힌다(표면에 물방울이 맺히거나 너무 건조한 상태는 시험에 적합지 않다).
2. 공기 채집기의 뚜껑과 내부를 소독솜으로 소독한 후 수분을 완전히 제거한다.
3. 장비를 편평한 표면 위(작업대 또는 테이블)에 수평, 수직 또는 삼각대에 장착한 형태로 올려놓는다.
4. 공기 채집량을 50 L로 선택한다.
5. 멸균한 샘플 그리드를 열고 배양배지의 뚜껑을 열어 올려놓은 후 샘플 그리드를 장착한다.
6. 시작 버튼을 눌러 자동 채취를 시작한다. 채취가 끝나고 신호음이 울리면 신속하게 샘플 그리드를 제거하고 배양 접시를 꺼내 뚜껑을 다시 덮고 날짜, 시간 및 채취 장소를 기록한다.
6. 최소 20분 간격으로 3회 이상 연속 측정한다.
7. 배양배지를 35~37℃ 배양기에서 4~7 일간 배양한다.
8. 세균 집락이 확인될 경우 Blood agar plate에서 추가 동정을 진행하고, SDA 배지의 집락은 Gram staining 후 LPCB staining으로 mold의 성상을 확인한다.

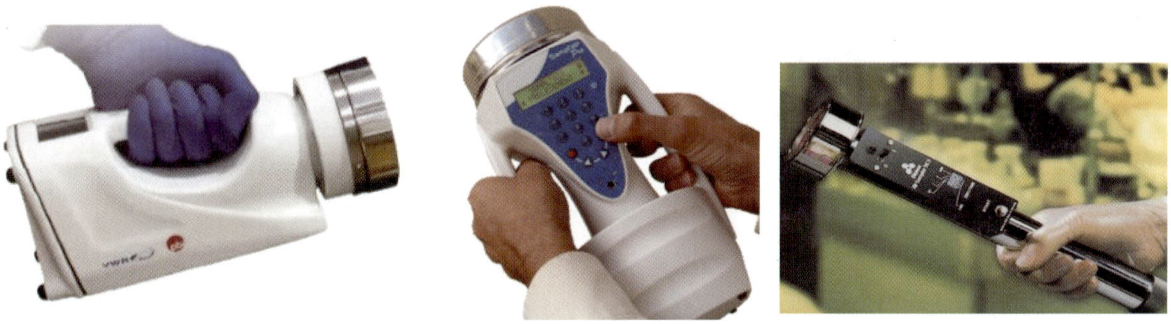

그림 8-1. 공기 채집기(air sampler)

◎ 집락수의 계산

1. 배양배지를 실험대 위에 놓고 집락을 관찰한다.
2. 배양배지의 뚜껑을 열고 집락계산기 위에 올려놓는다(그림 8-2). 같은 집락을 두 번 반복하여 세는 것을 방지하기 위해 분획선의 상단부터 집락수(CFU, colony forming units)를 세기 시작한다(그림 8-3).
3. MPN (Most Probable Number, 최확수)표를 활용한다(표 8-2).
   - 가로줄: 채집량(in liters)
   - 세로줄:

① 첫 번째 칼럼(CFU count)

배지위에서 계수할 수 있는 집락수

② 두 번째 칼럼(corrected MPN)

Feller의 법칙에 따라 직접 계수된 CFU값으로부터 보정된 집락수(세균과 충돌이 발생했던 구멍에서 형성된 집락수)를 추정할 수 있다.

예: 공기 채집량 = 50 liters, CFU : 120, MPN value : 159

1 m^3당 검출 가능한 MPN 값으로 표현된 결과 = 3188

4. 청결기준에 따라 해석한다.

표 8-1. 의료기관내 공기의 오염도 기준

시험항목	기준
총부유세균(CFU/㎥)	800 CFU/㎥이하
곰팡이(CFU/㎥)	500 CFU/㎥이하
미세먼지(PM-2.5)(㎍/㎥)	70 이하

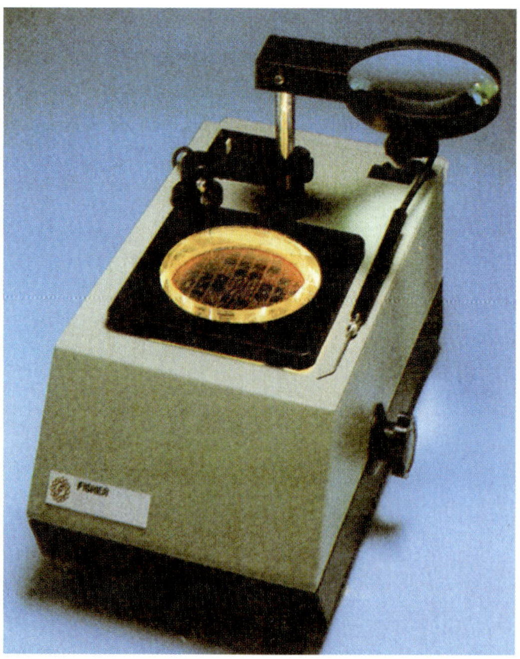

그림 8-2. 세균집락수의 계산

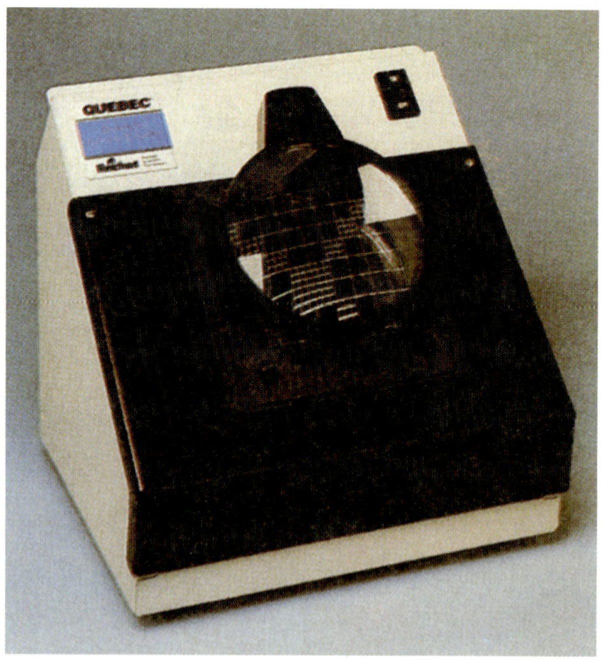

그림 8-3. 세균집락 계산기

표 8-2. Air sample를 이용한 MPN(최확수법) 판독표

CFU count	Corrected MPN	Sample volume (in liters)												
		10	20	30	40	50	60	70	80	90	100	110	120	130
1	1	100	50	33	25	20	17	14	13	11	10	9	8	8
2	2	200	100	67	50	40	33	29	25	22	20	18	17	15
3	3	301	151	100	75	60	50	43	38	33	30	27	25	23
4	4	402	201	134	101	80	67	57	50	45	40	37	34	31
5	5	504	252	168	126	101	84	72	63	56	50	46	42	39
6	6	606	303	202	151	121	101	87	76	67	61	55	50	47
7	7	708	354	236	177	152	118	101	89	79	71	64	59	54
8	8	811	405	270	203	162	135	116	101	90	81	74	68	62
9	9	914	457	305	228	183	152	131	114	102	91	83	76	70
10	10	1017	509	339	254	203	170	145	127	113	102	92	85	78
11	11	1121	561	374	280	224	187	160	140	125	112	102	93	86
12	12	1226	613	409	306	245	204	175	153	136	123	111	102	94
13	13	1330	665	443	333	266	222	190	166	148	133	121	111	102
14	14	1436	718	479	359	287	239	205	179	160	144	131	120	110
15	15	1541	771	514	385	308	257	220	193	171	154	140	128	119
16	16	1647	824	549	412	329	275	235	206	183	165	150	137	127
17	18	1754	877	585	438	351	292	251	219	195	175	159	146	135
18	19	1860	930	620	465	382	310	266	233	207	186	169	155	143
19	20	1968	984	656	492	394	328	281	234	219	197	179	164	151
20	21	2075	1038	692	519	415	346	296	259	231	208	189	173	160
21	22	2184	1092	728	546	437	364	312	273	243	218	199	182	168
22	23	2292	1146	764	573	458	382	327	287	255	229	208	191	176
23	24	2401	1201	800	600	480	400	343	300	267	240	218	200	185
24	25	2511	1255	837	628	502	418	359	314	279	251	228	209	193
25	26	2621	1310	874	655	524	437	374	328	291	262	238	218	202
26	27	2731	1366	910	683	546	455	390	341	303	273	248	228	210
27	28	2842	1421	947	711	568	474	406	355	316	286	258	237	219
28	30	2953	1477	984	738	591	492	422	369	328	295	268	246	227
29	31	3065	1533	1022	766	613	511	438	392	341	307	279	255	236
30	32	3177	1589	1059	794	635	530	454	397	353	318	289	265	244
31	33	3290	1645	1097	923	658	548	470	411	366	329	299	274	253
32	34	3403	1702	1134	851	681	567	486	425	378	340	309	284	262
33	35	3517	1759	1172	879	703	586	502	440	391	352	320	293	271
34	36	3631	1816	1210	908	726	605	519	454	403	363	330	303	279
35	37	3746	1873	1249	937	749	624	535	468	416	375	341	312	288
36	39	3861	1931	1287	965	772	644	552	483	429	386	351	322	297
37	40	3977	1989	1326	994	795	663	568	497	442	398	362	331	306
38	41	4093	2047	1364	1023	819	682	585	512	455	409	372	341	315
39	42	4210	2105	1403	1053	842	702	601	526	468	421	383	351	324
40	43	4327	2164	1442	1082	865	721	618	541	481	433	393	361	333
41	44	4445	2223	1482	1111	889	741	635	556	494	445	404	370	342
42	46	4563	2282	1521	1141	913	761	652	570	507	456	415	380	351
43	47	4682	2341	1561	1171	936	780	669	585	520	468	426	390	360
44	48	4802	2401	1601	1200	960	800	686	600	534	480	437	400	369
45	49	4921	2461	1640	1230	984	820	703	615	547	492	447	410	379
46	50	5042	2521	1681	1260	1008	840	720	630	560	504	458	420	388
47	52	5163	2581	1721	1291	1033	860	738	645	574	516	469	430	397

CFU	Corrected	Sample volume (in liters)												
count	MPN	10	20	30	40	50	60	70	80	90	100	110	120	130
48	53	5285	2642	1762	1321	1057	881	755	661	587	528	480	440	407
49	54	5407	2703	1802	1352	1081	901	772	646	601	541	492	451	416
50	55	5529	2765	1843	1382	1106	922	790	691	614	553	503	461	425
51	57	5653	2826	1884	1413	1131	942	808	707	628	565	514	471	435
52	58	5776	2888	1925	1444	1155	963	825	722	642	578	525	481	444
53	59	5901	2950	1967	1475	1180	983	843	738	656	591	536	492	454
54	60	6026	3013	2009	1506	1205	1004	861	753	610	603	548	502	464
55	62	6151	3076	2050	1538	1230	1025	879	769	683	615	559	513	473
56	63	6278	3139	2093	1569	1256	1046	897	785	698	628	571	523	483
57	64	6404	3202	2135	1601	1281	1067	915	801	712	640	592	534	493
58	65	6532	3266	2177	1633	1306	1089	933	816	726	653	594	544	502
59	67	6660	3330	2220	1665	1332	1110	951	832	740	666	605	555	512
60	68	6788	3394	2263	1697	1358	1131	970	849	754	679	617	566	522
61	69	6918	3459	2306	1729	1384	1153	988	865	769	692	629	576	532
62	70	7048	3524	2349	1762	1410	1175	1007	881	783	705	641	587	542
63	72	7178	3589	2393	1795	1436	1196	1025	897	798	718	653	598	552
64	73	7309	3655	2436	1827	1452	1218	1044	914	812	731	654	609	562
65	74	7441	3721	2480	1860	1488	1240	1063	930	827	744	646	620	572
66	76	7574	3787	2525	1893	1515	1262	1082	947	842	757	689	631	593
67	77	7707	3853	2569	1927	1541	1284	1101	963	856	771	701	642	593
68	78	7841	3920	2614	1960	1568	1307	1120	980	871	784	713	653	603
69	80	7975	3988	2658	1994	1595	1329	1139	997	886	795	725	665	613
70	81	8110	4055	2703	2028	1622	1352	1159	1014	901	811	737	676	624
71	82	8246	4123	2749	2062	1649	1374	1178	1031	916	825	750	687	634
72	84	8383	4191	2794	2096	1677	1397	1198	1048	931	838	762	699	645
73	85	8520	4260	2840	2130	1704	1420	1217	1065	947	852	775	710	655
74	87	8658	4329	2886	2165	1732	1443	1237	1082	962	866	787	722	666
75	88	8797	4398	2932	2199	1759	1466	1257	1100	977	880	800	733	677
76	89	8936	4468	2979	2234	1787	1489	1277	1117	993	894	812	745	687
77	91	9077	4538	3026	2269	1815	1513	1297	1135	1009	908	825	756	698
78	92	9218	4609	3073	2304	1844	1536	1317	1152	1024	922	838	768	709
79	94	9359	4680	3120	2340	1872	1560	1337	1170	1040	936	851	780	720
80	95	9502	4751	3167	2375	1900	1584	1357	1188	1056	950	864	792	731
81	96	9645	4823	3215	2411	1929	1608	1378	1206	1072	965	877	804	742
82	98	9789	4895	3263	2447	1958	1632	1398	1224	1088	979	891	816	753
83	99	9934	4967	3311	2483	1987	1656	1419	1242	1104	993	903	828	764
84	101	10080	5040	3360	2520	2016	1680	1440	1260	1120	1008	916	840	775
85	102	10226	5113	3409	2556	2045	1704	1451	1278	1136	1023	930	852	787
86	104	10373	5187	3458	2593	2075	1729	1482	1297	1153	1037	943	864	795
87	105	10521	5261	3507	2630	2104	1754	1503	1315	1169	1052	956	877	809
88	107	10670	5335	3557	2668	2134	1778	1524	1334	1186	1067	970	889	821
89	108	10820	5410	3607	2705	2164	1803	1546	1352	1202	1082	984	902	832
90	110	10970	5485	3657	2743	2194	1828	1567	1371	1219	1097	997	914	844
91	111	11122	5561	3707	2780	2224	1854	1589	1390	1236	1112	1011	927	856
92	113	11274	5637	3759	2819	2255	1879	1611	1409	1253	1127	1025	940	867
93	114	11427	5714	3809	2857	2285	1905	1632	1428	1270	1143	1039	952	879
94	115	11581	5791	3860	2895	2316	1930	1654	1448	1287	1158	1053	965	891
95	117	11736	5868	3912	2934	2347	1956	1677	1467	1304	1174	1067	978	903

CFU count	Corrected MPN	Sample volume (in liters)												
		10	20	30	40	50	60	70	80	90	100	110	120	130
96	119	11892	5946	3964	2973	2378	1982	1699	1487	1321	1189	1081	991	915
97	120	12049	6024	4016	3012	2410	2008	1721	1506	1339	1205	1095	1004	927
98	122	12207	6103	4069	3052	2441	2034	1744	1526	1356	1221	1110	1017	939
99	124	12365	6183	4122	3091	2473	2061	1766	1546	1374	1237	1124	1030	951
100	125	12525	6263	4175	3131	2505	2088	1789	1566	1392	1253	1139	1044	963
101	127	12686	6343	4229	3171	2537	2114	1812	1586	1410	1269	1153	1057	976
102	128	12847	6424	4282	3212	2569	2141	1835	1606	1427	1285	1168	1071	988
103	130	13010	6505	4337	3252	2602	2168	1859	1626	1446	1301	1183	1084	1001
104	132	13173	6587	4391	3293	2635	2196	1882	1647	1464	1317	1198	1098	1013
105	133	13338	6669	4446	3334	2668	2223	1905	1667	1482	1334	1213	1111	1026
106	135	13504	6752	4501	3376	2701	2251	1929	1688	1500	1350	1228	1125	1039
107	137	13670	6835	4557	3418	2734	2278	1953	1709	1519	1367	1243	1139	1052
108	138	13838	6919	4613	3459	2768	2306	1977	1730	1538	1384	1258	1153	1064
109	140	14007	7003	4669	3502	2801	2334	2001	1751	1556	1401	1273	1167	1077
110	142	14177	7088	4726	3544	2835	2363	2025	1772	1575	1418	1289	1181	1091
111	143	14348	7174	4783	3587	2870	2391	2050	1793	1594	1435	1304	1196	1104
112	145	14520	7260	4840	3630	2904	2420	2074	1815	1613	1452	1320	1210	1117
113	147	14693	7346	4898	3673	2939	2449	2099	1837	1633	1469	1336	1224	1130
114	149	14867	7434	4956	3717	2973	2478	2124	1858	1652	1487	1352	1239	1144
115	150	15043	7521	5014	3761	3009	2507	2149	1880	1671	1504	1368	1254	1157
116	152	15219	7610	5073	3805	3044	2537	2174	1902	1691	1522	1384	1268	1171
117	154	15397	7699	5132	3849	3079	2566	2200	1925	1711	1540	1400	1283	1184
118	155	15576	7788	5192	3894	3115	2596	2225	1947	1731	1558	1416	1298	1198
119	158	15757	7878	5252	3939	3151	2626	2251	1970	1751	1576	1432	1313	1212
120	159	15938	7969	5313	3985	3188	2656	2277	1992	1771	1594	1449	1328	1226
121	161	16121	8060	5374	4030	3224	2687	2303	2015	1791	1612	1466	1343	1240
122	163	16305	8152	5435	4076	3261	2717	2329	2038	1812	1630	1482	1359	1254
123	165	13490	8245	5497	4123	3298	2748	2356	2061	1832	1649	1499	1374	1268
124	167	16677	8338	5559	4169	3335	2779	2382	2085	1853	1668	1516	1390	1283
125	169	16865	8432	5622	4216	3373	2811	2409	2108	1874	1686	1533	1405	1297
126	171	17054	8527	5686	4264	3411	2842	2436	2132	1895	1705	1550	1421	1312
127	172	17245	8622	5748	4311	3449	2874	2464	2156	1916	1724	1568	1437	1327
128	174	17437	8718	5812	4359	3487	2906	2491	2180	1937	1744	1585	1453	1341
129	176	17630	8815	5877	4408	3526	2938	2519	2204	1959	1763	1603	1469	1356
130	178	17825	8913	5942	4456	3565	2971	2546	2228	1981	1783	1620	1485	1371
131	180	18021	9011	6007	4505	3604	3004	2584	2253	2002	1802	1638	1502	1386
132	182	18219	9110	6073	4555	3644	3037	2603	2277	2024	1822	1656	1518	1404
133	184	18418	9209	6139	4605	3684	3070	2631	2302	2046	1842	1674	1535	1417
134	185	18519	9310	6206	4655	3724	3103	2660	2327	2069	1862	1693	1552	1432
135	186	18821	9411	6274	4705	3764	3137	2689	2353	2091	1882	1711	1568	1448
136	190	19025	9513	6342	4756	3805	3171	2718	2378	2114	1903	1730	1585	1463
137	192	19231	9615	6410	4808	3846	3205	2747	2404	2137	1923	1748	1603	1479
138	194	19438	9719	6479	4859	3888	3240	2777	2430	2160	1944	1767	1620	1495
139	195	19646	9823	6549	4912	3929	3274	2807	2456	2183	1965	1786	1637	1511
140	199	19857	9928	6619	4964	3971	3309	2837	2482	2206	1986	1805	1655	1527
141	201	20069	10034	6690	5017	4014	3345	2667	2509	2230	2007	1824	1672	1544
142	203	20282	10141	6761	5071	4056	3380	2897	2535	2254	2028	1844	1690	1560
143	205	20498	10249	6833	5124	4100	3416	2928	2562	2278	2050	1863	1708	1577

CFU count	Corrected MPN	Sample volume (in liters)												
		10	20	30	40	50	60	70	80	90	100	110	120	130
144	207	20715	10358	6905	5179	4143	3453	2959	2589	2302	2072	1883	1726	1593
145	209	20934	10467	6978	5234	4187	3489	2991	2617	2326	2093	1903	1745	1610
146	212	21155	10577	7052	5289	4231	3526	3022	2644	2351	2115	1923	1763	1627
147	214	21378	10689	7126	5344	4276	3563	3054	2672	2375	2138	1943	1781	1644
148	216	21602	10801	7201	5401	4320	3600	3086	2700	2400	2160	1964	1800	1662
149	218	21829	10914	7276	5457	4366	3638	3118	2729	2425	2183	1984	1819	1679
150	221	22057	11029	7352	5514	4411	3676	3151	2757	2451	2206	2005	1838	1697
151	223	22287	11144	7429	5572	4457	3715	3184	2786	2476	2229	2026	1857	1714
152	225	22520	11260	7507	5630	4504	3753	3217	2815	2502	2252	2047	1877	1732
153	228	22754	11377	7585	5689	4551	3792	3251	2844	2528	2275	2069	1896	1750
154	230	22991	11496	7664	5748	4598	3832	3284	2874	2555	2299	2090	1916	1769
155	232	23230	11615	7743	5807	4646	3872	3319	2904	2581	2323	2112	1936	1787
156	235	23471	11735	7824	5868	4694	3912	3353	2934	2608	2347	2134	1956	1805
157	237	23714	11857	7905	5928	4743	3952	3388	2964	2635	2371	2156	1976	1824
158	240	23959	11980	7985	5990	4792	3993	3423	2995	2662	2396	2178	1997	1843
159	242	24207	12103	8069	6052	4841	4034	3458	3026	2690	2421	2201	2017	1852
160	245	24457	12228	8152	6114	4891	4076	3494	3057	2717	2446	2223	2038	1881
161	247	24709	10355	8236	6177	4942	4118	3530	3089	2745	2471	2246	2059	1901
162	250	24964	12482	8321	6241	4993	4161	3566	3121	2774	2496	2269	2080	1920
163	252	25221	12611	8407	6305	5044	4204	3603	3153	2802	2522	2293	2102	1940
164	255	25481	12741	8494	6370	5096	4247	3640	3185	2831	2548	2316	2123	1960
165	257	25744	12872	8581	6436	5149	4291	3678	3218	2860	2574	2340	2145	1980
166	260	26009	13004	8670	6502	5202	4335	3716	3251	2890	2601	2364	2167	2001
167	263	26276	13138	8759	6569	5255	4379	3754	3285	2920	2628	2389	2190	2021
168	265	26547	13273	8849	6637	5309	4424	3792	3318	2950	2655	2413	2212	2042
169	268	26820	13410	8940	6705	5364	4470	3831	3352	2980	2682	2438	2235	2063
170	271	27096	13548	9032	6774	5419	4516	3871	3387	3011	2710	2463	2258	2084
171	274	27375	13687	9125	6844	5475	4562	3911	3422	3042	2737	2489	2281	2106
172	277	27657	13828	9219	6914	5531	4609	3951	3457	3073	2766	2514	2305	2127
173	279	27942	13971	9314	6985	5588	4657	3992	3493	3105	2797	2540	2328	2149
174	282	28230	14115	9410	7057	5646	4705	4033	3529	3137	2823	2566	2352	2172
175	285	28521	14260	9507	7130	5704	4753	4074	3565	3169	2852	2593	2377	2194
176	288	28815	14408	9605	7204	5763	4803	4116	3602	3202	2882	2620	2401	2217
177	291	2913	14557	9704	7278	5823	4852	4159	3639	3235	2911	2647	2426	2239
178	294	29414	14707	9805	7354	5883	4902	4202	3677	3268	2941	2674	2451	2263
179	297	29719	14859	9906	7430	5944	4953	4246	3715	3302	2972	2702	2477	2286
180	300	30027	15013	10009	7507	6005	5004	4290	3753	3336	3003	2730	2502	2310
181	303	30339	15169	10113	7585	6068	5056	4334	3792	3371	3034	2758	2528	2334
182	307	30654	15327	10218	7664	6131	5109	4379	3832	3406	3065	2787	2555	2358
183	310	30973	15487	10324	7746	6195	5162	4425	3872	3441	3097	2816	2581	2383
184	313	31297	15648	10432	7824	6259	5216	4471	3912	3477	3130	2845	2608	2407
185	316	31624	15812	10541	7906	6325	5271	4518	3953	3514	3162	2875	2635	2433
186	320	31955	15978	10652	7989	6391	5326	4565	3994	3551	3196	2905	2663	2458
187	323	32291	16145	10764	8073	6458	5382	4613	4036	3588	3229	2936	2691	2484
188	326	32630	16315	10877	8158	6526	5438	4661	4079	3626	3263	2966	2719	2510
189	330	32974	16487	10991	8244	6595	5496	4711	4122	3664	3297	2998	2748	2536
190	333	33323	16662	11108	8331	6665	5554	4760	4165	3703	3332	3029	2777	2563
191	337	33676	16838	11225	8419	6735	5613	4811	4210	3742	3368	3061	2806	2590

CFU count	Corrected MPN	Sample volume (in liters)												
		10	20	30	40	50	60	70	80	90	100	110	120	130
192	340	34035	17017	11345	8509	6807	5672	4852	4254	3782	3403	3094	2836	2618
193	344	34398	17199	11466	8599	6880	5733	4914	4300	3822	3440	3127	2866	2646
194	348	34766	17383	11589	8691	6953	5794	4967	4346	3863	3477	3161	2897	2674
195	351	35139	17569	11719	8785	7028	5856	5020	4392	3904	3514	3194	2928	2703
196	355	35517	17759	11839	8879	7103	5920	5074	4440	3946	3552	3229	2960	2832
197	359	35901	17951	11967	8975	7180	5984	5129	4488	3989	3590	3264	2992	2762
198	363	36291	18146	12097	9073	7258	6049	5184	4536	4032	3629	3299	3024	2792
199	367	36687	18343	12229	9172	7337	6114	5241	4586	4076	3669	3335	3057	2822
200	371	37088	18544	12363	9272	7418	6181	5298	4636	4121	3709	3372	3091	2853
201	375	37496	18748	12499	9374	7499	6249	5357	4687	4166	3750	3409	3125	2886
202	379	37910	18955	12637	9477	7582	6318	5416	4739	4212	3791	3446	3159	2916
203	393	38331	19165	12777	9583	7666	6388	5476	4791	4259	3833	3485	3194	2949
204	388	38758	19379	12919	9690	7752	6460	5537	4845	4306	3876	3523	3230	2981
205	392	39192	19596	13064	9798	7838	6532	5599	4899	4355	3919	3563	3266	3015
206	396	39634	19817	13211	9909	7927	6606	5662	4954	4404	3963	3603	3303	3049
207	401	40083	20042	13361	10021	8017	6681	5726	5010	4454	4008	3644	3340	3083
208	405	40540	20270	13513	10135	8108	6757	5791	5068	4504	4054	3685	3378	3118
209	410	41005	20503	13668	10251	8201	6834	5858	5126	4556	4101	3728	3417	3154
210	415	41478	20739	13826	10370	8296	6913	5925	5185	4609	4148	3771	3457	3191
211	420	41960	20980	13987	10490	8392	6993	5994	5245	4562	4196	3815	3497	3228
212	425	42451	21225	14150	10613	8490	7075	6064	5306	4717	4245	3859	3538	3265
213	430	42951	21475	14317	10738	8590	7158	6136	5369	4772	4295	3905	3579	3304
214	435	43460	21730	14487	10865	8692	7243	6209	5433	4829	4346	3951	3622	3343
215	440	43980	21990	14660	10995	8796	7330	6283	5498	4887	4398	3998	3665	3383
216	445	44510	22255	14837	11128	8902	7418	6359	5564	4946	4451	4046	3709	3424
217	451	45051	22525	15017	11263	9010	7508	6436	5631	5006	4505	4096	3754	3465
218	456	45603	22801	15201	11401	9121	7600	6515	5700	5067	4560	4146	3800	3508
219	462	46167	23083	15389	11542	9233	7694	6595	5771	5130	4617	4197	3847	3551
220	467	46743	23371	15581	11686	9349	7790	6678	5843	5194	4674	4249	3895	3596
221	473	47332	23666	15777	11833	9456	7889	6762	5916	5259	4733	4303	3944	3641
222	479	47934	23967	15978	11984	9587	7989	6848	5992	5326	4793	4359	3995	3687
223	486	48550	24275	16183	12138	9710	8092	6936	6096	5394	4855	4414	4046	3735
224	492	49181	24591	16394	11295	9836	8197	7026	6148	5465	4918	4471	4098	3783
225	498	49828	24914	16609	12457	9966	8305	7118	6228	5536	4983	4560	4152	3833
226	505	50490	25245	16830	12623	10098	8415	7213	6311	5610	5049	4590	4208	3884
227	512	51170	25585	17059	12792	10234	8528	7310	6395	5685	5117	4652	4264	3936
228	519	51867	25933	17289	12967	10373	8644	7410	6483	5763	5187	4715	4322	3990
229	526	52583	26292	17528	13146	10517	8764	7512	6573	5843	5258	4780	4382	4045
230	533	53319	26660	17773	13330	10664	8887	7617	6665	5924	5332	4847	4443	4101
231	541	54076	27038	18025	13519	10815	9013	7725	6760	6008	5408	4916	4506	4160
232	549	54856	27428	18285	13714	10971	9143	7837	6857	6095	5486	4987	4571	4220
233	557	55659	27829	18553	13915	11132	9276	7951	6957	6184	5565	5060	4638	4281
234	565	56487	28244	18829	14122	11297	9557	8070	7061	6276	5649	5135	4707	4345
235	573	57342	28671	19114	14335	11468	9704	8192	7168	6371	5734	5213	4778	4411
236	582	58228	29113	19408	14556	11645	9856	8318	7278	6469	5823	5293	4852	4479
237	591	59139	29569	19713	14785	11828	10014	8448	7392	6571	5914	5376	4928	4549
238	601	60085	30043	20028	15021	12017	10178	8584	7511	6676	6009	5462	5007	4622
239	611	61067	30533	20356	15267	12213	10318	8724	7633	6785	6107	5552	5089	4697

CFU count	Corrected MPN	Sample volume (in liters)												
		10	20	30	40	50	60	70	80	90	100	110	120	130
240	621	62086	31043	20695	15522	12417	10348	8869	7761	6898	6209	5644	5174	4776
241	631	63146	31573	21049	15787	12629	10524	9021	7893	7016	6315	5741	5262	4857
242	643	64250	32125	21417	16063	12850	10708	9179	8031	7139	6425	5841	5354	4942
243	654	65402	32701	21801	16351	13080	10900	9343	8175	7267	6540	5946	5450	5031
244	666	66607	33304	22202	16652	13321	11101	9515	8326	7401	6661	6055	5551	5124
245	679	67869	33934	22623	16967	13574	11311	9696	8484	7541	6787	6170	5656	5221
246	692	69194	34597	23065	17298	13839	11532	9885	8649	7688	6919	6290	5766	5323
247	706	70589	35294	23530	17647	14118	11765	10084	8824	7843	7059	6417	5882	5430
248	721	72061	36030	24020	18015	14412	12010	10294	9008	8007	7206	6551	6005	5543
249	736	73620	36810	24540	18405	14724	12270	10517	9202	8180	7362	6693	6135	5663
250	753	75276	37638	25092	18819	15055	12546	10754	9409	8364	7528	6843	6273	5790
251	770	77043	38521	25681	19261	15409	12840	11006	9630	8560	7704	7004	6420	5926
252	789	78935	39468	26312	19734	15787	13156	11276	9867	8771	7894	7176	6578	6072
253	810	80974	40487	26991	20243	16195	13496	11568	10122	8997	8097	7361	6748	6229
254	832	83182	41591	27727	20796	16636	13864	11883	10398	9242	8318	7562	6932	6399
255	856	85591	42796	28530	21398	17118	14265	12227	10699	9510	8559	7781	7133	6584
256	882	88241	44121	29414	22060	17648	14707	12606	11030	9805	8824	8022	7535	6788
257	912	91186	45593	30395	22796	18237	15198	13027	11398	10132	9119	8290	7599	7014
258	945	94498	47249	31499	23625	18900	15750	13500	11812	10500	9450	8591	7875	7269
259	983	98284	49142	32761	24571	19657	16381	14041	12286	10920	9828	8935	8190	7560
260	1027	102701	51350	34234	25675	20540	17117	14672	12838	11411	10270	9336	8558	7900
261	1080	108001	54000	36000	27000	21600	18000	15429	13500	12000	10800	9818	9000	8308
262	1146	114626	57313	38209	29656	22925	19104	16375	14328	12736	11463	10421	9552	8817
263	1235	123459	61730	41153	30865	24692	20577	17637	15432	13718	12346	11224	10288	9497
264	1367	136709	68355	45570	34177	27342	22785	19530	17089	15190	13671	12428	11392	10516
265	1632	163209	81605	54403	40802	32642	27202	23316	20401	18134	16321	14837	13601	12555

실습 8-1과 실험보고서

학번 : 이름 : 실험일자 : 담당교수 :

※ 실험실 내의 부유세균을 채취하고 정량하는 과정을 설명할 것.

Work sheet

∴ 특이사항, 주의사항, 멸균과정을 설명할 것

실습 제8-2과

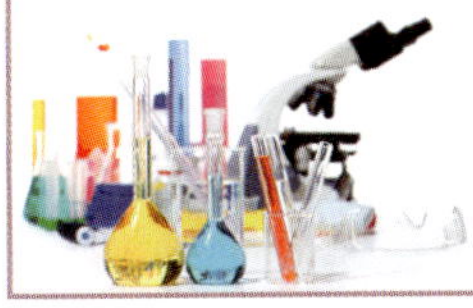

공기배양검사(낙하세균검사) (Settle plate test)

◎ 목적

실험실 내부 공기 중의 부유입자 중 낙하하는 세균 또는 진균의 존재 여부를 확인하고 집락수를 산출하여 청정도를 평가하고자 한다.

◎ 고찰

공기 중에 부유하고 있는 미생물 수는 대략 $10^4/m^3$ 정도로 세균이 제일 많은 부분을 차지하고 있다. 부유입자 중 지표면으로 낙하하는 세균은 식품부패를 야기하는데 알균이 62.4%을 차지하고 그 외 대부분은 *Micrococcus* spp.에 속하는 것으로 알려져 있다. 의료기관의 경우 수술을 받은 환자의 수술부위에 낙하세균에 의한 병원성 감염을 초래할 수 있기 때문에 실내 공기질 관리를 위한 청정도 평가를 위해 낙하세균검사를 시행한다.

현재 미국 항공우주국(NASA)이 1970년대 말부터 우주개발을 진행하면서 만든 기준(NHB-5340-2)으로 규정한 무균실(BCR, Bioclean room)의 청정도 기준이 가장 공신력이 높아 FDA, GMP, WHO, EPA 등도 이 표준에 따르고 있다.

CFU/1,000 L	평가
<10	멸균 지역
<30	관리 지역
<50	일반 지역

◎ 재료

1. 멸균된 최소 깊이 2.5 mm의 편평한 Nutrient agar
2. 멸균된 최소 깊이 2.5 mm의 편평한 Sabouraud dextrose agar
3. Colony counter
4. 네임펜(name pen)

◎ 실험방법

1. 측정 구역별로 5곳의 위치를 선정하고, 준비한 배양배지를 한 곳에 한 장씩 또는 두 장씩 놓는다(그림 8-4).
2. 동일 측정 장소에 배지의 뚜껑을 열고 공기 중에 5분간 노출시킨 후 뚜껑을 닫고 15분간 방치한다.
3. 1시간 동안 같은 방법으로 수회 반복한다.
4. 낙하된 세균은 35~37℃ 배양기에서 4~7 일간 배양한다.

◎ 세균수의 계산과 청정도 평가

1. 배양배지를 실험대 위에 놓고 집락을 관찰한다.
2. 배양배지의 뚜껑을 열고 집락계산기 위에 올려놓는다(그림 8-2). 같은 집락을 두 번 반복하여 세는 것을 방지하기 위해 분획선의 상단부터 집락수(CFU, colony forming units)를 세기 시작한다(그림 8-3).
3. 낙하균 집락수를 평가 기준에 따라 청정도를 결정한다(그림 8-3, 8-4).

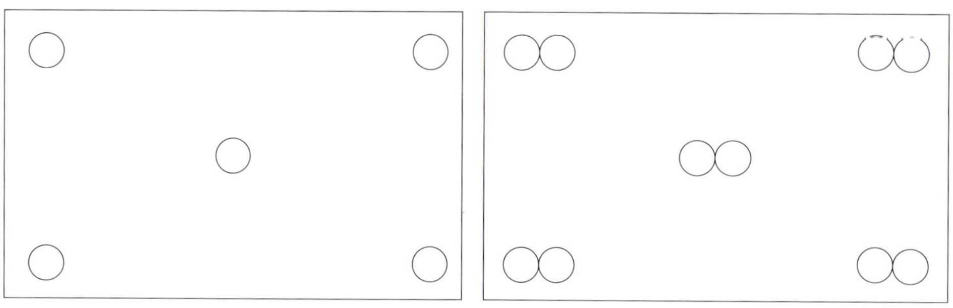

그림 8-4. 측정공간에서의 평판배지 배치도

표 8-3. 낙하균 수 제한도

균수 (9cmΦ)	제한사항
50 이하	청정
50~75	요주의도
75	제한도
75~100	고도
100 이상	금기도

표 8-4. 제한도에 의한 균수 평가

균수 (9cmΦ)	평가
30 이하	A
31~74	B
75~150	C
151~299	D
300 이상	E

실습 8-2과 실험보고서

학번 :	이름 :	실험일자 :	담당교수 :

※ 실험실 내의 낙하세균을 채취하고 청정도를 평가하여 보고하는 과정을 설명할 것.

Work sheet

∴ 특이사항, 주의사항, 멸균과정을 설명할 것

실습 제8-3과

표면식중독균 검사(Food poisoning test)

◎ 목적

교내의 급식시설, 음용수 시설 또는 실험대 표면에서의 식중독균의 유무를 검사하고자 한다.

◎ 고찰

병원성 세균 중 식중독(Food poisoning)을 유발하는 것은 *Campylobacter jejuni, E.coli* O157:H7, *Bacillus cereus, Listeria monocytogenes, Yersinia enterocolitica, Salmonella* spp., *Staphylococcus aureus, Shigella* spp. 및 *Vibrio parahaemolyticus* 등으로 알려져 있다. 이들 세균에 의한 식중독은 세균의 음식물로의 혼입 또는 번식이 육안으로 관찰하기 어렵고 미생물학적인 시험을 수행하지 않고는 검출하기 어려워 예방이 어렵다고 할 수 있다.

세균성 식중독의 원인균을 검출하는 방법으로는 검체 채취 후 선택배지를 이용하여 배양하거나 배지에 형성된 집락의 특징을 육안으로 관찰 또는 생화학적인 동정법을 활용할 수 있다. 최근에는 중합효소연쇄반응(polymerase chain reaction, PCR)을 이용한 신속 검사법이 널리 사용되고 있고, 현장에서 간편하게 병원균을 검출할 수 있는 다양한 신속 검사키트가 시판되고 있다**(그림 8-5, 8-6)**.

◎ 재료

1. 멸균 후 45℃로 식힌 TSA 배지
2. MacConkey plate
3. Blood agar plate
4. 다양한 생화학적 동정용 배지(TSI, IMViC test 등)
5. 그람염색시약
6. 수송 배지
7. 70% 에탄올 또는 소독제로 적신 솜
8. 멸균 생리식염수
9. 멸균 pipette tips(1 mL)

◎ 실험방법

1. 검사하고자 하는 시료를 채취한다.
   1) 실험대 표면 또는 조리도구의 표면에서 시료를 채취할 경우 멸균 생리식염수에 수송용 채취 면봉을 적신 후 표면을 꼼꼼하게 문지른다. 이 때 표면이 물기 없이 완전히 건조된 상태여야 한다.
   2) 음용수 시설에서 시료를 채취할 경우 0.1 mL을 멸균된 pipette tip으로 채취한다.

2. 신속하게 배지에 접종한다.
   1) 선택도가 높은 선택배지에 접종한다.
   2) 액체 시료의 경우 멸균 후 45℃로 식힌 TSA 배지에 섞어준 후 평판배양접시에 부어 굳힌다.
3. 배양배지를 35~37℃ 배양기에서 2~3 일간 배양한다.
4. 집락을 육안으로 확인하고 그람염색 또는 생화학적 동정검사를 추가로 실시한다.
5. 균이 자라지 않으면 최대 1주일간 실온에 방치하며 배지를 관찰한다.
6. 결과를 보고한다.

◎ 결과판정

음용수에서의 일반 세균은 100 CFU/mL 미만이어야 하고, 대장균은 50 mL 중 불검출이어야 하며 조리기구 또는 실험대 표면에서는 황색 포도알균 불검출이어야 한다.

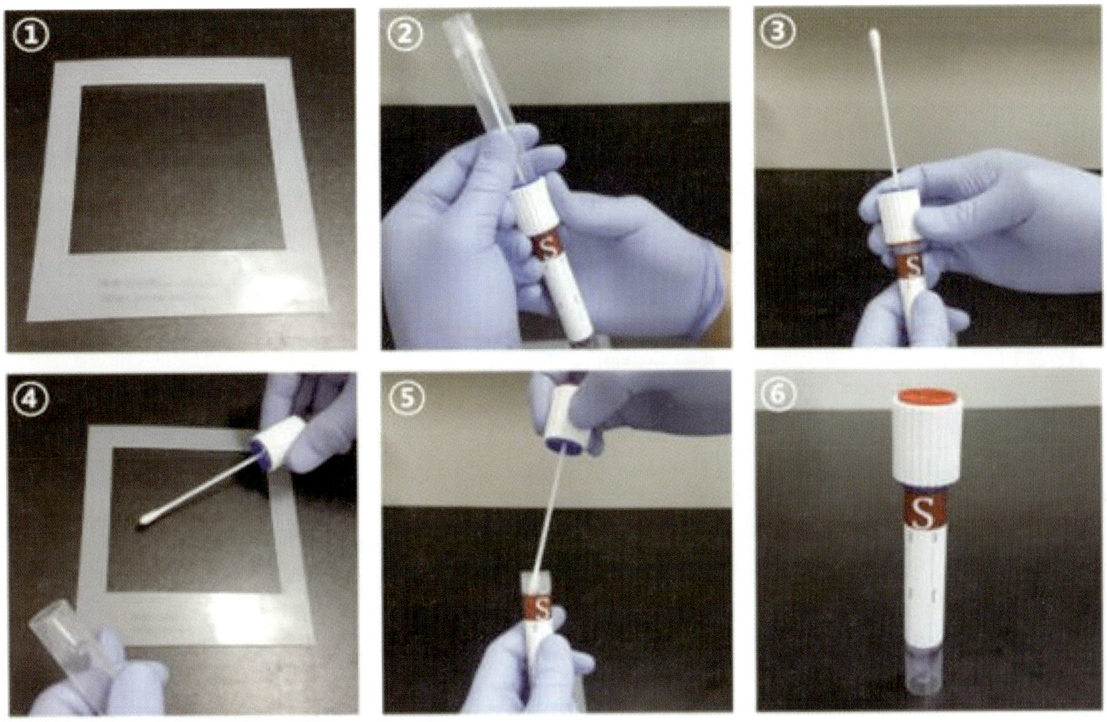

그림 8-5. 표면 식중독균 검사키트 사용법

면봉 부분으로 표면을 swab 한 후 키트에 면봉을 넣은 채로 35℃에서 24~48시간 배양한다.

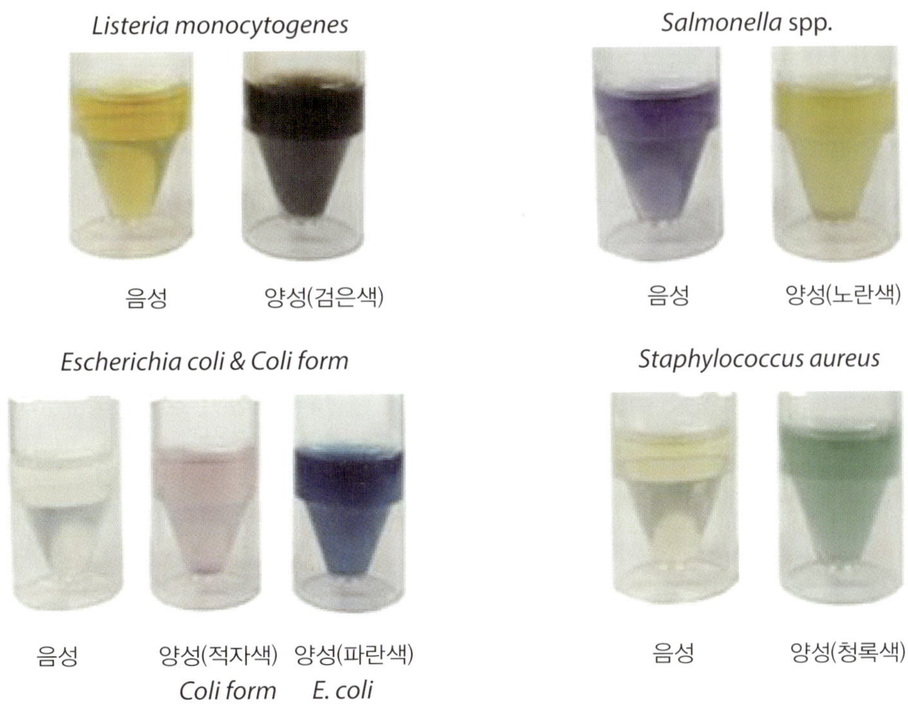

그림 8-6. 표면 식중독균 검사키트 결과 판독

실습 8-3과 실험보고서

학번 : 이름 : 실험일자 : 담당교수 :

※ 직접 채취한 시료에서 식중독을 일으키는 병원성 세균이 있는지 여부를 동정하는 과정을 설명할 것.

Work sheet

∴ 특이사항, 주의사항, 멸균과정을 설명할 것

실습 제8-4과

내독소(endotoxin) 검사, Limulus Amebocyte Lysate Test

1. 개요

내독소(endotoxin)는 발열원(pyrogen)으로 체온중추를 자극해 강한 발열작용을 일으키는 물질로 열에 안정하여 통상적인 멸균으로 활성을 잃지 않으므로 건열멸균 등으로 불활성화 시켜야 한다. 노출 시에는 발열과 Leukopenia, 쇼크 심하게는 패혈증까지 일으킨다. 따라서 투석에 사용하는 물은 endotoxin 검사를 시행해야 한다.

2. 장비 및 재료(시약)

1) 준비물: test tube, pipette(1,000 μL)
2) 장비 및 시약: Limulus amebocyte lysate(LAL), test Analyzer, 37℃ water bath, LAL reagent water

3. 검사대상 및 시료 채취

검사대상: 투석용수(용수저장탱크, 용수공급 파이프) 및 투석액

1) R/O 원수
2) 배관수
3) 투석기계 유입수

4. 방법

내독소 검사는 겔 형성을 지표화하는 겔화법(Gel clot), 비탁법(KTA: kinetic turbidi metric assay), 비색법(KCA: kinetic chromogenic assay) 중에 한 가지를 택해 측정한다.

1) 검사방법 1: 겔화법(Gel clot)을 이용한 검사 방법
   ① 각 시료마다 test tube와 control tube를 준비한다.
   ② 시료 200 μL를 각 tube에 분주한다.
   ③ 대조군으로 test tube와 control tube를 준비하고 LAL reagent water를 200 μL씩 분주한다.
   ④ 37℃ water bath에서 1시간 반응을 시킨 후 응고 여부를 확인한다.
   ⑤ 판정

양성: 단단한 gel 형태로 굳는다.

음성: 변화 없음(약간의 gel 형태, 흐를 정도로 굳은 것은 재검 해보고 최종결과 음성으로 본다.)

2) 검사방법 2: 비탁법(kinetic turbidi metric assay)

비탁법의 원리는 Endotoxin과 LAL이 반응하면서 coagulogen이 coagulin으로 겔화할 때 발생하는 탁도 변화를 광학분석장치에서 측정하는 것이다. Incubation 후 발색정도를 405 nm에서 측정한다.

3) 검사방법 3: 비색법(KCA: kinetic chromogenic assay)

비색법은 효소반응의 활성화 과정에 발색기질을 더하여 발색을 유도하고 발색량을 측정하는 것으로 발색량은 엔도 톡신의 양과 비례한다.

5. 결과 보고

Type of fluid		허용한계	교정한계
투석용수	용수저장탱크	< 0.25 EU/mL	0.125 EU/mL
	용수공급 파이프	< 0.25 EU/mL	0.125 EU/mL
투석액		< 0.25 EU/mL	0.125 EU/mL

1) 판정기준

2) 결과이상 시 처리

① 측정치가 0.125 EU이상인 경우 재검을 실시한다.

② 재검 후에도 동일한 결과라면 해당 부서에 바로 보고한다. 해당부서는 장비 사용을 즉시 중단하고 문제 해결 후 재검을 실시하도록 한다.

6. 정도관리 및 대조군

1) 대조군으로 test tube와 control tube 준비하여 시료와 동일하게 검사한다.

실습 제8-5과

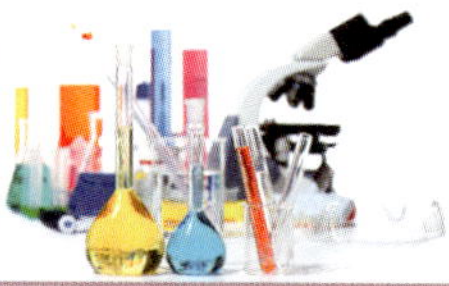

냉각탑용수 검사

1. 개요

1) 환경관리를 통한 레지오넬라증 발생 사전 예방
2) 유행발생 시 전파 조기 차단 및 재발 방지

2. 진단을 위한 검사기준

1) 확인 진단

① 검체(호흡기 분비물, 폐조직, 흉수, 혈액 등)에서 레지오넬라균 분리

② 간접형광항체법 또는 기타 유효한 진단키트를 이용하여 레지오넬라균에 대한 항체가가 급성기에 비해 회복기 혈청에서 4배 이상 증가

③ 소변 내 레시오넬라균 항원 검출

2) 추정 진단

① 간접형광항체법 또는 기타 유효한 진단키트를 이용하여 레지오넬라균에 대한 단일 항체가가 1:128 이상인 경우

② 성능이 검증된 분자진단 검사법에 의하여 레지오넬라균 검출

③ 직접형광항체법으로 호흡기 분비물, 폐조직 또는 흉수에서 레지오넬라균 항원

3. 검출 (환경수계 검체 채취범위)

1) 환자가 기저질환이 있고 증상발현 전 2일 이상 연속하여 입원한 경력이 있으면, 환자가 입원한 병동의 화장실, 샤워실, 목욕실, 가습기 등 수계시설, 병원의 물 저장 탱크, 냉각탑수(하절기에만 채취)에 대한 검체채취 및 검사를 실시하여야 한다.

2) 또한 중환자실에 입원하였을 경우에도 환자의 주변에서 사용된 수계 검체 채취 및 이에 대한 검사를 실시하여야 한다.

4. 환경수계 검체 채취용 물품

1) 1L 무균 채수병
2) 멸균 면봉(Swab)
3) 알코올 솜
4) 보호장비(가운, 마스크, 라텍스 장갑, 보호안경 등)
5) 온도계
6) 염소농도 측정기
7) 냉장상태 운송 박스

5. 수도 및 샤워기의 멸균면봉 검체 채취방법

① 수도꼭지의 망을 제거하거나 샤워기 헤드를 샤워기 몸체에서 분리한다.
② 멸균면봉을 샤워기 헤드 안으로 넣고 3~4회 돌려, 내부의 침전물을 채취한다.
③ 증류수 1 mL를 미리 넣어둔 멸균 용기에 검체 면봉을 넣는다.
※ 멸균용기에 증류수를 넣어두지 않을 경우 검체 채취 시설의 물 1 mL를 멸균 용기에 넣은 후 검체를 채취한 면봉을 넣는다.

6. 채취 위치별 채취 방법

가) 수도 또는 샤워기의 냉수 및 온수 검체 채취방법
* 수도 및 샤워기 멸균면봉 검체 채취는 냉수·온수 채취 전에 먼저 시행
① 수도꼭지 또는 샤워기 꼭지를 냉수로 최대한 옮긴 후, 1~2분간 물을 그냥 흘려보낸다.
② 무균 채수병에 1L이상의 냉수를 받은 후, 온도 및 잔류염소를 측정한다.
③ 수도꼭지를 온수로 최대한 옮긴 후, 1~2분간 물을 그냥 흘려보낸다.
④ 무균 채수병에 1L이상의 온수를 받은 후, 온도 및 잔류염소를 측정한다.

나) 냉각탑수 채취방법
① 냉각탑이 가동될 때, 냉각탑 안에 있는 물을 무균 채수병에 1L이상 채취한다.
② 온도를 측정한다.

7. 검체 수송 및 보관

- 검체는 채취한 후, 냉장(4~10℃) 상태로 24시간이내에 해당 실험실에 수송되어야 하며, 수송된 검체는 4℃에 보관한다.

8. 환경수계에서 레지오넬라균 분리 동정

1) 환경검체 처리방법

가) 냉각탑수, 냉수 및 온수, 가습기물 등의 물검체

① 냉각탑수 또는 냉수, 온수 1 L을 0.2 또는 0.45 μm 여과지로 농축한다.

② 멸균된 증류수 또는 ① 여과의 여과액 20 mL에 ①의 여과지를 가위로 잘라 부유시킨다.

③ 50℃에서 30분간 열처리 한다.

④ 멸균증류수로 ③의 부유액을 10배 희석한다.

⑤ ③의 원액과 ④의 10배 희석액을 각각 0.1 mL씩 GVPC 및 BCYE 한천배지에 도말한다.

⑥ 2.5~5% CO_2 35~37℃ 배양기 또는 candle jar에서 3~10일간 배양하면서 관찰한다.

나) 면봉검체

① 검체면봉이 담긴 멸균 증류수 1 mL을 50℃에서 30분간 열처리한다.

② 필요에 따라 ①의 부유액을 10배, 100배, 1000배 희석한다.

③ 위의 ⑤~⑥의 순서와 동일한 방법으로 처리한다.

2) 레지오넬라균의 분리 및 동정

가) 균 배양

① L-cysteine과 ferric pyrophosphate가 함유된 BCYE 한천배지를 기본배지로 사용함.

② 환경수계검체 또는 임상검체에서 레지오넬라균을 분리 배양할 경우는 항균제 (glycine, cefamandole 또는 vancomycin, polymyxin B, cyclohexamide)나 항진균제 (anisomycin)등을 첨가한 GVPC 등의 한천배지를 BCYE 한천배지와 함께 사용한다.

③ 레지오넬라균이 접종된 평판배지는 2.5~5% CO_2가 주입되고 습도가 유지되는 35~37℃의 배양기에서 3~10일간 배양하면서 배양기간 2일 후부터 매일 레지오넬라 유사집락 배양유무를 관찰한다.

④ Non-*L. pneumophila* 균종의 집락은 *L. pneumophila*보다 1~2일 정도 더 배양된 후에 관찰된다.

나) 집락관찰

① 배양된 집락들 중 육안으로 관찰하였을 때, 전체적으로 매끄럽고 볼록한 면을 나타내고 집락이 커지면 음영이 사라지고 중앙과 전체가 불투명해지며, 해부현미경으로 관찰하였을 때 청색, 분홍, 또는 녹색의 음영이 관찰되는 집락을 레지오넬라균으로 의심하여 1차 선별한다.

3) 선별배지에서의 유사집락 배양

① 육안 또는 해부현미경으로 선별한 집락은 BCYE 한천배지 및 L-cysteine이 첨가 되지 않은 BCYE-Cys- 한천배지와 혈액배지에 접종하여 배양한 후, 혈액배지와 BCYE-Cys- 한천배지에서는 자라지 않으며, BCYE 한천배지에서만 자란 집락을 2차 선별한다.

② 대부분의 레지오넬라균종은 cysteine 요구주이지만, *L. jordanis, L. oakridgensis, L. spiritensis*는 L-cysteine을 성장요소로 이용하지 않으므로 이들 균종은 BCYE-Cys-한천배지에서도 자란다.

③ 또한, *Francisella tularensis, Bordetella pertussis, Nocardia asteroides* 등도 BCYE 한천배지에서 배양되어 레지오넬라균과 구별하기 어려운 균주이므로 동정에 참고하여야 한다.

4) 균 염색

① 레지오넬라균은 0.05% basic fuchsin으로 염색하였을 때 붉은색으로 염색되는 그람 음성 단간균이다.

5) 생화학적 검사

① 생화학적인 시험은 레지오넬라균 속내의 종간에도 다양한 결과를 보이며, *L. pneumophila*의 혈청군에서도 다양한 결과를 보이기 때문에 널리 사용되고 있지는 않다.

② *L. pneumophila*는 catalase 양성이며, 혈청군 4와 15를 제외한 모든 *L. pneumophila*에 속하는 균종들은 hippurate를 강하게 가수분해하지만, 최근에 분리된 종에서는 다양한 결과를 나타내기도 한다.

③ 대부분의 종이 beta-lactamase를 생성하고 gelatin을 액화시킨다.

④ Oxidase도 다양한 결과를 보이며, nitrate 환원, urease, 탄수화물 이용은 음성이고 운동성은 거의 없다.

6) 혈청학적 동정

① 주로 항혈청을 이용한 슬라이드 응집반응법, 다가 항혈청 또는 단클론 항체가 접합된 시약을 이용한 직접형광항체법이 이용되고 있다.

7) 유전학적 동정

① 16S rRNA, 5S rRNA, mip, rpoB 등의 유전자의 염기서열 분석을 통하여 동정하고 실험실 안전수칙 준수한다.

② 검체처리: 환경수계 검체를 처리할 때는 가운, 마스크, 장갑, 보호안경 등의 보호 장비를 착용하고 수행한다.

8) 균의 취급

① 생물안전수준 II 이상의 검사실에서 수행하여야 한다.

② 취급자는 레지오넬라균의 특성, 인체에 대한 병원성, 작업 중에 일어나는 생물학적 위해성의 범위와 안전한 취급 방법, 사고 발생 시의 긴급 처치 등에 관해서 충분한 지식을 갖고 훈련

이 되어 있어야 한다.

③ 에어로졸 발생의 우려가 있는 작업은 생물안전캐비넷(Biological safety cabinet) 안에서 수행해야 한다.

④ 병원미생물 대응시설이 없는 방 또는 실험실에서 실험욕조 그 밖의 대형용기에 물을 넣고 레지오넬라 생균을 부유하여 순환·각반 장치를 가동하거나 약제의 살균실험을 하지 않도록 한다.

실습 제8-5과

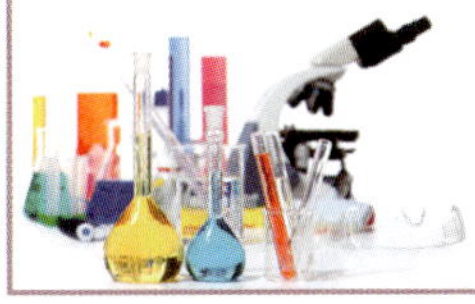

멸균 확인 검사(중앙공급실 등)

1. 개요

환자진료 및 간호를 위한 재반 물품들을 병원감염으로 방지를 위해 멸균 후 사용해야한다. 멸균 과정 중 온도 및 가스에 저항력이 있는 미생물을 멸균품과 함께 넣고 멸균한 후 배양기에 배양하여 균이 자라는지 여부를 확인함으로써 멸균을 감시하는 방법으로, 모든 멸균소독기는 정기적으로 생물학적 검사를 받아야 한다.

[검사시행 주기]

- 건열멸균: 건열멸균기를 사용할 때마다 BI의뢰
- 스팀, EO gas, 포르말린 멸균: RAPID reader 장비 결과가 양성이 나올 경우 의뢰
- 멸균기 수리 후 재사용 시, 새로운 멸균기 도입 시 의뢰(3회 배양검사 음성 확인 후 사용)

2. 장비 및 재료(시약)

(1) 배지 : Thioglycollate broth

(2) 준비물 : Name pen, 핀셋, 알코올램프

(3) 장비 : 미생물 동정 장비 및 kit

3. 검사대상(시료)

Spordi® strip 또는 3M™ Attest™ : 중앙공급실에서 의뢰서와 함께 의뢰

* Spordi Strip NA008/NA010 Biological indicators(*Bacillus atrophaeus, Geobacillus stearothermophilus*) should be stored at a 2-24℃ (STERIS Life Sciences 경우)

* 3MTM AttestTM 290, 1291, 1292 Biological indicators(Geobacillus stearothermophilus)

4. 검사방법

가. 수기 검사시

(1) Thioglycollate broth bottle에 검사시행 날짜, 검사대상을 적는다.

(2) 장갑을 착용하고 Thio배지 입구를 알코올 램프를 이용하여 소독한다.

(3) Spordi strip : Strip이 장박이나 주변에 노출되지 않도록 무균적으로 배지에 넣는다.
Attest : 검체의 뚜껑을 열어 깨어진 유리 앰플을 버린 후 표지자가 심어져있는 종이를 알코올 램프로 소독한 핀셋을 이용하여 무균적으로 채취하여 배지에 넣는다.

(4) 배지를 35℃ 배양기에서 24시간 배양한다.

(5) 멸균이 잘 된 Spordi® strip 또는 3MTM AttestTM는 배지가 맑고 투명하다.

(6) confirm test : 배지가 뚜명하지 않고 혼탁하게 변했다면 계대 배양해서 균종을 확인하여 contamination 여부를 확인 하여야 한다(대조균주는 confirm test를 시행할 필요가 없다.).

① Thioglycollate broth 1~2방울을 BAP에 pure culture 한다.

② BAP에 자란 colony를 Gram stain하여 Gram positive bacilli가 아닌 경우는 검사 과정의 contamination 일 가능성이 높음으로 재검을 원칙으로 한다.
Gram stain결과가 Gram positive bacilli인 경우 미생물 동정 장비에 동정검사로 최종 확인 한다.

③ 미생물 동정 장비에서 *Bacillus subtilis* 또는 *Bacillus atrophaeus* 외에 다른 균이 동정된 경우는 역시 검사 과정의 contamination 일 가능성이 높음으로 재검을 원칙으로 한다(장비가 없을 경우 외부 의뢰).

(7) No Growth는 35℃ 배양기에서 1주일 동안 배양한 후 최종 "No Growth"로 결과 도출한다.

나. 3M™ Attest™인 경우

3M™ Attest™는 biological indicator를 incubator상의 형광물질로 검출과 배양액의 색변화를 통해 관찰하는 방법이 있다.

(1) Autoclave

① 3M Attest인 경우 안의 vial 깨어 56℃ incubator 넣어 48시간 배양하여 확인하거나, Auto-Reader를 사용(스팀멸균용 57±2℃ 1~3시간 배양 후)하여 판독한다.

② 색이 보라색 유무를 확인한다(균이 자라면 황색으로 나타난다).

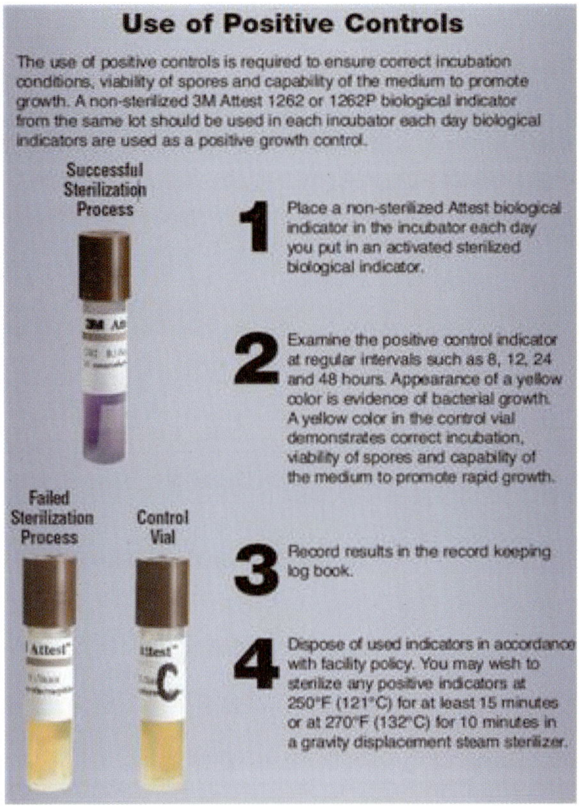

(2) E.O gas

① 3M인 경우 안의 vial 깨어 35℃ incubator 넣어 48시간 배양하거나 Auto-Reader를 사용(37±2℃ 4시간 배양 후)하여 판독한다.

② 색이 연두색 유무를 확인한다(균이 자라면 황색으로 나타난다).

5. 결과 보고

(1) 판정기준

① 수기 검사시

Test	Confirm test		최종 판정
Thioglycollate broth	Gram stain	MALDI-TOF	
No growth	-	-	적합
Growth	Gram positive bacilli (X)	-	Retest
	Gram positive bacilli (O)	*Bacillus subtilis* or *Bacillus atrophaeus* 외의 균 동정	Retest
		Bacillus subtilis or *Bacillus atrophaeus*	부적합

[참고] 균이 자라서 *Bacillus subtilis* 또는 *Bacillus atrophaeus* 가 동정이 되면 각 부서 파트장에게 구두로 보고하여 반출된 물품이 신속하게 수거될 수 있도록 한다.

② 3M™ Attest™인 경우 :

멸균이 잘 된 경우 : No growth(보라색/연두색)

멸균이 실패한 경우 : 황색

6. 기타

검체 종류에 따른 멸균방식 및 대조균주

멸균방식	검체 종류	대조균주	배양온도
스팀	3M™ Attest™	*Geobacillus stearothermophillus*	57±2℃
포르말린			
E.O GAS	3M™ Attest™	*Bacillus atrophaeus*	37±2℃
건열	Spordi® strip	*Bacillus subtilis* *Bacillus atrophaeus*	57±2℃

검체의 채취 및 취급요령

1. 검체의 채취 및 취급요령

검체 채취시에는 검사 목적, 대상 및 종류와 물량, 오염 가능성, 균질 여부 등 검체의 물리·화학·생물학적 상태를 고려한다.

(1) 검사대상 식품 등이 불균질할 때

검체가 불균질할 때에는 일반적으로 다량의 검체가 필요하나 검사의 효율성, 경제성 등으로 부득이 소량의 검체를 채취할 수 밖에 없는 경우에는 외관, 보관상태 등을 종합적으로 판단하여 의심스러운 것을 대상으로 검체를 채취할 수 있다.

(2) 미생물 검사를 하는 검체의 채취

검체를 채취·운송·보관하는 때에는 채취 당시의 상태를 유지할 수 있도록 밀폐되는 용기·포장 등을 사용하며, 미생물에 오염되지 않도록 단위포장상태 그대로 수거하도록 하며, 검체를 채취할 경우에는 멸균된 기구·용기 등을 사용하여 무균적으로 행해야 한다.

(3) 검사 항목에 따른 검체 채취 주의점

검체를 밀폐 용기로 빛에 차단으로 공간 체적과 가능한 한 온도 변화를 최소화하여야 한다.

2. 검체의 운반 요령

(1) 채취된 검체는 오염, 파손, 손상, 해동, 변형 등이 되지 않도록 주의하여 검사실로 운반하고 장거리로 운송되거나 대중교통으로 운송되는 경우에는 손상되지 않도록 특히 주의하여 포장한다.

(2) 냉동 검체의 운반에서는 냉동 상태에서 운반하고 냉동 장비를 이용할 수 없는 경우에는 드라이아이스 등으로 냉동상태를 유지하여 운반하며 얼음 등을 사용하여 냉장온도를 유지하고 녹은 얼음물이 검체에 오염되지 않도록 주의하며 드라이아이스 사용시 검체가 냉동되지 않도록 주의하여야 한다.

(4) 미생물 검사용 검체의 운반

① 부패·변질 우려가 있는 검체에서는 멸균용기에 무균적으로 채취하여 저온(5℃±3 이하)을 유지시키면서 24시간 이내에 검사기관에 운반하여야 한다. 부득이한 사정으로 검체를 운반하지 못한 경우에는 재수거하거나 채취일시 및 그 상태를 기록하여 검사 의뢰한다.

② 부패·변질의 우려가 없는 검체에서는 반드시 냉장온도에서 운반할 필요는 없으나 오염, 검

체 및 포장의 파손 등에 주의하여야 한다.

3. 검체 채취 기구 및 용기

(1) 검체 채취 기구 및 용기는 검체의 종류, 형상, 용기 · 포장 등이 다양하므로 검체의 수거 목적에 적절한 기구 및 용기를 준비하고 운반, 세척, 멸균에 편리한 것이어야 하며 미생물 검사를 위한 검체 채취의 기구 · 용기 중 검체와 직접 접촉하는 부분은 반드시 멸균 처리된 것을 사용해서 검사결과에 영향을 미치지 않아야 한다.

(2) 미생물 검사용 검체 채취 및 기구 · 용기의 종류
핀셋, 멸균면봉, 피펫, 검체봉투(대, 중, 소), 검체채취병(광구병), 멸균백, 멸균병, 일회용 멸균플라스틱 피펫, 멸균피펫 inspirator, 일회용 멸균 장갑, 70% 에틸알콜, 멸균스테인레스 국자, 멸균스테인레스 집게, Conical tube(용량별) 등

4. 환경감시 배양용 검체 채취방법

(1) 검체 채취 시에는 개인보호구(가운, 장갑, 마스크, 보호안경 등)를 착용하고 채취하도록 한다.
(2) 냉각탑수의 균 배양은 레지오넬라균이 1,000 CFU/mL 이상 검출 시 감염의 위험이 높으므로 즉시 조치를 취한다.
(3) 수돗물의 균 배양에서는 멸균통에 1 L 정도의 물을 수거하고 수도꼭지 내부를 면봉으로 swab 하고 수돗물 5~10 mL를 받아서 검사한다.

5. 환경감시배양용 검체의 채취장소와 종류

<table>
<tr><th colspan="3" rowspan="2">채취장소</th><th colspan="2">검체종류</th></tr>
<tr><th>채수병</th><th>면봉</th></tr>
<tr><td rowspan="10">병원</td><td rowspan="4">환자가 일반병동에 입원하였을 경우</td><td>환자가 일반병동에 입원하였을 경우</td><td>입원병실의 화장실 내 수도</td><td>수돗물(온수, 냉수)</td></tr>
<tr><td>입원병동의 샤워실</td><td>샤워기물과 수돗물(온수, 냉수)</td><td>수도꼭지와 샤워기 헤드(온수, 냉수)</td></tr>
<tr><td>일반병실의 가습기</td><td>가습기물</td><td>가습기 내부의 침전물 채취</td></tr>
<tr><td>입원병동의 간호사실</td><td>수돗물(온수, 냉수)</td><td>수도꼭지</td></tr>
<tr><td rowspan="3">환자가 중환자실에 입원하였을 경우</td><td>가습기</td><td>가습기물</td><td>가습기 내부의 침전물 채취</td></tr>
<tr><td>환자의 호흡기계 치료 장치의 물</td><td>치료장치에 사용된 물</td><td>치료장치 내부</td></tr>
<tr><td>중환자실 수도(간호사실, 병상주변)</td><td>수돗물(온수, 냉수)</td><td>수도꼭지(온수, 냉수)</td></tr>
<tr><td colspan="2">병원의 냉각탑수(가동시)</td><td>냉각탑수</td><td>없음</td></tr>
<tr><td colspan="2">환자의 입원실과 관련된 병원내 냉, 온수 저장 탱크 및 배관</td><td>저장탱크 및 배관내의 물(온수, 냉수)</td><td>저장탱크 및 배관 침전물(온수, 냉수)</td></tr>
<tr><td colspan="2"></td><td></td><td></td></tr>
<tr><td rowspan="3">거주지</td><td colspan="2">화장실</td><td>수돗물(온수, 냉수)</td><td>수도꼭지(온수, 냉수)</td></tr>
<tr><td colspan="2">부엌</td><td>수돗물(온수, 냉수)</td><td>수도꼭지(온수, 냉수)</td></tr>
<tr><td colspan="2">물탱크</td><td>물탱크 내의 물</td><td>물탱크 내의 침전물</td></tr>
<tr><td></td><td colspan="4">물탱크, 냉각탑수, 온수, 냉수(수도꼭지, 수돗물)</td></tr>
</table>

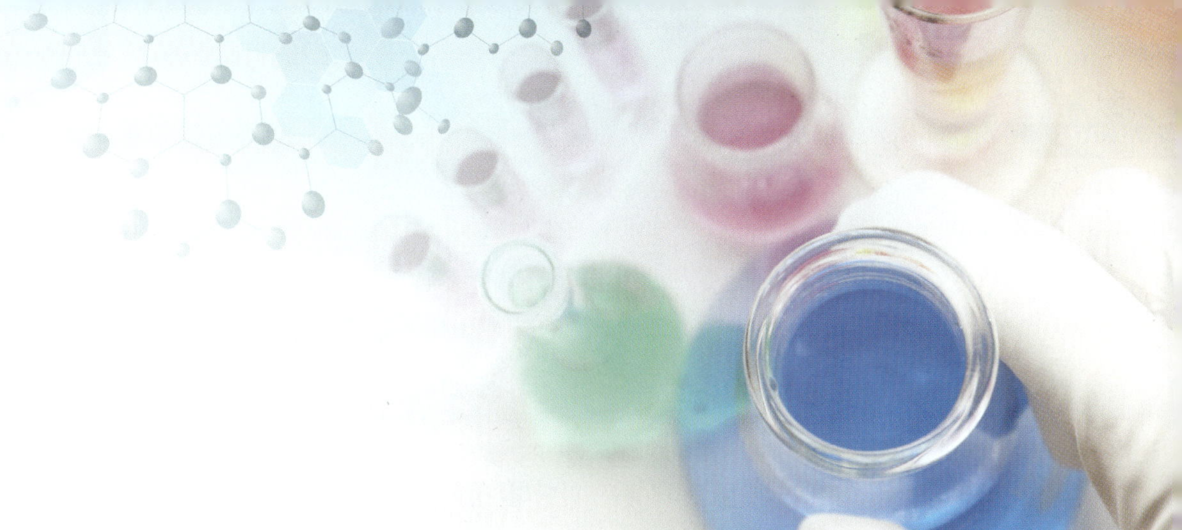

MICROBIAL EXAMINATION

제9장 미생물실험의 정도관리

Quality Control in Microbiology Laboratory

◎ 목적

미생물 검사실에서 사용하는 기구, 배지 및 시약 등을 체계적으로 관리하여 미생물 검사결과의 신뢰성을 높인다.

◎ 고찰

정도관리란 본래 공업생산에서 품질관리라는 의미로 사용하였으며 임상검사에서는 품질의 의미는 곧 검사결과의 신뢰성과 같은 의미를 갖는다.

임상검사에서 정도관리의 시작은 분석 장비가 복잡해지고, 장비보급이 활발해진 1950년대 후반쯤이다. 그러나 임상검사실의 대부분 분야의 결과는 정량적 분석이 가능하여 표준편차(standard deviation) 변이계수(coefficients of variation) 등의 수치적 개념의 활용이 가능한 것에 비하여 임상미생물 분야는 현미경 관찰 및 생화학적 정성검사의 조합으로 된 결과를 판단하므로 정량분석의 정도관리의 활용에 어려움이 있어 1960년대에 들어서야 정도관리의 개념이 확립되었다.

검사실 감시위원회(The Commission on Laboratory Inspection)와 미국대학 병리학자인준회(Accreditation of the College of American Pathologist)에서는 미생물 검사 정도관리 지침을 포함한 병원 검사실의 신뢰도 확립을 위한 표준안을 제시하였는데, 본 장에서는 미생물검사에 필요한 지침을 간략하게 정리하고자 한다.

현재 우리나라에서도 임상검사 정도관리학회가 발족되어서 활발하게 활동하고 있다.

1. 검사수행지침

미생물 검사실에서 실시하는 여러 종류의 검사 수행 과정을 한 권의 노트에 정리하여 가장 손쉽게 볼 수 있는 곳에 배치한다.

검사수행 지침에 포함될 내용을 간단히 정리하면 다음과 같다.

1) 미생물 검사요원 및 상급자의 연락망
2) 미생물 검사규칙 및 일반적인 검체취급방법에 대한 지침
3) 미생물 검사기구, 배지, 시약 및 기타 공급품들의 제조일자, 폐기 예정일자, 보관위치 등의 목록표
4) 미생물 결과지의 표준 모형
5) 미생물 검사수행의 기술적인 방법과 수행순서의 자세한 설명서
6) 미생물 분류 및 동정에 사용할 수 있는 도해 목록표

2. 미생물 검사기구의 점검

모든 전자·기계적 기구는 일정한 시간을 두고 점검표를 만들어 관리한다(표 9-1).

표 9-1. 최대 확률치표

기구	방법	점검기간	허용한계
냉장고	온도기록	매일	2℃ ~ 8℃
냉장실	〃	〃	-8℃ ~ -20℃
배양기	〃	〃	35.5℃ ± 1℃
CO_2 배양기	CO_2 함량계산	매일 또는 이틀에 한 번	CO_2 5% ± 10% 함량
항온수조	온도기록	매일	36℃ ~ 38℃ 55℃ ~ 58℃
고압멸균기	Spore strip 검사	최소 7일에 한 번	Spore strip 검사 음성
pH meter	표준액마다 측정시험	사용 시마다	pH 표준액 ± 0.1
무산소성 배양단지	Methylene blue indicator strip	〃	indicator strip 청색 → 무색
무산소성 glove box	Methylene blue indicator strip	매일	낮은 O_2 분압 Solution 무색
슬라이드 교반기	회전수 계산	사용 시마다	180 rpm ± 10 rpm
Safety hood	공기속도 측정	3개월 또는 6개월마다	50 ± 5 feet/min

3. 배지 · 시약 및 공급물품의 점검

1) 배지의 점검

새로운 배지를 사용하기 전에는 보관되어 있는 균주로 양성·음성시험을 하여 관찰할 수 있다. 배지마다 점검할 수 있는 균주가 있으며 정도관리용 보관균주(stock organisms)는 검사실 내에서 계대배양을 하면서 보관할 수도 있고 건조 보관된 균주를 공급받을 수도 있는데 대표적인 균주보관기관은

미국의 ATCC (American Type Culture Collection)

영국의 NCTC (National Collection of Type Culture)

한국의 KCTC (Korean Collection for Type Culture)

등이 있으며 교육용은 한국생명공학연구원에서 분양받을 수 있다(**표 9-2**).

표 9-2. 각종 배지의 정도관리

배지	대조균주	반응
Blood agar	Group A Streptococcus *Streptococcus pneumoniae*	Good growth, ß-hemolysis Good growth, a-hemolysis
Bile-esculin agar	*Enterococcus* species a-hemolytic *streptococcus*, not Group D	(+) Good growth, black color (−) No growth
Chocolate agar	*Haemophilus influenzae* *Neisseria gonorrhoeae*	Good growth Good growth
Christensen's urea agar	*Proteus mirabilis* *Klebsiella pneumoniae* *Escherichia coli*	(+) Pink color throughout (−) No growth, remains green
Cystine-trypticase agar (CTA) w/ 1% Dextrose	*Neisseria gonorrhoeae* *Moraxella catarrhalis*	(+) Yellow color (−) No color change
Sucrose	*Escherichia coli* *Neisseria gonorrhoeae*	(+) Yellow color (−) No color change
Maltose	*Samonellia* species, or *Neisseria meningitidis* *Neisseria gonorrhoeae*	(+) Yellow color (−) No color change
Lactose	*Neisseria lactamica* Neisseria *gonorrhoeae*	(+) Yellow color (−) No color change
Lysine decarboxylase	*Klebsiella pneumoniae* *Enterobacter sakasakii*	(+) Bluish color (−) Yellow color
Arginine dihydrolase	*Enterobacter cloacae* *Proteus mirabilis*	(+) bluish color (−) Yellow color
Ornithine decarboxylase	*Proteus mirabilis* *Klebsiella pneumoniae*	(+) Bluish color (−) Yellow color

Deoxyribonuclease (DNase) agar	*Serratia marcescens* *Enterobacter cloacae*	(+) Zone of clearing (add 1 N HCl) (−) No zone of clearing
Eosin-methylene blue (EMB) agar	*Escherichia coli* *Klebsiella penumoniae* *Shigella flexneri*	Good growth, green metallic sheen Good growth, purple colonies, no sheen Good growth, transparent colonies (lactose negative)
Hektoen enteric (HE) agar	*Salmonella* Typhimurium *Shigella flexneri* *Escherichia coli*	Green colonies with black centers Green transparent colonies Growth slightly inhibited, orange colonies
Indole (Kovac's) test	*Escherichia coli* *Klebsiella pneumoniae*	(+) Red color (−) No red color
Kligler iron agar (KIA)	*Escherichia coli* *Shigella flexneri* *Pseudomonas aeruginosa* *Salmonella* Typhimurium	Acid slant/acid deep (A/A) Alkaline slant/acid deep (K/A) Alkaline slant/alkaline deep (K/K) Alkaline slant/black deep (K/A, H2S)
Lysine iron agar	*Salmonella* Typhimurium *Shigella flexneti* *Proteus mirabilis*	Purple deep and slant (+H2S) Purple slant, yellow deep Red slant, yellow deep
MacConkey agar	*Escherichia coli* *Proteus mirabilis* *Enterococcus* species	Red colonies (lactose fermentation) Colorless colonies, no spreading No growth
Malonate	*Escherichia coli* *Klebsiella pneumoniae*	No growth Good growth, blue color
Motility test agar (semisolid agar)	*Proteus mirabilis* *Klebsiella pneumoniae*	Media cloudy No feather edge on streak line
Nitrate broth or agar	*Escherichia coli* *Acinetobacter coli*	Red color on adding reagents No red color
Phenylethyl alcohol blood (PEA) agar	*Streptococcus species* *Escherichia coli*	Good growth No growth
ONPG	*Serratia marcescens* *Salmonella* Typhimurium	(+) Yellow color (−) Colorless
Phenylalanine deaminase (PAD) test	*Proteus mirabilis* *Escherichia coli*	(+) Green color (add 10% $FeCl_3$) (−) No green color
Salmonella-Shigella (SS) agar	*Salmonella* Typhimurium *Escherichia coli*	Colorless colonies, black centers No growth
Voges-Proskauer (VP)	*Klebsiella pneumoniae* *Escherichia coli*	(+) Red color (add regents) (−) No color development
xylose-lysine-deoxycholate (XLD) agar	*Salmonella* species *Escherichia coli* *Shigella* species	(+) Red colonies (positive lysine) (+) Yellow colonise (−) Transparent colonies

2) 시약의 정도관리

모든 시약은 제조일자, 조성, 유효기간 등을 정확히 명기하여야 하고 보관 장소 목록을 기재하여 제조 시마다 정도관리용 균주를 이용하여 반응을 확인하여야 한다.

3) 공급물품의 점검

미생물 검사에 사용하는 모든 물건들은 대부분 상품화된 일회용 제품이다.

이러한 상품들은 제조회사에서 이미 품질관리가 되어서 공급되지만 사용전에 반드시 다시 점검한 후 사용하여야 한다.

4) 항균제 감수성 시험을 위한 정도관리

항균제 감수성 시험을 위한 디스크는 반드시 결과를 이미 알고 있는 표준균주를 사용하여 최소한 일주일에 한 번은 점검하여야 한다.

정도관리 점검에 사용되는 표준균주는

E. coli ATCC 25923 또는 29247

Staphylococcus aureus ATCC 29212

Pseudomonas aeruginosa ATCC 27853가 사용된다.

표 9-3. 항균제의 정도관리 허용범위

항균제	디스크 함량(μg)	*E. coli* (ATCC 25922)	*S. aureus* (ATCC 25923)	*P. aeruginosa* (ATCC 27853)
Amikacin	30	19~26	20~26	18~26
Ampicillin	10	16~22	27~35	-
Augmentin	20/10	19~25	28~36	-
Aztreonam	30	28~36	-	23~29
Carbenicillin	100	23~29	-	18~24
Cefamandole	30	26~32	26~34	-
Cefazolin	30	23~29	29~35	-
Cefoperazone	75	28~34	24~33	23~29
Cefotxime	30	29~35	25~31	18~22
Cefotetan	30	28~34	17~23	-
Cefoxitin	30	23~29	23~29	-
Cephalothin	30	17~22	29~37	-
Chloramphenicol	30	21~27	19~26	-
Cinoxacin	100	26~32	-	-
Clindamycin	2	-	24~30	-
Doxycyclin	30	18~24	23~29	-
Erythromycin	15	-	22~30	
Gentamicin	10	19~26	19~27	16~21
Imipenem	10	26~32	-	20~28
Kanamycin	30	17~25	19~26	-
Methicillin	5	-	17~22	-
Mezlocillin	75	22~29	-	19~25
Minocyclin	30	19~25	25~30	-
Moxalactam	30	28~35	18~24	17~25
Nafcillin	1	-	16~22	-
Nalidixic acid	30	22~28	-	-
Netilmicin	30	22~30	22~31	17~23
Nitrofurantoin	300	20~25	18~22	-
Norfloxacin	10	28~35	17~28	22~19
Oxacillin	1	-	18~24	-
Penicillin G	10	-	26~37	-
Piperacillin	100	24~30	-	25~33
Streptomycin	10	12~20	14~22	-
Sulfisoxazole	250 또는 300	18~26	24~34	-
Tetracyclin	30	18~25	19~28	-
Ticarcillin	75	24~30	-	22~28
Tobramycin	10	18~26	19~29	19~25
Trimethoprim	5	21~28	19~26	-
Trimethoprim-Sulfamethoxazole	1.25/23.75	24~32	24~32	-
Vancomycin	30	-	15~19	-

실습 9과 실험보고서

학번 :	이름 :	실험일자 :	담당교수 :

※ 냉장고, 배양기, 항균제 디스크 등의 정도관리표를 그리고 평가하시오.

1) 냉장고

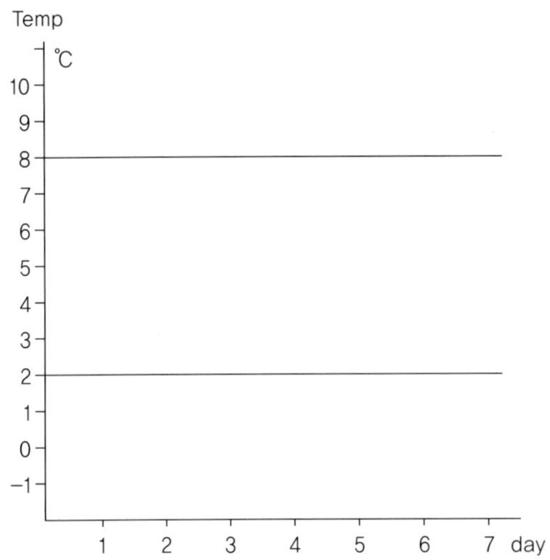

2) 배양기

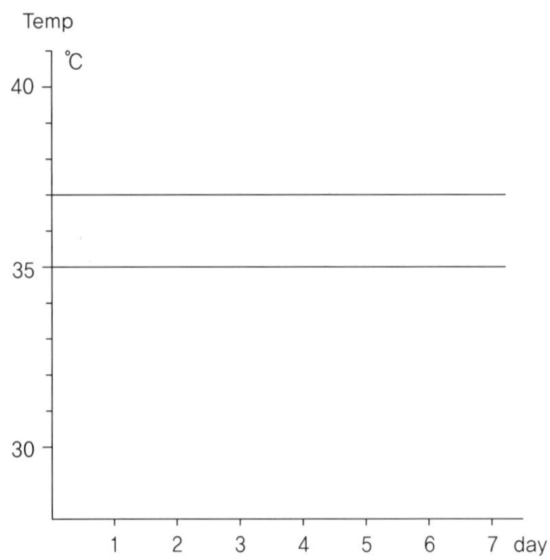

※ 기타사항

Work sheet

∴ 특이사항, 주의사항, 멸균과정을 설명할 것

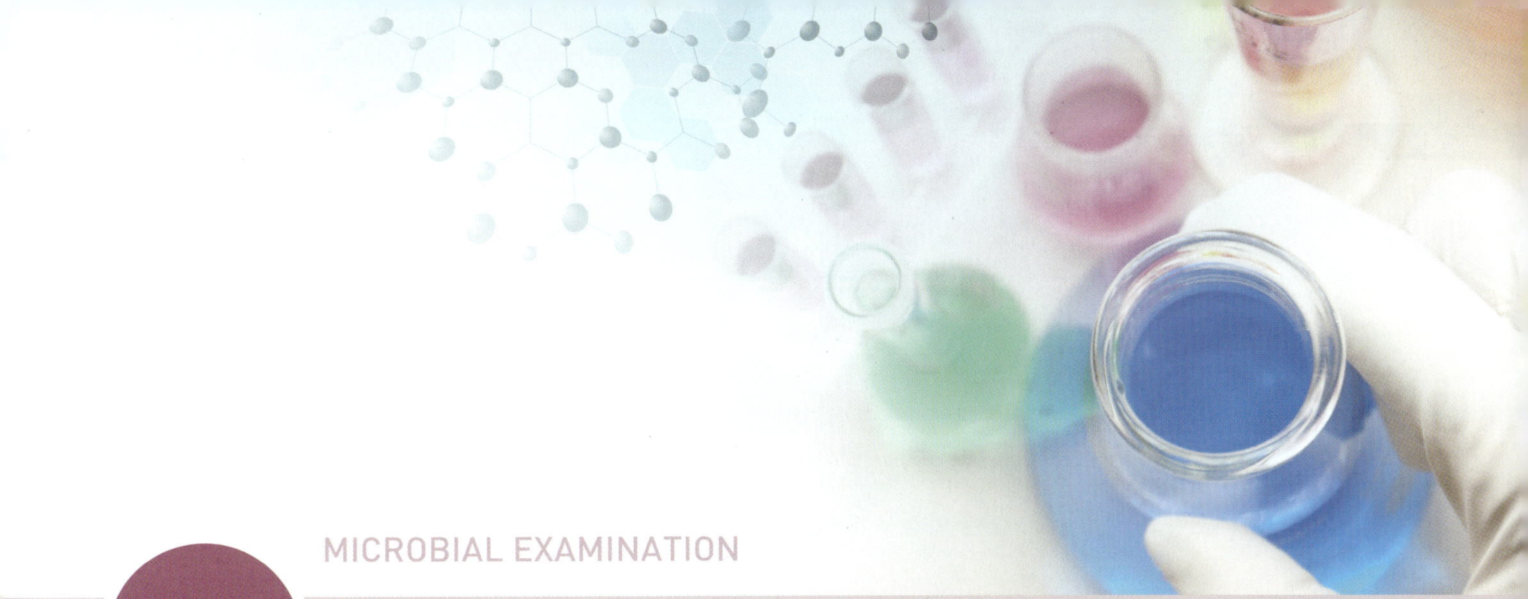

MICROBIAL EXAMINATION

부록

Appendix

I. 염색시약

1. Acid-alcohol 용액

95% Ethyl alcohol	97 mL
Conc. HCl	3 mL

2. Albert's 염색액 (이염색소체염색)

용액 A

Toluidine blue	0.15 g
Malachite green	0.2 g
Glacial acetic acid	1 mL
95% Ethyl alcohol	2 mL
Distilled water	100 mL

염료를 먼저 알코올에 녹인 후 다른 성분을 가하고 하루 방치했다가 여과한다.

용액 B

Iodine crystal .... 2 g
Potassium iodide .... 3 g
Distilled water .... 100 mL

염료를 소량의 증류수와 함께 약절구에 넣고 갈아준 후 남은 증류수를 첨가한다.

3. Carbol fuchsin (항산성염색, Ziehl-Neelsen법)

1) stock solution

용액 A

Basic fuchsin .... 4 g
95% Ethyl alcohol .... 20 mL

용액 B

Phenol .... 9 g
Distilled water .... 100 mL

용액 A와 용액 B을 섞어 며칠 방치한 후 사용한다.

2) working solution

Carbol fuchsin (Ziehl-Neelsen) .... 1 mL
Distilled water .... 19 mL

5. Carbol thionin 염색액

Thionin .... 0.2 g
5% phenol solution .... 100 mL

사용 시 증류수로 3배 희석한다.

6. Crystal violet solution (그람염색, Hucker씨 변법)

용액 A

Crystal violet (함량 90%) .... 2 g
95% Ethyl alcohol .... 20 mL

용액 B

Ammonium oxalate .... 0.8 g
Distilled water .... 80 mL

용액 A와 용액 B을 섞어 24시간 방치 후 여과지(filter paper)에 여과 후 갈색 병에 보관한다.

7. Crystal violet solution (협막염색, Hiss법)

용액 A

Crystal violet (함량 90%) .... 1 g
Distilled water .... 100 mL

용액 B

Copper sulfate .... 20 g
Distilled water .... 100 mL

용액 A(1% cystal violet solution)로 세균을 염색한 후, 용액 B(20% copper sulfate solution)로 헹군다.

8. Flagella staining solution (편모염색, Ryu법)

용액 A

Aluminum potassium sulfate .... 0.5 g
Distilled water .... 10 mL
Tannic acid .... 2 g
5 % phenol soluion .... 10 mL

Aluminum potassium sulfate를 증류수 10 mL에 녹이고 tannic acid와 phenol 용액을 섞는다.

용액 B

Basic fuchsin .... 10 g
95% Ethyl alcohol .... 100 mL

용액 A와 용액 B을 제조 후 10:1의 비율로 혼합하여 실험에 사용하고 시약은 상온에 보관한다.

9. Iodine 매염제 (그람염색, Hucker씨 변법)

Iodine .... 1 g
Potassium iodide .... 2 g
Distilled water .... 240 mL
Sodium bicarbonate, 5% aqueous solution .... 60 mL

Iodine과 potassium iodide를 약절구에 넣고 갈면서 천천히 증류수를 가하여 iodine을 녹인다. 여과지(filter paper)에 여과 후 갈색 병에 보관한다.

10. Kovac's Indole 시약

ρ-Dimethylaminobenzaldehyde .... 5 g
Ethanol 또는 butanol (Amyl 또는 butyl alcohol) .... 75 mL
Conc. HCl .... 25 mL

ρ-Dimethylaminobenzaldehyde을 ethanol에 녹인 후 HCl을 천천히 가해준다. 갈색 병에 담아 냉장 보관한다. 세균 배양액 5 mL 당 0.2~0.3 mL을 사용한다.

11. Malachite green (아포염색, Wirtz-Conkin법)

Malachite green ········· 5 g
Distilled water ········· 100 mL

12. Methylene blue, alkaline (이염색소체염색, Loeffler법)

용액 A

Methylene blue (90% 함량) ········· 0.3 g
95% Ethyl alcohol ········· 30 mL

용액 B

0.01% (ω/υ) Potassium hydroxide ········· 100 mL

용액 A와 용액 B를 혼합한다.

13. Methyl red 용액

Methyl red ········· 0.1 g
95% Ethyl alcohol ········· 300 mL
Distilled water ········· 200 mL

14. Safranin O 염색액 (그람염색, Hucker씨 변법)

Safranin ········· 2.5 g
95% Ethyl alcohol ········· 100 mL

위의 방법대로 농축액을 만든 후 여과지(filter paper)에 여과 후 갈색 병에 보관한다. 증류수로 10배 희석하여 사용한다.

1. 염색시약의 용해도

염색분말	26℃에서의 용해도 (%)	
	물	95% ethyl alcohol
Bismark brown	1.36	1.08
Congo red	0	0.19
Crystal violet (chloride)	1.68	13.87
Eosine Y	4.42	2.18
Fuchsin, basic (chloride)	0.26	5.93
Malachite green (oxalate)	7.60	7.52
Methylene blue (chloride)	3.55	1.48
Neutral red (chloride)	5.64	2.45
Safranin O	5.45	3.41
Thionin	0.25	0.25

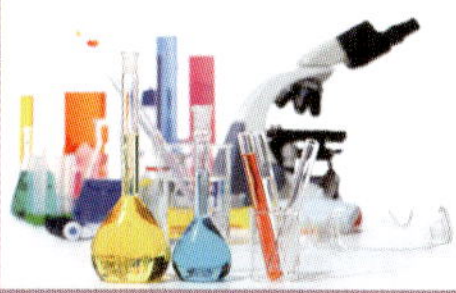

II. 배지(Culture media)

부록에 수록된 다양한 배지의 성분과 제조방법 및 사용용도는 Atlas RM의 Handbook of Micobiological Media"(CRC Press, 1993), "Difco Manual 11th Edition" 및 "The Oxoid Manual" "The Fisher Scientific'" 등을 인용 및 참고 하였으며 성분표기는 회사에서 표기되는 방식 그대로 상품명을 편의상 사용하였다.

Alkaline peptone water (APW, pH 8.4): *Vibrio cholerae* 증균 배지

배지성분

Peptone ········ 10 g
Sodium chloride ········ 5 g
Distilled water ········ 1,000 mL

제조방법

1N NaOH로 pH 8.4로 맞추어서 10 mL씩 시험관에 분주하고 121℃로 15분간 가압증기멸균을 해서 분주한다.

Bacteroides bile esculin agar (BBE, pH 7.0): *Bacteroides fragilis* group 감별 배지

배지성분

Trypticase soy agar	40 g
Oxgall	20 g
Esculin	1 g
Ferric ammonium citrate	0.5 g
Hemin solution (5 mg/mL)	2 mL
Gentamicin solution (40 mg/mL)	2.5 mL
Distilled water	1,000 mL

제조방법

위 성분을 61.5 g을 증류수와 섞어 pH를 맞추고 가열 후 녹인 다음 121℃로 15분간 가압증기멸균하여 50℃로 식혀서 분주한다.

Bile esculin agar (pH 6.6): Group D *Streptococcus* 와 *Enterococcus* 의 선택

배지성분

Beef extract	3 g
Peptone	5 g
Agar	15 g
Oxgall	40 g
Ferric citrate	0.5 g
Distilled water	1,000 mL

제조방법

위 성분 64 g을 증류수에 넣어 가열하여 녹인 후 나사마개 시험관에 분주하고 121℃에 15분 가압증기멸균 후 사면으로 굳힌다. 이 배지는 *Enterococcus*와 group D *Streptococcus* 및 *Listeria monocytogenes* 감별 배지이다. 이 세균은 48시간 이내에 흑색집락을 나타낸다.

Bismuth sulfite agar (BS agar, pH 7.7): *Salmonella* Typhi의 선택 배지

배지성분

Beef extract	5 g
Peptone	10 g
Dextrose	5 g
Disodium phosphate	5 g

Ferric sulfate ········ 0.3 g
Bismuth sulfite indicator ········ 8 g
Agar ········ 20 g
Brilliant green ········ 0.025 g
Distilled water ········ 1,000 mL

제조방법

BS agar 52.3 g을 1,000 mL 증류수에 넣어 가열하고 녹인 후 50℃에 식혀서 분주한다. *Salmonella Typhi*의 가장 높은 선택 배지로 금속성 광택의 검은색 집락을 보여 일반 *Salmonella*와 감별하는데 사용된다. 가압멸균을 하지 않는다.

Blood agar plate (BAP, pH 7.3): 용혈의 종류를 감별하기 위한 배지

배지성분

Peptone ········ 10 g
Tryptose ········ 10 g
Sodium chloride ········ 5 g
Agar ········ 15.0 g

제조방법

위 성분 40 g을 1,000 mL 증류수에 넣어 가열하여 녹인후 121℃에 15분간 가압증기멸균을 한다. 50℃ 식힌 후 5% 무균 탈섬유혈액(sterile defibrinated blood)을 넣어 잘 섞고 20 mL정도 분주한다. 혈액은 면양, 말 혹은 토끼의 혈액을 사용한다. 배지가 굳을 때까지 생물학적 안전상자(BSC)에서 수분을 말리고 랩으로 싸서 냉장보관 한다. 무산소성 세균 배양용 혈액 우무의 기초 배지로는 Brucella agar가 좋으며 Columbia agar나 Schaedler agar 혹은 GAM 배지도 쓸 수가 있다. 평판배지 1~2개 정도는 배지 제조과정 중 오염을 확인하기 위해 배양기에 넣어 무균시험(sterility test)을 하며 혈액 우무배지의 혈액이 용혈이 되지 않도록 성분에 NaCl이 0.5%가 있는지 확인한다.

Bordet-Gengou medium (BG 배지, pH 6.7): *Bordetella pertussis*의 선택 배지

배지성분

Potato infusion ········ 125 g
Sodium chloride ········ 5.5 g
Agar ········ 20 g
Distilled water ········ 1,000 mL
Methicillin ········ 2.5 μg/mL

제조방법

10 g glycerol이 녹아있는 1,000 mL 증류수에 위 성분 30 g를 넣어 가온하여 잘 섞어 121℃에 15분간 가압증기 멸균한다. 50℃로 식히고 무균인 면양, 토끼, 또는 사람의 혈액을 15~20% 되게 섞고 평판에 분주한다. 검체의 오염균을 제거하기 위해 methicillin 2.5 μg/mL를 넣어서 선택 배지를 만들기도 한다. 최근 Regan-Lowe agar 배지가 권장되고 있다.

Brain heart infusion blood agar (BHIBA, pH 7.4): 영양요구도가 큰 진균 배양 용

배지성분

Brain heart infusion agar	26 g
Agar	2.5 g
Distilled water	500 mL

제조방법

위 성분을 가열하고 녹여 121℃에 15분 멸균 후에 50℃로 식혀서 30 mL의 탈섬유 동물혈액을 넣고 잘 혼합하여 약 20 mL씩 시험관에 분주하고 사면으로 굳힌다. 90 mm 평판배지에 40 mL씩 분주할 수도 있다.

Brain heart infusion (BHI, pH 7.4): 증균배양, 혈액배양에 사용

배지성분

Calf brain infusion, from	200 g
Beef heart infusion, from	250 g
Proteose peptone	10 g
Dextrose	2 g
Sodium chloride	5 g
Disodium phosphate	2.5 g
Distilled water	1,000 mL

제조방법

37 g을 증류수 1,000 mL에 넣어 녹여서 121℃에 15분간 멸균한다. 혈액배양 등에 쓰인다.

Brucella agar (pH 7.0): *Brucella spp.*와 무산소성 세균의 혈액우무 기초배지

배지성분

Pancreatic digest of casein	10 g

Peptic digest of animal tissue ········ 10 g
Yeast autolysate ········ 2 g
Dextrose ········ 1 g
Sodium chloride ········ 5 g
Sodium bisulfite ········ 0.1 g
Agar ········ 15 g
증류수 ········ 1,000 mL

제조방법

위 성분을 증류수에 넣어서 가열하여 녹이고 121℃에 15분 멸균한다. 50℃로 식힌 뒤 10 mL의 무균 혈액과 다음의 항균제를 넣는다. *Brucella*를 분리 동정하기 위해 선택성을 높이려면 항균제(Cycloheximide, Bactracin, Circulin, Polymyxin B)를 첨가해 Brucella selective medium을 만들기도 한다.

Buffered charcoal yeast extract (BCYE-α, pH 6.9): *Legionella* spp. 분리 배지

배지성분

ACES [N-(2-acetamido)-2-aminoethanesulfonic acid] ········ 10 g
KOH pellet (85% KOH) ········ 2.8 g
Yeast extract ········ 10 g
Activated charcoal ········ 1.5 g
Potassium alpha-ketoglutarate ········ 1 g
L-cystine HCl ········ 0.4 g
Ferric pyrophosphate ········ 0.25 g
Agar ········ 17 g
Distilled water, qs ········ 1,000 mL

제조방법

Ferric pyrophosphate와 cysteine HCl은 각각 10 mL의 증류수에 녹이고 여과 멸균한다. 다른 성분은 980 mL의 증류수에 녹여서 121℃에 15분간 멸균한다. 50℃로 식은 뒤에 여과멸균한 용액을 넣는다. 40℃일 때 pH가 6.9이어야 한다. pH가 정확해야 하며 맞지 않으면 1N HCl이나 KOH로 맞춘다. 항균제를 넣어서 선택 배지를 만드려면 polymyxin B sulfate 80,000 U, cefamandole lithium 4 mg, anisomycin 80 mg을 1,000 mL의 배지에 넣는다. 냉장보관하면 4주일간 쓸 수 있다.

Campylobacter selective medium (Butzler, Oxoid, pH 7.4): *Campylobacter* jejuni, *C. coli* 등의 선택 배지)

배지성분

1) Camphylobacter agar base

Columbia Agar Base	39.0 g
Activated charcoal	4.0 g
Hemin	0.032 g

2) 선택제(Camphylobacter selective supplement)

Vial contents (each vial is sufficient for 500 ml of medium)	per vial per litre
Sodium pyruvate	100 mg
Cefoperazone	32 mg
Vancomycin	20 mg
Cycloheximide	100 mg

제조방법

121.5 g Campylobacter Agar Base 1)에 500 mL 증류수를 넣어 가온하여 녹인 후 121℃에서 15분간 가압증기멸균을 한다. 50°C로 식힌 후 1병 Campylobacter Selective Supplement 2) 섞어 평판 배지에 분주한다. Campylobacter 선택 배지에는 Butzler 외에도, Skirrow, Campy BAP (Blaser) 및 Preston (Oxoid) 등의 배지가 있다.

Carbohydrate broth (pH 7.2) : 탄수화물 발효시험

배지성분

Heart infusion broth (BHI)	22.5 g
Carbohydrate	10 g
Bromcresol purple (BCP)	1 mL
Distilled water	1,000 mL

제조방법

BHI 22.5 g을 900 mL 증류수에 넣고 원하는 탄수화물 10 g을 증류수 100 mL에 녹인다. BCP 지시약 1.6 g을 95% 알코올 100 mL에 녹인 것 1 mL를 넣는다. 3 mL씩 나사마개 시험관에 분주하고 116~118℃(10~15 Lb)에 15분간 멸균한다. 시험세균을 접종하고 배양한 후에 자색이 황색으로 변하면 산생성 시험이 양성이다.

Chocolate agar (pH 7.2): 임균, 수막알균 및 *Haemophilus*의 배양용

배지성분

1. Hemoglobin으로 제조하는 경우

1) GC agar base (pH 7.2, Difco Co.)

Proteose peptone No. 3	15 g
Corn starch	1 g
Potassium phosphate, dibasic	4 g
Potassium phosphate, monobasic	1 g
Sodium chloride	5 g
Agar	10 g
증류수	1,000 mL

2) 2% Hemoglobin solution

3) 영양강화제(Growth supplement) : 배지 1,000 mL용

제조방법

GC agar base 1) 36 g을 증류수 500 mL에 넣어 가열하고 녹여 121℃에 15분간 멸균한 후 50℃에 식혀 준비한다. 2% hemoglobin 2) 용액을 무균적으로 섞고 영양강화제(growth supplement) 3)를 넣어서 거품이 나지 않도록 잘 혼합하여 평판배지에 붓는다. 1~2개의 평판을 35℃에 배양해서 무균시험을 하는 것이 좋다.

• 2% Hemoglobin solution

Hemoglobin	10 g
증류수	500 mL

방법〉 Hemoglobin을 증류수에 부유시키고 유리구슬을 넣어서 20~30분 정도 강하게 진탕하여 덩어리가 없게푼다. 121℃로 15분간 멸균한 후 50℃에 식힌다.

• 영양강화제(Growth supplement) : 배지 1,000 mL용

Supplement B (Difco.) 혹은

IsoVitaleX	1 vial
희석액(Rehydrated fluid, diluent) 10% glucose	10 mL

방법〉 Supplement는 동결 건조된 가루이므로 희석액인 10% glucose, 10 mL를 무균적으로 넣어 녹이면 1,000 mL 배지를 만든다.

2. 혈액으로 chocolate agar를 만들 때

멸균한 기초 배지에 5~10%의 탈섬유 혈액을 넣고 80℃로 15분간 가열하여 초콜릿 빛깔이 나게 하여 50℃로 식힌 후 Isovitalex를 1% 첨가하여 평판배지에 분주한다.

임균과 *Haemophilus* 배양에 사용한다. IsoVitalex나 supplement를 넣지 않은 초콜릿 우무에서는 *Haemophilus*가 증식되지 않는다.

3. Chocolate agar, vancomycin 첨가(*Haemophilus ducreyi* 분리용)

Isovitale X가 들어 있는 chocolate 우무 배지에 vancomycin을 최종 농도가 3 μg/mL 되게 넣는다.

CIN agar (cefsulodin, irgasan, novobiocin agar, pH 7.4): *Yersinia enterocolitica* 선택배지

배지성분

1) Yeast extract	2 g
Peptone	17 g
Proteose peptone (Difco)	3 g
Mannitol	20 g
Sodium deoxycholate	0.5 g
Sodium cholate	0.5 g
Sodium pyruvate	2 g
Magnesium sulfate. $8H_2O$	10 mg
Agar	13.5 g
Neutral red	30 mg
Crystal violet	1 mg
Irgasan	4 mg
증류수	1,000 mL
2) Cefsulodin	4 mg
Novobiocin	2.5 mg

제조방법

배지성분 1)을 증류수 1,000 mL에 가열하여 녹이고 121℃에 15분간 멸균 후 50℃로 식혀서 항균제 2)를 넣어서 잘 섞은 후 20 mL씩 분주한다. 랩으로 감아 냉장보관 해두면 1개월간 사용가능하다. 또한 항균제 용액은 CN (cefsulodin과 novobiocin; Difco) 또는 SR 109 (irgasan, novobicin; Oxoid)로 시판되고 있으며 이 배지는 *Y . enterocolitica* 뿐만 아니라 *Aeromonas spp.* 분리 배지로도 사용된다. 이 배지에서 *Yersinia*는 mannitol을 분해하여 산생성을 하므로 neutral red 지시약에 의해 적색집락이 나타난다.

Simmons Citrate Agar (pH 6.9): 그람음성 막대균의 동정, IMViC 반응 중 구연산염 이용능

배지성분

- Magnesium sulfate ······ 0.2 g
- Ammonium dihydrogen phosphate ······ 1 g
- Dipotassium phosphate ······ 1 g
- Sodium citrate ······ 2 g
- Sodium chloride ······ 5 g
- Agar ······ 15 g
- Bromthymol blue (BTB) ······ 0.08 g
- 증류수 ······ 1,000 mL

제조방법

위 성분 24.2 g을 증류수 1,000 mL에 넣어 가열하여 녹이고 시험관에 분주한 다음 121℃에 15분간 멸균 후 사면으로 굳힌다. 시험세균이 구연산염(citrate)을 탄소원으로 이용하여 증식할 수 있는지를 보는 시험이다. 세균이 증식하면 배지가 알칼리성으로 변하여 지시약 BTB와 반응하여 청색으로 된다.

Cycloserine cefoxitin fructose agar (CCFA, pH 7.6): *Clostridium difficile* 의 분리용 선택 배지

배지성분

1) Proteose peptone no. 2 ······ 40 g
   - Disodium phosphate (Na_2HPO_4) ······ 5g
   - Monopotassium phosphate (KH_2PO_4) ······ 1g
   - Sodium chloride ······ 2g
   - Magnesium sulfate ······ 0.1 g
   - Fructose (or mannitol) ······ 6g
   - Neutral red (1% solution in ethanol) ······ 3 mL
   - Agar ······ 20 g
   - 증류수 ······ 1,000 mL

2) Cycloserine ······ 250 mg
   - Cefoxitin ······ 10 mg

제조방법

위 성분 1)을 pH 7.6으로 맞추고 가열하여 녹이고 121℃에 15분간 멸균 후 50℃로 식혀서 성분 2)을 넣은 후 분주한다. 성분 2)는 Cycloserine 250 mg을 1~2.5 mL 멸균 증류수에 cefoxitin은 10 mg을 증류수 1 mL에 각각 녹여서 만든다. 배지는 랩으로 감아 냉장 보관시 2개월 유효하다. 무산소성 상자나 GasPak jar에 넣어서 하룻밤 환원시킨 뒤에 접종에 사용한다. Fructose 대신에 mannitol

을 넣기도 한다. *C. difficile*의 집락은 담황색을 보인다.

Cystine tellurite blood agar (CTBA, pH 7.2) : *Corynebacterium diphtheriae* 의 선택 배지

배지성분

Heart infusion agar (HIA)	100 mL
Potassium tellurite 0.3% 용액	15 mL
L-cystine	5 mg
Defibrinated sheep blood	5 mL

제조방법

HIA를 121℃에 15분간 멸균하여 45~50℃에 식힌다. 별도로 potassium tellurite의 0.3% 수용액을 만들어서 가압 멸균한 이 용액 15 mL를 배지에 넣고 이어서 5 mL의 탈섬유 혈액을 넣는다. 멸균하지 않은 5 mg의 cystine 가루를 넣는다. Cystine은 녹지 않으므로 잘 혼합 후 약 20 mL씩 페트리 접시에 붓는다. *C. diphtheriae*는 potassium tellurite를 환원시켜 검은색 집락을 보인다. 냉장고에 4주간 보관 사용할 수 있다.

Cystine tryptic (trypticase) agar (CTA, pH 7.3) : 탄수화물(당) 배지용 기초 배지

배지성분

Tryptose	20 g
L-cystine	0.5 g
Sodium chloride	5 g
Sodium sulfite	0.5 g
Agar	2.5 g
Phenol red	0.017 g
Distilled water	1,000 mL

제조방법

위 성분의 29.5 g을 1,000 mL 증류수에 넣어 가열하여 녹이고 시험관에 분주하여 115~118℃에 15분간 멸균한다. 각각의 탄수화물은 20% 용액으로 만들어 여과멸균하여 사용한다. CTA 50 mL에 탄수화물 2.5 mL를 넣고 멸균된 13×100 mm 시험관에 2.7 mL씩 넣어서 냉장한다.

CTA배지는 임균이나 수막알균의 종감별 시험, 세균의 운동성검사, 25℃에서는 세균보존배지로도 사용가능하다.

DNase test agar (Deoxyribonuclease 배지, pH 7.3): *Staphylococcus aureus*, *Serratia marcescens* 등 감별용

배지성분

Tryptose	20 g
Deoxyribonucleic acid (DNA)	2 g
Sodium chloride	5 g
Agar	15 g
증류수	1,000 mL

제조방법

위 성분 42 g을 증류수 1,000 mL에 넣어 가열하여 녹인 후 121℃에 15분간 멸균하여 평판 배지를 만든다. 1~2 cm 길이로, 또는 5 mm 지름의 점상으로 접종한다. 35℃에 18~24시간 배양한 후 0.1N HCl을 떨어뜨린다. 집락 주위가 투명하면 양성이다. Methyl green이 1,000 mL 배지에 0.05 g 든 배지도 있으며 이 배지는 집락 주변의 녹색이 흐려져서 투명해지면 양성이다.

DNase test agar (pH 7.3): 포도당 비발효 그람음성 막대균의 감별용

배지성분

Deoxyribonucleic acid (DNA)	2 g
Pancreatic digest of casein	15 g
Papaic digest of soy meal	5 g
Sodium chloride (17)	5 g
Agar	15 g
증류수	1,000 mL

제조방법

1 cm 정도의 넓이로 진하게 접종한다. 18~24시간 배양 후에 1N HCl을 떨군다. 집락 주변이 투명하면 양성이다.

Eosin methylene blue (EMB, pH 7.2): 그람음성막대균 분리와 *Escherichia coli*의 선택배지

배지성분

Peptone	10 g
Lactose	5 g
Sucrose	5 g
Dipotassium phosphate	2 g

Agar	13.5 g
Eosin Y	0.4 g
Methylene blue	0.065 g
증류수	1,000 mL

제조방법

위 성분 36 g을 증류수 1,000 mL에 넣어 가열하여 121℃에 15분간 멸균 후 45~50℃에 식혀서 분주한다. Lactose를 비발효하는 *Salmonella*나 *Shigella*는 무색집락, lactose를 발효하는 *coliform* 세균은 보라색집락, *E. coli*은 금속성광택의 녹색집락(metallic green sheen)을 보인다.

GN broth (Hajna, pH 7.0): *Salmonella, Shigella*의 증균배지

배지성분

Tryptose	20 g
Dextrose	1 g
D-mannitol	2 g
Sodium citrate	5 g
Sodium deoxycholate	0.5 g
Dipotassium phosphate	4 g
Monopotassium phosphate	1.5 g
Sodium chloride	5 g
Distilled water	1,000 mL

제조방법

위 성분 39 g을 1,000 mL 증류수에 넣고 가열하여 녹인 후 시험관에 10 mL씩 분주하여 116 (0.8 kg/cm^2, 10 Lb)℃에 15분간 멸균한다. Sodium desoxycholate가 낮은 농도로 들어 있기 때문에 *E. coli*와 다른 *coliforms* 세균의 억제력이 낮다.

4~6시간 배양 후 MacConkey agar, SS agar, XLD 또는 HE 및 BS 선택 배지에 계대 배양한다.

Hektoen enteric agar (pH 7.5): *Salmonella, Shigella* 선택 배지

배지성분

Proteose peptone	12 g
Yeast extract	3 g
Bile salts	9 g

Lactose	12 g
Saccharose	12 g
Salicin	2 g
Sodium chloride	5 g
Sodium thiosulfate	5 g
Ferric ammonium citrate	1.5 g
Agar	14 g
Bromthymol blue	0.065 g
Acid fuchsin	0.1 g
증류수	1,000 mL

제조방법

위 성분 79 g을 증류수 1,000 mL에 넣고 가열하여 녹인다. 가압멸균하지 않는다. 50℃로 식은 뒤에 분주한다. lactose 발효세균은 주황색집락, *Salmonella*나 *Shigella*는 청록색의 집락이며 H_2S을 생성하는 *Salmonella, Proteus*는 흑색집락을 보인다.

Hugh and Leifson's medium (pH 7.1) : 탄수화물의 산화, 발효 및 비산화 시험

배지성분

Peptone	2 g
Sodium chloride	5 g
Dipotassium phosphate	0.3 g
Glucose	10 g
Bromthymol blue (BTB)	0.03 g
Agar	3 g
증류수	1,000 mL

제조방법

위 성분 9.4 g을 증류수 1,000 mL에 가열하여 녹이고 시험관에 3~4 mL씩 분주한 후 121℃로 15분간 멸균한다. 식힌 뒤에 멸균된 10% glucose 용액을 넣어서 최종 농도가 1%가 되게 한다. 시험세균을 두 개의 시험관에 접종한 후 한 시험관(covered tube)에만 광유(mineral oil)를 5 mm 두께로 덮는다. 35℃에서 3~4일간 배양한다.

두 시험관 모두 산이 생기면 발효(fermentation), 열린 시험관(open tube)에만 산이 생기면 산화(oxidation), 두 시험관 모두에 산이 없으면 비산화(nonoxidation) 이다.

Lowensten-Jensen(L-J) 배지

배지성분

1) Salt solution

Monopotassium phosphate	2.4 g
Magnesium sulfate, $7H_2O$	0.24 g
Magnesium citrate	0.6 g
Asparagine	3.6 g
Glycerol, reagent grade	12 g
Distilled water	600 mL

2) Potato flour ········ 30 g
3) Homogenized whole egg ········ 1,000 mL
4) Malachite green (2% aqueous) ········ 20 mL

제조방법

Potato flour를 salt solution과 플라스크에서 섞는다. 121℃에서 30분간 멸균한다. 신선한 계란을 5% soap solution으로 깨끗이 씻어 30분간 놓아두었다가 비눗물이 없어질때까지 흐르는 물에 담가 둔다. 그 후에 70% 알코올에 15분간 담궈 계란껍질에 있는 세균을 제거해 멸균된 플라스크에 깨어 넣고 마그네틱 교반막대와 함께 흔들어서 균질화 한다. 4겹의 멸균한 거즈를 통해 여과한다. 균질화한 계란을 potato flour salt 용액을 식힌 것과 섞는다. Malachite green을 넣고 잘 섞는다. 멸균된 나사마개 시험관에 6 mL씩 분주해서 사면으로 하여 80℃에 50 분간 가열한 후 35℃에 48시간 배양하여 무균 시험을 한다. 냉장보관하며 유효기간 1개월 정도이다.

Loeffler Serum medium (pH 7.1): *Corynebacterium diphtheriae*의 증균배지

배지성분

Beef blood serum	3 part
Dextrose broth	1 part
증류수	1,000 mL

제조방법

배지성분 80 g을 증류수 1,000 mL에 넣어 42~45℃에서 녹인 후 pH 7.1로 맞춘 후 나사마개 시험관에 일정량을 분주하고 사면으로 10분간 굳힌 후 121℃로 15분간 멸균한다. 주로 이 배지는 *Corynebacterium diphtheriae*의 증균 및 이염색소체(metachromatic granule)를 보기 위해서 Loeffler serum medium을 사용한다.

MacConkey agar (pH 7.1) : 그람음성막대균의 분리용 선택배지 및 감별배지

배지성분

Peptone	17 g
Proteose peptone	3 g
Lactose	10 g
Bile salt	1.5 g
Sodium chloride	5 g
Agar	13.5 g
Neutral red	0.03 g
Crystal violet	0.001 g
증류수	1,000 mL

제조방법

위 성분 50 g을 증류수 1,000 mL에 넣고 가열하여 녹이고 121℃에 15분간 멸균하여 45~50℃로 식혀서 분주한다. 그람음성 막대균의 분리용 선택 배지로 그람양성 세균의 억제제로 bile salt와 crystal violet이 들어 있으며 lactose 발효세균은 적색집락, lactose 비발효 세균은 무색집락을 형성한다.

Mannitol salt agar (pH 7.4): *Staphylococcus aureus* 분리와 감별 배지

배지성분

Proteose peptone No. 3	10 g
Beef extract	1 g
Mannitol	10 g
Sodium chloride	75 g
Agar	15 g
Phenol red	0.025 g
증류수	1,000 mL

제조방법

위 성분 111 g을 1,000 mL 증류수에 넣고 가열하여 녹인 후 121℃에서 15분간 멸균 후 45~50℃에 식혀서 분주한다. 이 배지에는 7.5% NaCl이 있어 오염균이 자라지 못하고 *Staphylococcus*만 증식한다. *S. aureus*는 mannitol 발효해서 노란색집락, *S. epidermidis*는 mannitol을 비발효하기 때문에 적색집락이다. *S. saprophyticus* 역시 mannitol을 발효하는 경우가 있기 때문에 노란색 집락을 보일 때도 있다.

Martin-Lewis agar (ML) : 임균과 수막알균의 선택 배지

Thayer-Martin agar에 들어가는 VCNT 대용에 배지 100 mL에 vancomycin 400 μg, colistin 750 μg, anisomycin 200 μg, trimethoprim 500 μg이 포함되는 것 외에 다른 성분은 Thayer-Martin agar와 같다.

McBride medium modified (pH 7.3) : *Listeria monocytogenes* 선택배지

배지성분

Phenylethanol agar ········ 35.5 g
Glycerine, anhydride ········ 10 g
Lithium chloride ········ 0.5 g
증류수 ········ 1,000 mL

제조방법

위 성분을 증류수 1,000 mL 증류수에 넣고 가열하여 녹인 후 121℃에서 15분간 멸균 후 45~50℃에 식혀서 분주한다.

MR-VP medium (Methyl red와 Voges-Proskauer 시험, pH 6.9): *Enterobacteriaceae*의 동정용 배지

배지성분

Polypeptone or buffered peptone ········ 7 g
Dextrose ········ 5 g
Dipotassium phosphate ········ 5 g
증류수 ········ 1,000 mL

제조방법

위 성분 17 g을 증류수 1,000 mL에 녹여서 5 mL씩 시험관에 분주하여 121℃에 15분간 멸균한다. 혼합산 생성의 Methyl red 시험과 acetoin(acetylmethyl-carbinol)의 생성인 VP 시험에 쓰인다.

Middlebrook 7H11 agar (pH 6.6): *Mycobacterium*의 감수성 시험용

배지성분

Middlebrook 7H10 agar base (Difco) ········ 19 g
Casein hydrosate (Sigma) ········ 1 g
Glycerol (Difco) ········ 5 mL
증류수 ········ 1,000 mL

제조방법

각 성분을 증류수 1,000 mL에 넣고 약한 불로 가열하여 녹인다. 121℃로 10분간 멸균한다. 50℃로 식힌 뒤에 100 mL의 OADC enrichment (Difco)를 넣는다. 섞은 뒤에 항균제 디스크를 넣은 Felson quadrant Petri plate (Falcon laboratories)의 각 칸에 5 mL씩 분주한다. OADC enrichment 성분은 결핵균의 증식을 촉진시킨다.

• OADC enrichment

Albumin fraction V	50 g	Oleic acid	0.5 g
Dextrose	20 g	Catalse	0.04 g
Sodium chloride	8.5 g	증류수	1,000 mL

MIO medium (Motility, Indole, Ornithine, pH 6.5): *Enterobacteriaceae*의 동정용 배지

배지성분

Yeast Extract	3 g
Peptone	10 g
Tryptone	10 g
L-Ornithine Hydrochloride	5 g
Dextrose	1 g
Agar	2 g
Brom Cresol Purple	0.02 g
증류수	1,000 mL

제조방법

위 성분 31 g을 증류수 1,000 mL에 넣고 가열하여 녹인다. 나사마개 시험관에 5 mL씩 분주하여 121℃에 15분간 가압멸균한다. 배지에 거의 밑까지 백금침으로 천자하여 접종하고 35℃에 18~24시간 배양한다. 운동성과 ODC 시험을 먼저 판독한 후 indole 시험을 위해서 Kovacs 시약 3~4방울을 떨어뜨려 적색이 보이면 양성으로 판정한다.

Motility test medium (pH 7.3) : 세균의 운동성 시험배지

배지성분

Beef extract	3 g
Gelysate 또는 peptone	10 g
Sodium chloride	5 g
Agar	4 g
증류수	1,000 mL

제조방법

위 성분 31 g을 증류수 1,000 mL에 넣고 가열하여 녹이고 약 8 mL씩 분주하고 121℃로 15분간 멸균한다.

Mueller-Hinton agar (MHA, pH 7.2 - 7.4): CLSI 항균제 감수성 시험용

배지성분

Beef, infusion from	300 g
Casamino acid, Technical	17.5 g
Starch	1.5 g
Agar	17 g
증류수	1,000 mL

제조방법

위 성분 38 g을 1,000 mL 증류수에 넣고 가열하여 녹이고 121℃에 15분간 멸균 후 50℃로 식혀 분주한다. 디스크 확산법 감수성 시험용은 두께가 4 mm 되게 부어야 한다.

Mueller-Hinton broth, cation supplemented (CLSI 희석법 항균제 감수성 시험용)

배지성분

Mueller-Hinton broth base

Magnesium 원액

Calcium 원액

제조방법

Mueller-Hinton broth base을 만들어 가압멸균 후 4℃에서 식힌다. Magnesium 원액 2.5 mL와 calcium 원액 5 mL를 냉장된 Mueller-Hinton broth 1,000 mL와 섞는다. 최종 농도는 배지 1,000 mL당 Mg^{++} 25 mg, Ca^{++} 50 mg이 된다.

- Magnesium 원액

$MgCl_2$	8.36 g
탈이온수	100 mL

Membrane filter로 여과멸균하고 4℃에 보관한다. Mg^{++}의 농도는 10 mg/mL가 된다.

- Calcium 원액

$CaCl_2 \cdot 2H_2O$	3.68 g
탈이온수	100 mL

Membrane filter로 여과하고 4℃에 보관한다. Ca^{++}의 농도는 10 mg/mL이 된다.

New York City (NYC) medium(pH 7.4): *Neisseria* spp.의 선택배지

배지성분

Plasma (horse)	120 mL
3% RBC (hemolyzed solution)	200 mL
10% glucose solution	10 mL
Yeast dialysate	25 mL
antibiotic mixture	5 mL
Basal medium	640 mL

제조방법

Basal medium을 가압멸균 후 55℃에 식혀서 위의 성분들을 섞어 평판배지에 분주한다. 냉장온도에서 2~2.5개월 보관할 수 있다. 이 배지는 *Neisseria gonorrhoeae*의 선택배지이기도 하지만 *Mycoplasma, Ureaplasma*도 발육한다.

• Antibiotic mixture

Vancomycin	2 μg/mL
Colistin	5.5 μg/mL
Amphotericin B	1.2 μg/mL
Trimethoprim lactate	3 μg/mL

Nitrate broth (pH 7.0) : 질산염환원 시험

배지성분

Beef extract	3 g
Peptone	5 g
Potassium nitrate	1 g
증류수	1,000 mL

제조방법

위 성분 9 g을 1,000 mL 증류수에 놓고 가열하여 녹인 후 시험관에 1 mL씩 분주하고 N_2 가스 생성을 보기 위해서 Durham관을 거꾸로 넣는다. 121℃에서 15분간 멸균한다. 질산염(nitrate)을 아질산염(nitrite)이나 질소가스(N_2)로 환원하는지를 시험하는 배지이다.

Nutrient agar (pH 6.9) : 세균증균을 위한 기초배지

배지성분

Beef extract	3 g
Peptone	5 g
Agar	15 g
증류수	1,000 mL

제조방법

위 성분 23 g을 증류수 1,000 mL에 넣고 가열하여 녹여서 121℃에 15분간 멸균하여 50℃에 식혀서 평판배지에 분주한다. Nutrient agar를 기초 배지로 혈액 우무 배지를 조제할 때는 0.5% NaCl가 들어 있는지를 확인하여야 한다.

ONPG broth : β-galactosidase 시험용

배지성분

ONPG 용액	25 mL
Peptone water	75 mL

제조방법

위 성분을 섞고 0.5 mL씩 무균 시험관에 넣는다. 냉장하면 1개월간 안전하며, 노란빛을 띠면 쓸 수 없다.

- Peptone water

Peptone	1 g
NaCl	0.5 g
증류수	100 mL

위 성분을 녹이고 121℃로 15분간 멸균한다.

- ONPG 용액

ONPG	0.6 g
0.01 mol Na_2HPO_4 (pH 7.5)	100 mL

위 성분을 녹인 후 여과멸균하여 냉장고에 보관한다.

Phenol red broth base (pH 7.4): 탄수화물 발효시험 기초 배지

배지성분

Proteose peptone No. 3	10 g

Beef extract	1 g
Sodium chloride	5 g
Phenol red	0.018 g
증류수	1,000 mL

제조방법

위 성분 21 g을 증류수 1,000 mL에 녹이고 탄수화물은 0.5~1%의 비율로 넣는다. 시험관에 분주한다. 가스 생성여부를 확인하기 위해 Durham관을 넣는다. 121℃로 15분간 멸균한다. 탄수화물 안정성을 위해 여과멸균을 하는 것이 좋다.

Phenylethyl Alcohol Blood Agar (PEA, pH 7.3): 그람양성 알균, 무산소성 그람양성 및 음성세균의 선택배지

배지성분

Tryptone	10 g
Beef extract	3 g
Sodium chloride	5 g
Agar	15 g
Phenylethanol	2.5 g
증류수	1,000 mL

제조방법

위 성분 35.5 g을 1,000 mL 증류수에 넣고 가열하여 녹인 후 121℃에 15분간 멸균한다. 50℃에 식혀서 5% 탈섬유 혈액을 무균적으로 넣고 분주한다. 혈액을 넣지 않으면 PEA agar 배지 혈액을 넣으면 phenylethyl alcohol blood agar (PEBA) 배지이다. 이 배지는 산소성 및 조건무산소성 그람음성 막대균의 증식이 억제된다.

Regan-Lowe Medium (RE, pH 7.4): *Bordetella* spp.의 선택배지

배지성분

Charcoal agar (Oxoid CM 119)	51 g
Horse blood, defibrinated	100 mL
Cephalexin	0.04 g
증류수	1,000 mL

제조방법

Charcoal agar를 증류수에 넣어 가열하여 녹이고 121℃에 15분간 멸균 후 50℃에 식혀서 탈섬유 혈액과 cephalexin을 넣어서 잘 혼합 후 분주한다. 랩에 싸서 냉장보관하면 1주일간 사용할 수 있다. RE 배지는 최근에 권장되는 *Bordetella pertussis*의 선택 배지이다.

Sabouraud Dextrose Agar (SDA, pH 5.6): 진균의 선택배지

배지성분

Neopeptone	10 g
Dextrose	40 g
Agar	15 g
증류수	1,000 mL
항균제 : cycloheximide	500 mg
acetone	10 mL
chloramphenicol	50 mg
95% ethanol	10 mL

제조방법

위 성분 65 g을 증류수 1,000 mL에 넣고 가열하여 녹여서 솜마개 시험관에 분주하거나 118℃에 10분간 멸균하여 50℃에 식혀서 평판배지에 분주한다. 선택 배지를 제조하기 위해서 다음 항균제를 넣을 수 있다. 선택 배지는 피부사상균(*Dermatophytes*)을 분리하기 위해 쓰인다. 이 목적을 위해서는 Mycobiotic agar (Difco), Mycosel agar (BBL)가 있다. 선택 배지에서는 접합균류(*Zygomycetes*)가 자라지 못한다.

Salmonella Shigella agar (SS, pH 7.0): *Salmonella* 와 *Shigella* 선택배지

배지성분

Beef extract	5 g
Peptone	5 g
Lactose	10 g
Bile salts No. 3	8.5 g
Sodium citrate	8.5 g
Sodium thiosulfate	8.5 g
Ferric citrate	1 g
Agar	13.5 g
Brilliant green	0.33 mg

Neutral red ········ 0.025 g
증류수 ········ 1,000 mL

제조방법

위 성분 60 g을 증류수 1,000 mL에 넣고 2~3분간 가열하여 녹이고 55℃에 식혀서 평판배지에 분주한다. 가압멸균하지 않는다.

Selenite F broth (pH 7.0): *Salmonella* 와 일부 *Shigella* 증균배지

배지성분

Tryptone ········ 5 g
Lactose ········ 4 g
Sodium selenite ········ 4 g
Sodium phosphate ········ 10 g

제조방법

위 성분 23 g을 증류수 1,000 mL에 넣고 가열하여 녹이고 시험관의 깊이가 5 cm가 되도록 분주한다. 가압증기멸균을 하지 않는다. 검체를 접종하고 12~18시간 배양 후에 MacConkey, SS, XLD 및 BS agar에 계대배양 해야 한다. 너무 오랫동안 배양하면 *E. coli*와 같은 정상 균무리의 과다증식으로 *Salmonella*가 억제될 수 있다.

SF (Streptococcus faecalis) broth (pH 6.9): *Enterococcus*의 감별 시험용

배지성분

Tryptone ········ 20 g
Dextrose ········ 5 g
Dipotassium phosphate ········ 4 g
Monopotassium phosphate ········ 1.5 g
Sodium chloride ········ 5 g
Sodium azide ········ 0.5 g
Brom Cresol Purple ········ 0.032 g
증류수 ········ 1,000 mL

제조방법

위 성분 36 g을 증류수 1,000 mL 넣어 녹이고 4 mL씩 시험관에 분주하여 121℃에 15분간 멸균한다. SF agar는 SF broth에 1% dextrose와 1.5% agar를 넣고 평판 배지를 만들어 BEAA (bile esculin

azide agar)와 함께 사용하면 *Enterococcus* 감별에 편리하다.

SIM medium (pH 7.3): H_2S, Indole 및 운동성 시험 배지

배지성분

Peptone	30 g
Beef Extract	3 g
Peptonized Iron	0.2 g
Sodium thiosulfate	0.025 g
Agar	3 g
증류수	1,000 mL

제조방법

위의 성분 36 g을 증류수 1,000 mL에 넣고 가열하여 녹인 후 시험관 높이가 7 cm 정도 되도록 분주한다. 121℃에 15분간 가압 멸균하여 고층배지로 굳힌다. 백금침으로 배지 깊이 2/3정도까지 천자하여 접종한다. 운동성 시험과 H_2S(검은색이 양성) 생성 시험을 먼저 한 후 Kovac's 시약을 3~4방울 떨어뜨려 indole 시험을 하는데 적색이 양성이면 indole 생성시험에 양성이다.

TCBS (thiosulfate citrate bile sucrose, pH 8.6): *Vibrio* 선택배지

배지성분

Yeast extract	5 g
Proteose peptone No. 3	10 g
Sodium citrate	10 g
Sodium thiosulfate	10 g
Oxygall	8 g
Yeast extract	5 g
Proteose peptone No. 3	10 g
Sodium citrate	10 g
Sodium thiosulfate	10 g
Oxygall	8 g
Saccharose	20 g
Sodium chloride	10 g
Ferric citrate	1 g
Bromthymol blue (BTB)	0.04 g
Thymol blue	0.04 g
Agar	15 g

증류수 .... 1,000 mL

제조방법

위 성분 89 g을 증류수 1,000 mL에 넣고 가열하여 완전히 녹인다. 50℃에 식혀서 평판배지에 분주한다. 가압멸균 하지 않는다. 이 배지에는 sucrose(설탕)을 분해하면 BTB 의해 노란색 집락, sucrose를 분해하지 않으면 녹색집락을 보인다.

황색집락 : *Vibrio cholerae, V. fluvialis, V. furnissii, V. alginolyticus*

녹색 집락 : *V. parahemolyticus, V. vulnificus, V. mimicus, V. hollisae*

Thayer-Martin agar (pH 7.2) : *Neisseria* 선택 배지

배지성분

1) GC medium base .... 36 g
   Dextrose .... 1.5 g
   Agar .... 10 g
2) Hemoglobin .... 10 g
3) Supplement VX (Difco) 혹은 IsovitaleX (BBL) .... 10 mL
4) Antimicrobic vial CNVT .... 10 mL
   증류수 .... 1,000 mL

제조방법

GC agar base 1)을 500 mL의 증류수에 넣고 가열하여 녹인다. hemoglobin 2) 10 g을 증류수 500 mL(2% hemoglobin 용액)에 넣어 마스네틱 교반막대를 넣어서 30분 이상 잘 섞어 121℃에 15분간 멸균한 후 55℃로 식힌다. Antimicrobic vial CNVT (Difco 회사)병 4)에 무균 증류수 10 mL를 넣어서 녹인다. Isovitalex (BBL 회사)병 3)에 무균 10% glucose 10 mL를 넣어서 녹인다. 55℃로 식힌 1), 2), 영양강화제인 3)성분과 4)성분을 잘 혼합한 후 분주한다.

- Antimicrobic vial CNVT : 배지 100 mL에 CNVT 용액 1 mL의 비율로 섞는다.

  Colistin sulfate .... 7,500 μg/mL
  Nystatin .... 12,500 μg/mL
  Vancomycin .... 3,000 μg/mL
  Trimethoprim lactate .... 5,000 μg/mL

• IsovitaleX (BBL) : 배지 100 mL에 CNVT 용액 1 mL의 비율로 섞는다.

Vitamin B_{12}	10 μg/mL
L-Glutamine	10,000 μg/mL
Adenine	1,000 μg/mL
Guanine HCl	30 μg/mL
ρ-Aminobenzoic acid	13 μg/mL
L-cystine	1,100 μg/mL
Glucose	100,000 μg/mL
Diphosphopyridine nucleotide oxidized (coenzyme Ⅰ)	250 μg/mL
Cocarboxylase	100 μg/mL
Ferric nitrate	20 μg/mL
Thiamine HCl	3 μg/mL
Cysteine HCl	25,900 μg/mL

Thioglycollate medium (pH 7.2): 수송배지 및 산소성, 조건무산소성, 무산소성 세균의 증균배지

배지성분

Yeast extract	5 g
Casitone	15 g
Dextrose	5 g
Sodium chloride	2.5 g
L-Cystine	0.25 g
Sodium thioglycollate	0.5 g
Agar	0.75 g
증류수	1,000 mL

제조방법

위 성분 29 g을 증류수 1,000 mL에 넣고 가열하여 녹인 후 시험관에 배지의 높이가 7 cm가 되도록 15 mL씩 분주한다. 121℃에 15분간 멸균하여 실온에 보관하며 산화-환원 지시약으로 resazulin이나 methylene blue를 넣을 수 있다. 산소성일 때 Resazulin은 분홍색, methylene blue는 녹색을 나타내며 무산소성일때는 두 지시약 모두 무색을 나타낸다. 배지의 1/3 이상이 산소성 상태이면 무산소성배양에 사용할 수 없으며 1회에 한해서 끓여 사용할 수 있다. 이 배지는 산소성, 조건무산소성 및 무산소성 세균의 배양에 사용된다.

Transport medium: 미생물 배양용 검체의 수송 배지

1. Amies transport medium without charcoal (pH 7.3): 검체 중의 병원균 보존용

배지성분

Sodium chloride	3 g
Potassium chloride	0.2 g
Calcium chloride	0.1 g
Magnesium chloride	0.1 g
Monopotassium phosphate	0.2 g
Disodium phosphate	1.15 g
Sodium thioglycollate	1 g
Agar	7.5 g
증류수	1,000 mL

제조방법

위 성분 23.25 g을 1,000 mL 증류수에 넣어 가열하여 녹인 후 시험관에 거의 가득 차게 분주하여 마개를 약간 열고 121℃에서 10분간 멸균 후 즉시 마개를 막고 냉수에 식힌다. 수송배지 내 charcoal은 검체나 면봉의 독성 물질이 중화되고 임균과 같은 민감한 박테리아 병원체의 성장을 촉진하기 포함하기도 한다.

2. Cary and Blair transport medium (pH 8.4): 변 검체의 보존

배지성분

Agar	5 g
Sodium chloride	5 g
Sodium thioglycollate	1.5 g
Disodium phosphate	1.1 g
Calcium chloride	9 mL
증류수	991 mL

제조방법

위 성분 12.6 g을 증류수에 넣어 가열하여 녹인 후 50℃에 식혀서 1% $CaCl_2$ 용액 9 mL를 넣고 pH 8.4로 맞춘다. 나사마개 시험관에 7 mL씩 넣고 15분간 100℃로 가열하는데 하루에 1회씩 2일간 한 후 마개를 꼭 닫아서 실온에 보관한다. Cary and Blair transport medium, modified 배지에는 산화-환원 지시약인 resazulin 등이 들어 있다.

3. Stuart transport medium (pH 7.3): 임균 등의 까다로운 세균의 수송배지로 이용

배지성분

Sodium thioglycollate	1 g
Sodium glycerophosphate	10 g
Calcium chloride	0.1 g
Methylene blue	0.002 g
Agar	3 g
증류수	1,000 mL

제조방법

위 성분 14.1 g을 증류수 1,000 mL에 넣어 가열하여 녹인 후 나사마개 시험관에 7 mL씩 분주하여 121℃로 15분간 멸균하여 실온에 보관한다. Methylene blue는 산화-환원 지시약으로 산소성 상태에서 청색이고 무산소성(환원) 상태에서는 무색이다.

Triple sugar iron agar (TSI, pH 7.3) : 그람음성 막대균 감별 배지

배지성분

Beef extract	3 g
Yeast extract	3 g
Peptone	15 g
Dextrose	1 g
Lactose	10 g
Sucrose (saccharose)	10 g
Ferrous sulfate	0.2 g
Sodium chloride	5 g
Sodium thiosulfate	0.3 g
Agar	12 g
Phenol red	0.024 g
증류수	1,000 mL

제조방법

위 성분 65 g을 증류수에 1,000 mL 넣고 가열하여 녹인 후 시험관에 분주하고 121℃에 15분간 멸균한다. 사면과 고층의 길이가 동일하도록 굳힌다. TSI agar는 그람음성 막대균 동정의 첫 단계로 ① 탄수화물(1% lactose, 1% sucrose 및 0.1% dextrose) 발효와 ② H_2S(황화수소; hydrogen sulfide) 및 ③ 가스(gas) 생성을 시험하기 위해 쓰이는데, KIA (Kligler iron agar)는 sucrose가 들어 있지 않

은 점이 TSI agar와 다르다.

Tryptic(혹은 trypticase) soy agar (TSA, pH 7.3): 혈액우무 기초 배지

배지성분

Tryptone(혹은 trypticase)	15 g
Soytone(혹은 phytone)	5 g
Sodium chloride	5 g
Agar	15 g
증류수	1,000 mL

제조방법

위 성분 40 g을 증류수 1,000 mL에 넣고 가열하여 녹인 후 121℃에 15분간 멸균하여 45~50℃에 식혀서 TSA plate를 위해서는 평판배지에 분주한다. 혈액우무를 위해서는 5% 탈섬유 혈액(defibrinatee blood)을 넣고 평판배지에 분주한다.

Tryptic (trypticase) soy broth (TSB, pH 7.3): 혈액배양을 하기 위해

배지성분

Tryptone (trypticase)	17 g
Soytone (phytone)	3 g
Dextrose	2.5 g
Sodium schloride	5 g
Dipotassium phosphate	2.5 g
증류수	1,000 mL

제조방법

위 성분 30 g을 증류수 1,000 mL에 넣고 녹여서 분주 후 121℃에 15분간 멸균한다. 다양한 세균들이 신속히(6~8시간) 증식하며 폐렴사슬알균이나 사슬알균도 혈액이나 혈청의 첨가 없이 증식된다. *Brucella*도 증식된다. 그러나 glucose가 발효되면 산이 생기고 폐렴사슬알균은 18~24시간이 지나면 사멸할 수 있다.

Urea agar (Christensen, pH 6.8): *Proteus, Klebsiella, Helicobacter* 등 감별배지

배지성분

Urea agar base

Peptone	1 g
Dextrose	1 g
Sodium chloride	5 g
Monopotassium phosphate	2 g
Urea	20 g
Phenol red	0.012 g
증류수	1,000 mL

제조방법

냉장보관된 urea agar base를 실온온도가 되게 한 후 urea agar base 29 g을 증류수 100 mL에 넣고 흔들어서 완전히 녹인 다음 여과 멸균한다. 가압멸균해서는 안된다. agar 15 g을 증류수 900 mL에 넣어서 가열하여 녹인 후 121℃에 15분간 멸균한다. 50~55℃에 식혀서 무균적으로 urea agar base를 섞어서 잘 혼합하고 멸균 시험관에 분주하여 깊이가 2 cm, 사면이 3 cm 되게 굳힌다. 사면에 시험 세균을 접종하고 35℃에 배양한다. 하룻밤 배양한 후에 적색이 보이면 urease시험 양성이다. *Proteus*는 전체배지가, *Klebsiella pneumoniae*는 사면만 적색으로 보인다.

Urea broth (Stuart, pH 6.8) : urease 시험 배지로 *Proteus, Klebsiella, Helicobacter* 등 감별

배지성분

Yeast extract	0.1 g
Monopotassium phosphate	9.1 g
Dipotassium phosphate	9.5 g
Urea	20 g
Phenol red	0.01 g
증류수	1,000 mL

제조방법

위 성분 38.7 g을 증류수 1,000 mL에 넣고 완전히 녹여 여과 멸균하여 멸균된 시험관에 3 mL씩 분주한다. 가열하거나 가압멸균을 하지 않는다. 요소를 분해되면 암모니아를 생성하여 알칼리성으로 되기 때문에 지시약 phenol red의 작용으로 적색이 되어 urease 양성이 된다. 이 배지는 강한 urease 반응을 보이는 세균인 *Proteus, Morganella* 및 *Providencia rettgeri*의 동정에 쓸 수 있다.

Xylose lysine desoxycholate (XLD) agar (pH 7.4): 그람음성 막대균 분리배지, 특히 *Salmonella, Shigella, Providencia* 등

배지성분

Xylose	3.5 g
Lysine	5 g
Lactos	7.5 g
Sucrose	7.5 g
Sodium chloride	5 g
Yeast extract	3 g
Phenol red	0.08 g
Agar	13.5 g
Sodium desoxycholate	2.5 g
Sodium thiosulfate	6.8 g
Ferric ammonium citrate	0.8 g
증류수	1,000 mL

제조방법

위 성분 57 g을 증류수 1,000 mL에 넣고 가열하여 완전히 녹인다. 너무 과열시키거나 가압멸균해서는 안된다. 55~60℃에 식혀서 평판배지에 분주한다. HE agar보다 *coliform bacilli*가 덜 억제된다. 배지는 원래 변검체에서 *Shieglla*를 분리하기 위하여 변검체를 GN broth에 배양 후 XLD agar에 계대 배양한다. *E. coli, Klebsiella* 및 *Enterobacter*는 황색 집락, *Salmonella*와 *Salmonella arizonae*는 대부분 흑색과 함께 적색 집락, *Shigella, Providencia*는 무색집락, *Citrobacter*는 검은색과 함께 황색 집락, *Proteus*는 검은색과 함께 무색집락이 나타난다. 이 배지는 xylose, lactose 및 sucrose를 비분해하는 세균은 적색 집락을, xylose 분해하고 lysine 비탈탄산화(non-decarboxylaton) 세균은 황색 집락을, lactose나 sucrose를 분해하는 세균도 황색 집락을 보인다. 최근에 우리나라도 *Salmonella*와 *Shigella* 분리 목적으로 이 배지를 사용하는 하는 경우가 많다.

III. 지시약과 pH 범위

Indicators	Full Acid Color	Full Alkaline Color	pH Range
Cresol red	red	yellow	0.2~1.8
Metacresol purple (acid range)	red	yellow	1.2~2.8
Thymol blue (acid range)	red	yellow	1.2~2.8
Bromophenol blue	yellow	blue	3.0~5.4
Bromocresol green	yellow	blue	3.8~5.4
Chlorocresol green	yellow	blue	4.0~5.6
Methyl red	red	yellow	4.4~6.4
Chlorophenol red	yellow	red	4.8~6.4
Bromocresol purple	yellow	purple	5.2~6.8
Bromothymol blue	yellow	blue	6.0~7.6
Neutral red	red	amber	6.8~8.0
Phenol red	yellow	red	6.8~8.4
Cresol red	yellow	red	7.2~8.8
Metacresol purple (alkaline range)	yellow	purple	7.4~9.0
Thymol blue (alkaline range)	yellow	blue	8.0~9.6
Cresolphthalein	colorless	red	8.2~9.8
Phenolphthalein	colorless	red	8.3~10.0

Food Testing for the Isolation and Identification of *E. coli* O157:H7 using BBL™ CHROMagar™ O157

AOAC™ – Research Institute
Performance Tested Methods℠

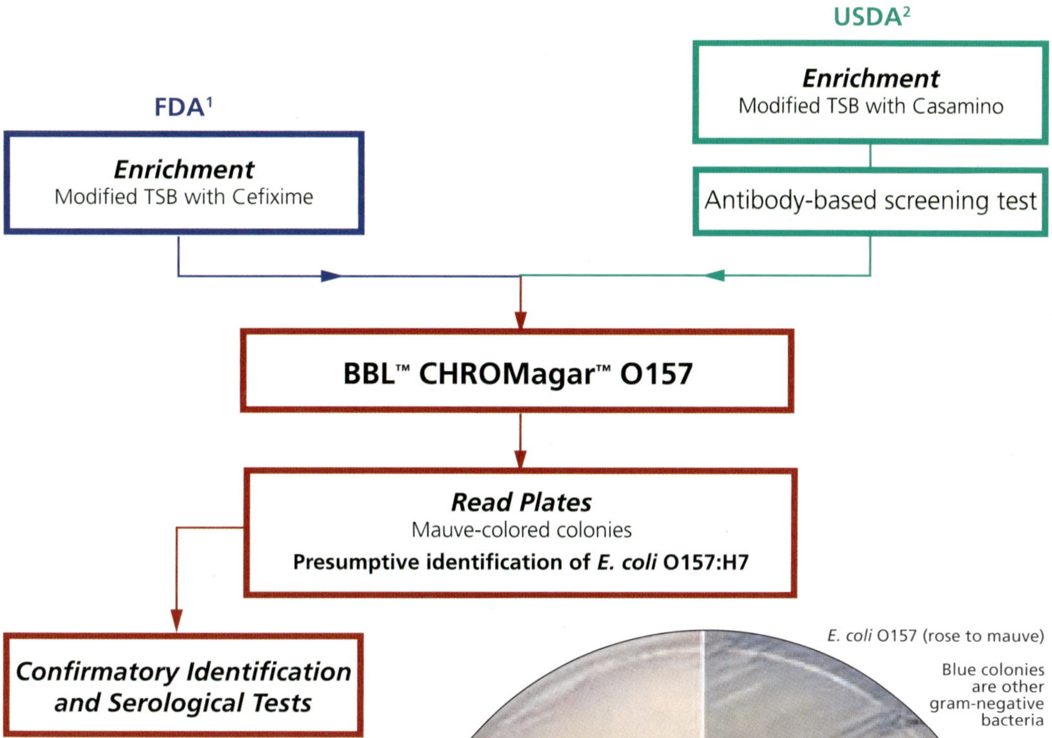

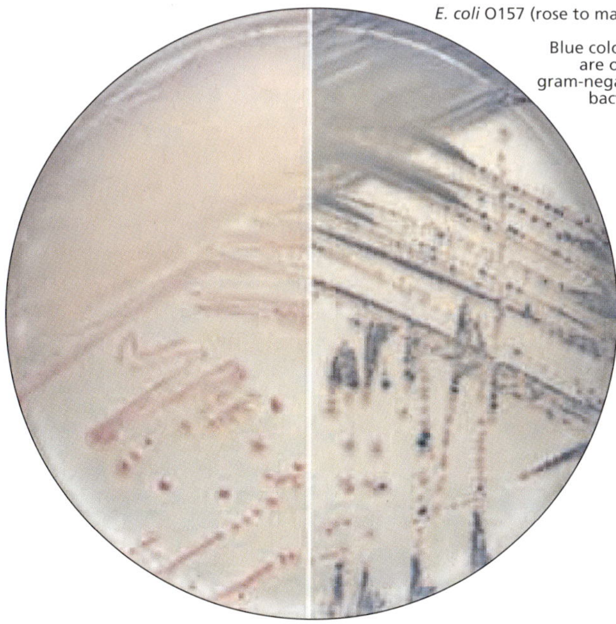

Food Testing for the Isolation and Identification of *Listeria* using BBL™ CHROMagar™ Listeria

AOAC™ – Research Institute
Performance Tested Methods℠

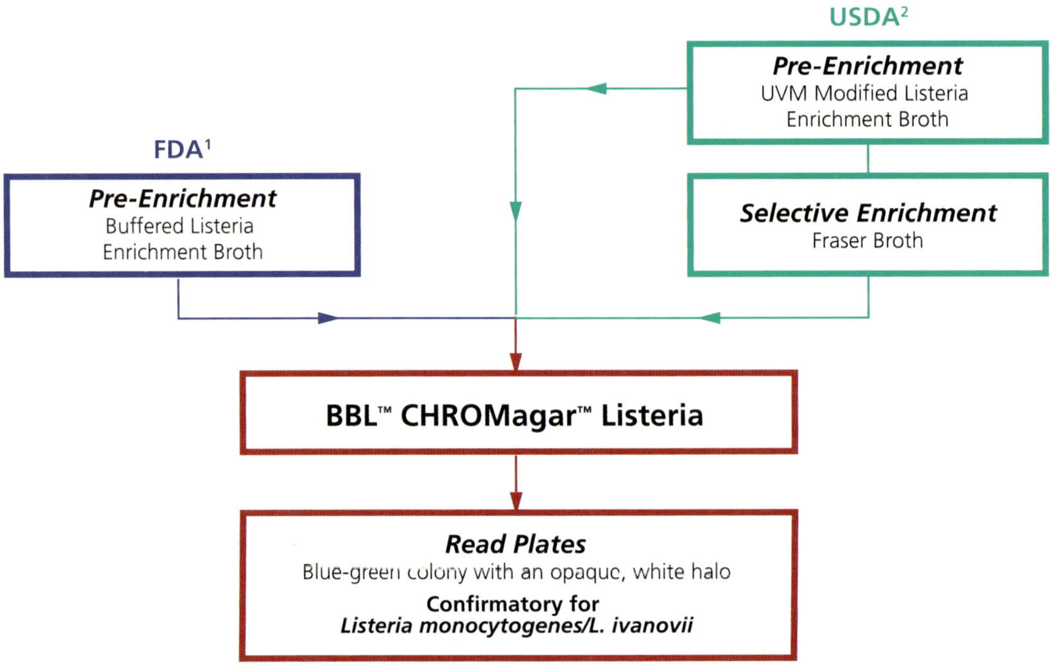

Listeria monocytogenes

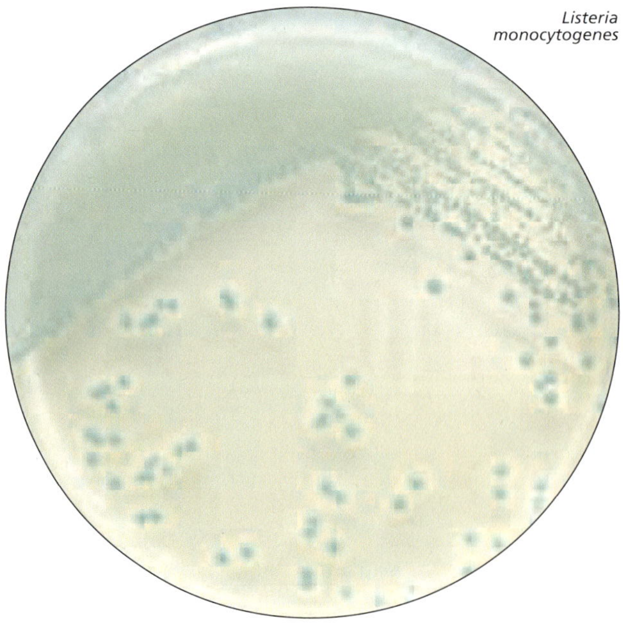

Food Testing for the Isolation and Identification of *Salmonella* in Meat and Meat Products using BBL™ CHROMagar™ Salmonella

AOAC™ – Research Institute
Performance Tested Methods℠

FDA[1]

Pre-Enrichment
Lactose Broth

Selective Enrichment
Tetrathionate Broth *and* Rappaport Vassiliadis Medium

USDA[2]

Pre-Enrichment
Buffered Peptone Water

Selective Enrichment
TT Broth, Hajna *and* Rappaport Vassiliadis R10 Broth

BBL™ CHROMagar™ Salmonella

Read Plates
Mauve-colored colonies
Presumptive identification of *Salmonella* spp.

Confirmatory Identification and Serological Tests

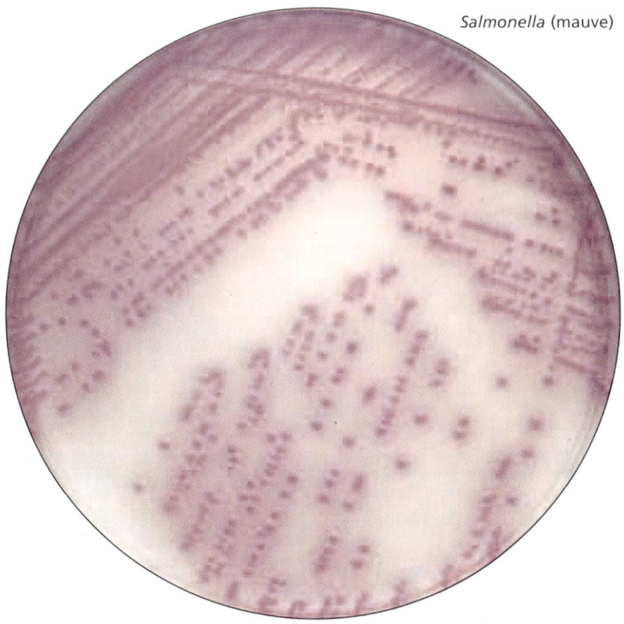

Salmonella (mauve)

Food Testing for the Isolation, Enumeration and Identification of *Staphylococcus aureus* using BBL™ CHROMagar™ Staph aureus

AOAC™ – Research Institute
Performance Tested Methods℠

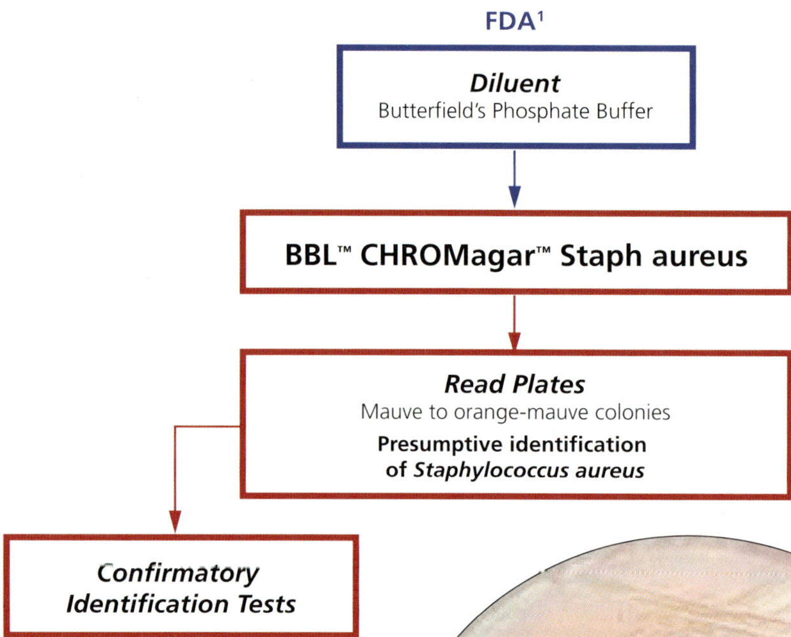

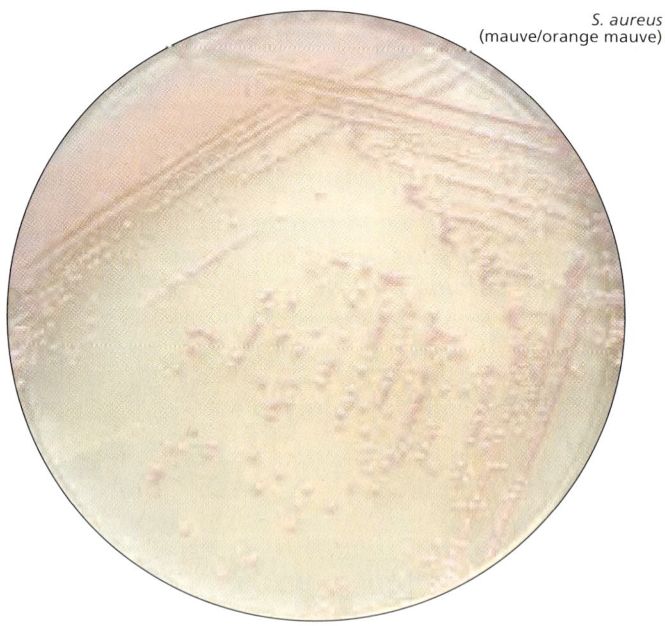

Water Testing for the Enumeration of *Enterococcus* in Recreational Water using BBL™ mEI Agar[1]

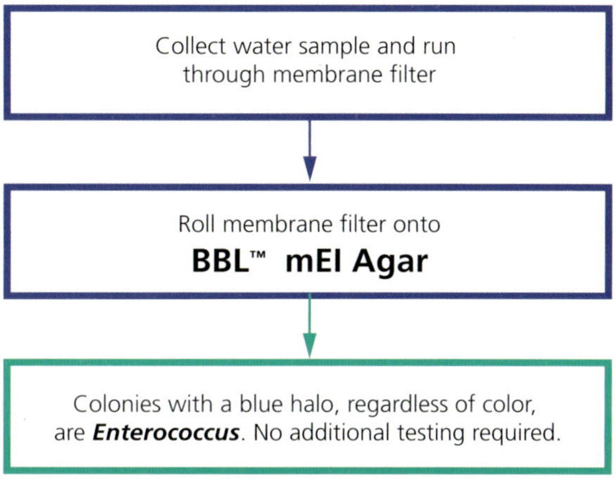

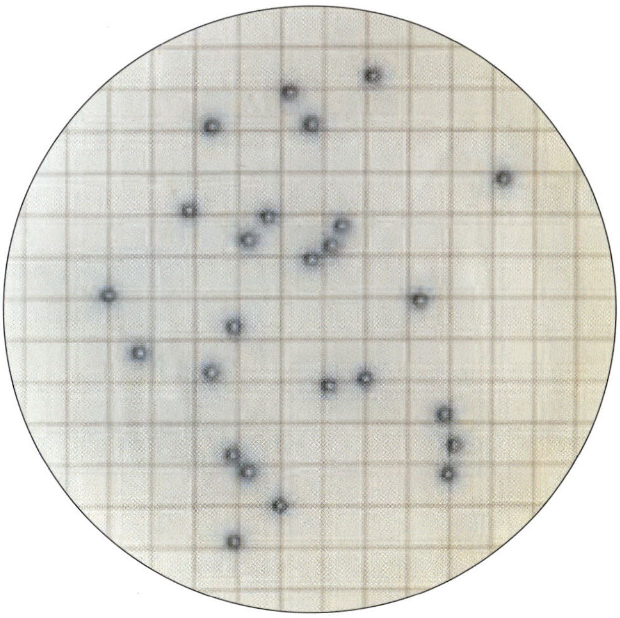

Water Testing for the Enumeration of *E. coli* in Recreational Water using BBL™ Modified mTEC Agar[1]

Collect water sample and run through membrane filter

↓

Roll membrane filter onto
BBL™ Modified mTEC Agar

↓

Colonies of ***E. coli*** are red or magenta in color.
No additional testing required.

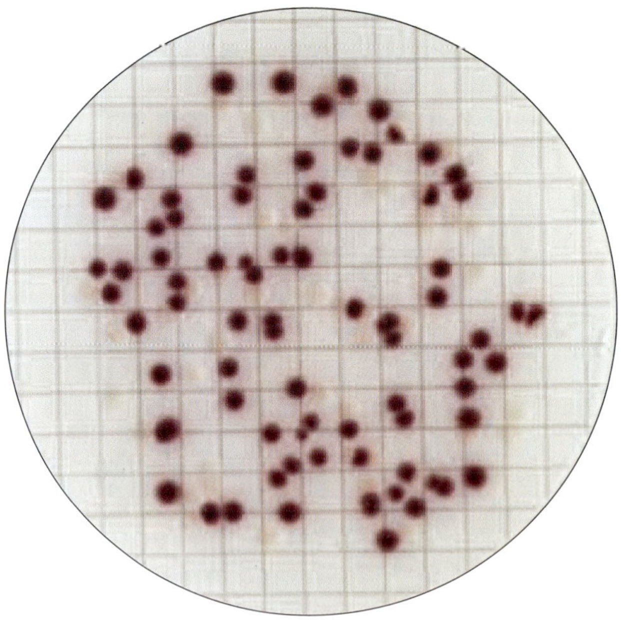

Water Testing for the Enumeration of Total Coliforms and *E. coli* in Drinking Water using BBL™ MI Agar[1]

Collect water sample and run through membrane filter

↓

Roll membrane filter onto
BBL™ MI Agar

↓

E. coli
Count all blue colonies under normal/ambient light to obtain ***E.coli*** count. No additional testing required.

Expose plate to UV light (366 nm)

↓

Total Coliforms
Count all fluorescent colonies + any blue, non-fluorescent colonies (*E. coli*) to obtain **Total Coliform** count. No additional testing required.

Fluorescent colonies may be blue/green (*E. coli*), blue/white (total coliforms other than *E. coli*), or blue/green with fluorescent edges (also *E. coli*).

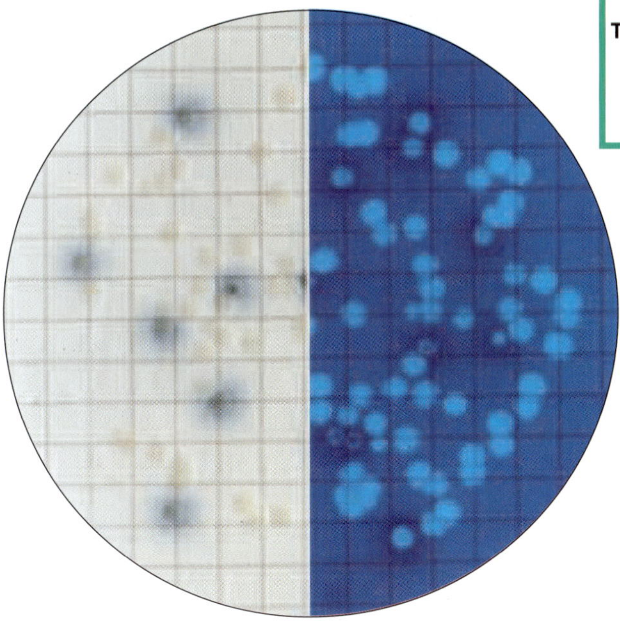

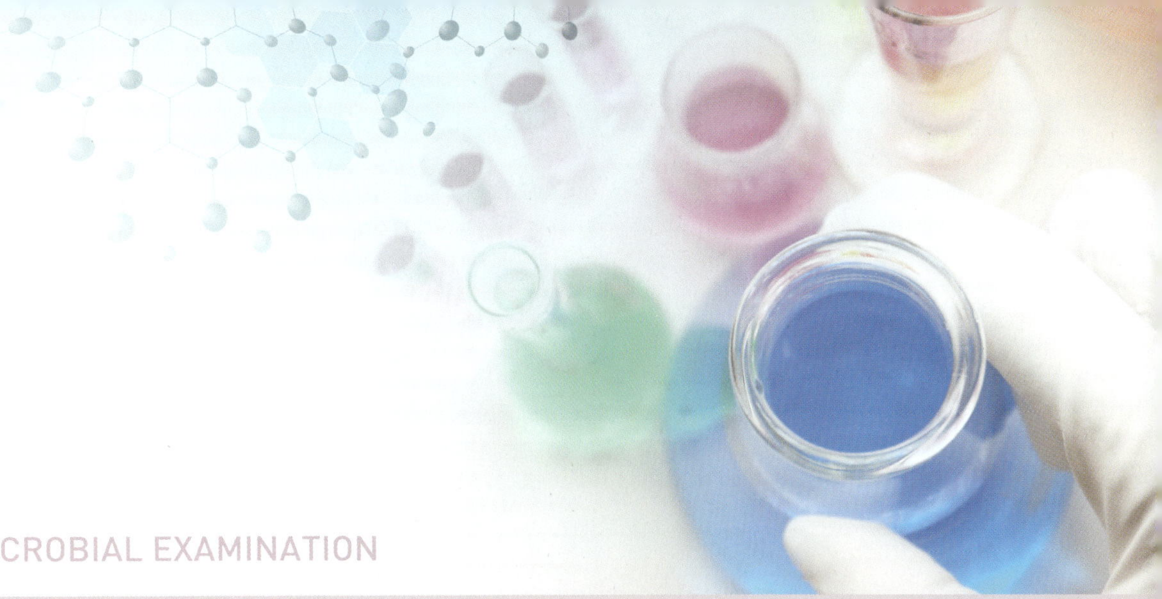

MICROBIAL EXAMINATION

참고문헌

Reference

1. Becton Dickinson: Laboratory-Diagnostic products catalogue. 1988.
2. CE Park. et el. Study on the Standardization of a Surveillance Culture Laboratory in Infection Control Fields. Korean J Clin Lab Sci. 50(3):359-369. 2018.
3. Harold. J. Benson: Microbiological Application WM. C. Brown company. 1990.
4. James G. Cappuccino. Natalie Sherman: Microbiology a laboratory manual. Addison-Wesley Publishing company. 1983.
5. Koneman Elmer W. Stephen D. Allen. V. R. Dowell. Jr. Herbert. M. Sommer's: Color Atlas and Texbook of Diagnostic Microbiology. 2nd ed. J. B. Lippincott company. 1983.
6. Sydney M. fine: William J. Martin: Elvin G. Scott: Diagnostic Microbiology 5th edition. Mosby. 1978.
7. Schbneierson Stanely: Atlas of diagnostic microbiology. The mount sinal hospital New York.
8. Ted R. Johnson. Christin L. Case: Laboratory experiments in microbiology. The Benjamin/Cummings publishing Company. Inc. 1984. 1989.
9. 坂崎利一 ： 臨床細胞検査 ATLAS. 고려의학. 1990.
10. 김영권 외: 임상진균학. 고려의학. 2010.
11. 이건섭. 김승곤. 김신무. 김영권. 정경석: 진단병원미생물학. 고려의학. 2010.
12. 김영권 외: 병원미생물학. 수문사. 2010.

임상병리사를 위한 일반 미생물학 실습(3판)

2007년 8월 30일 1판 2쇄 발 행
2009년 2월 10일 1판 2쇄 발 행
2011년 8월 30일 1판 3쇄 발 행
2013년 8월 30일 1판 4쇄 발 행
2014년 7월 20일 1판 5쇄 발 행
2017년 8월 10일 2판 2쇄 인 쇄
2017년 8월 20일 2판 2쇄 발 행
2023년 8월 28일 3판 인 쇄
2023년 9월 1일 3판 발 행

저 자 : 미생물학 교수회 학술 · 출판위원회

발 행 자 : 남학순
발 행 처 : 도서출판 고려의학
(02880) 서울 성북구 성북로9길 1 보문빌딩 3층
전화 : (02) 765-0333, 0337 / 팩스 : (02) 743-2288
이 메 일 : kmedbook@daum.net
홈페이지 : www.komb.co.kr
신고번호 : 제 2022-000006호

※ 검인은 저자와의 합의하에 생략합니다.
※ 낙장 및 파본은 교환해 드립니다.

ISBN 979-11-92422-44-2

정가 : 35,000원

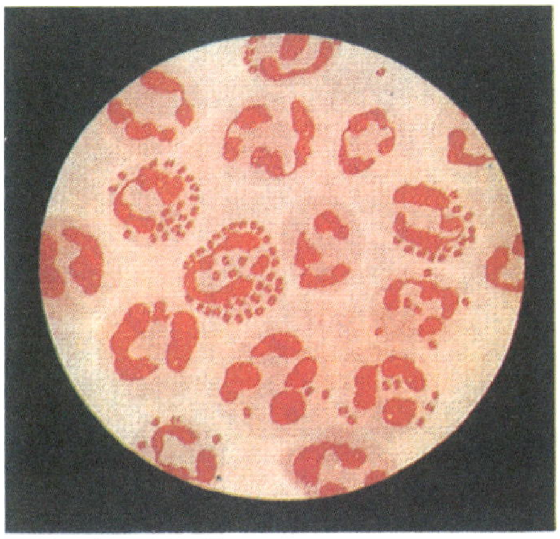

Neisseria gonorrhoeae.
Gram stain.

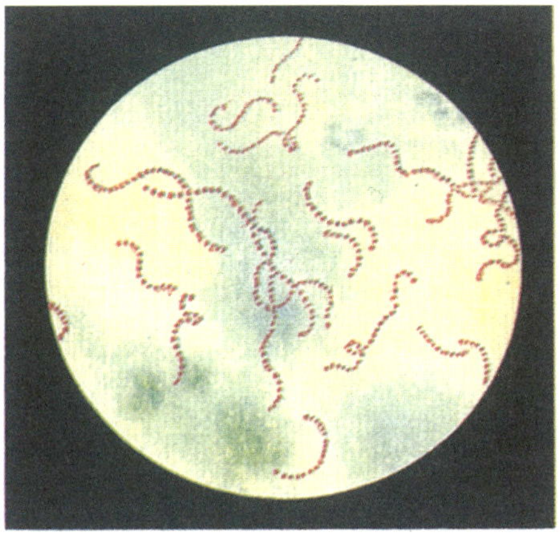

Streptococcus pyogenes
Methylene blue stain.

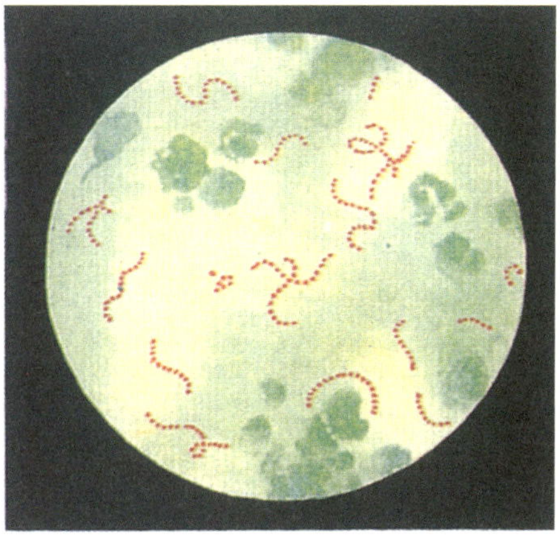

Streptococcus pyogenes.
Pappenheim's stain.

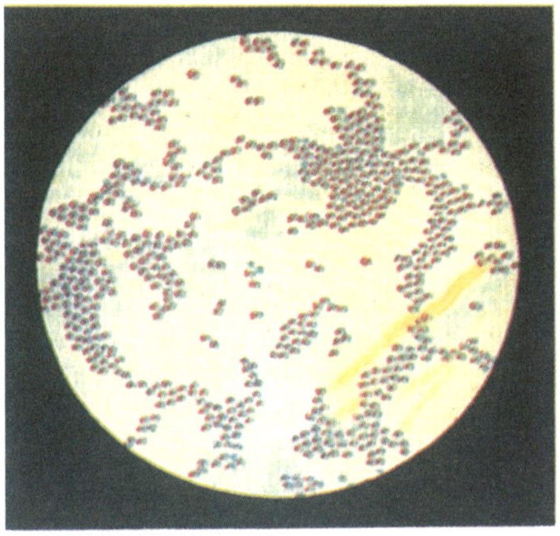

Staphylococcus aureus.
Methylene blue stain.

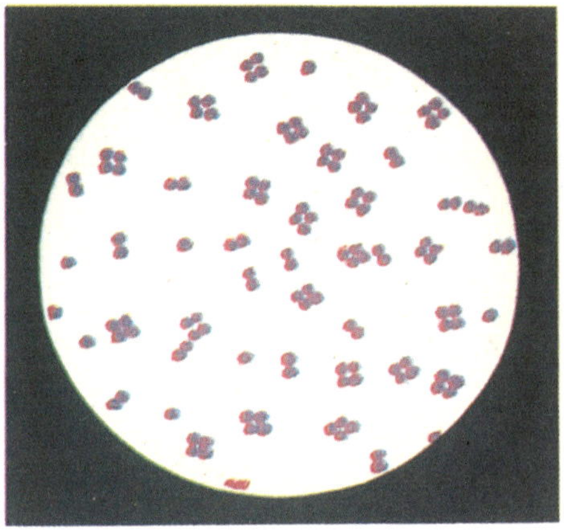

Micrococcus tetragenous
Gram stain.

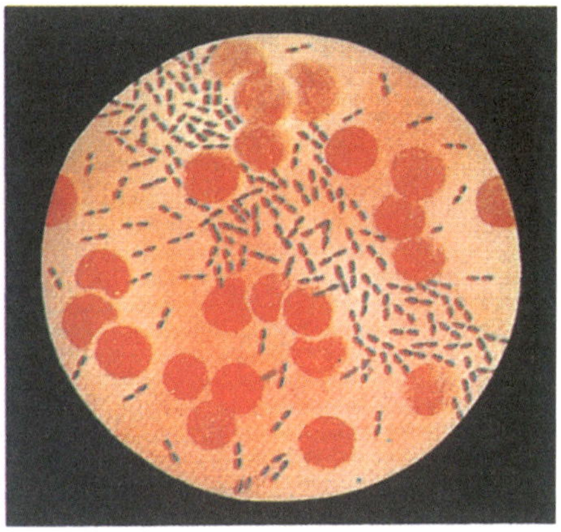

Streptococcus pneumoniae.
Gram stain.

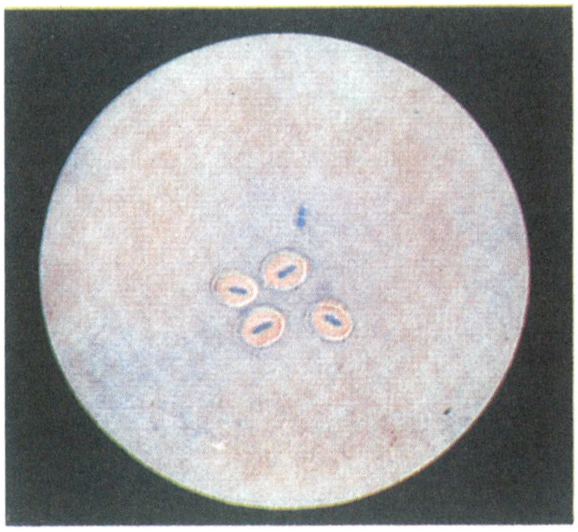

Streptococcus pneumoniae.
Neufeld test.

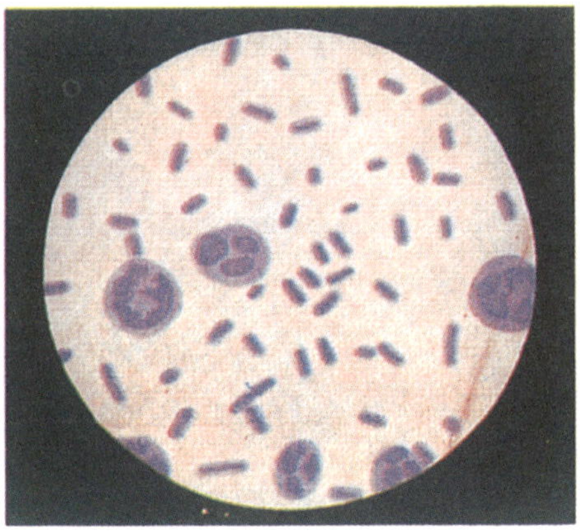

Klebsiella pneumoniae.
Hiss capsule stain.

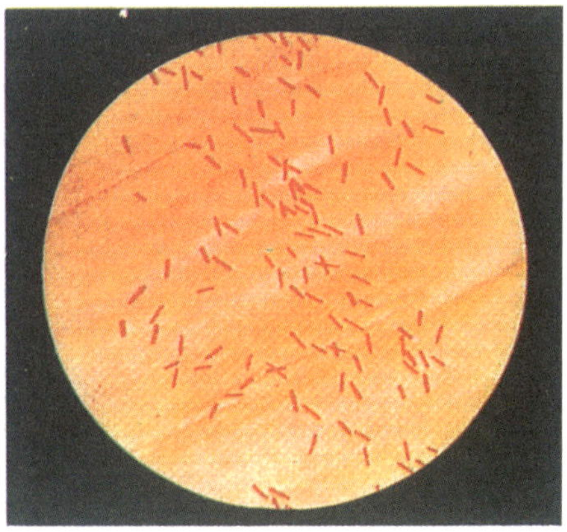

Escherichia coli.
Gram stain.

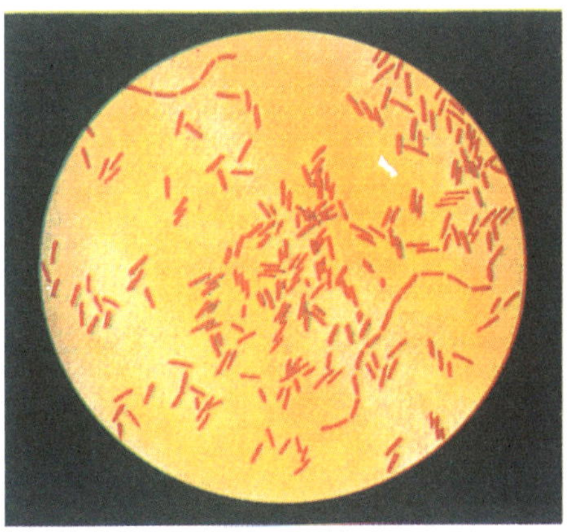

Salmonella typhi.
Gram stain.

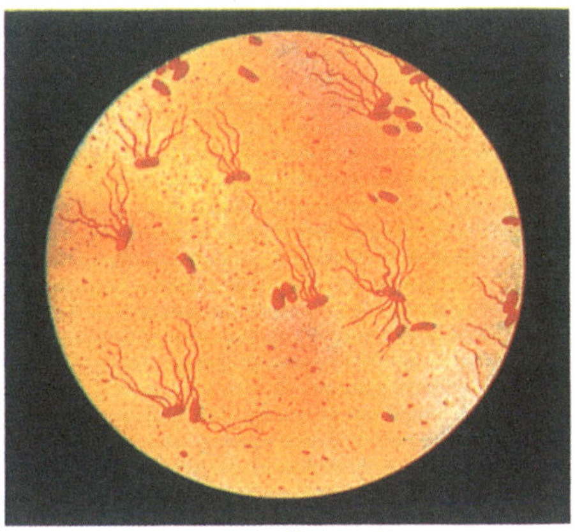

Salmonella typhi.
Flagella staining.

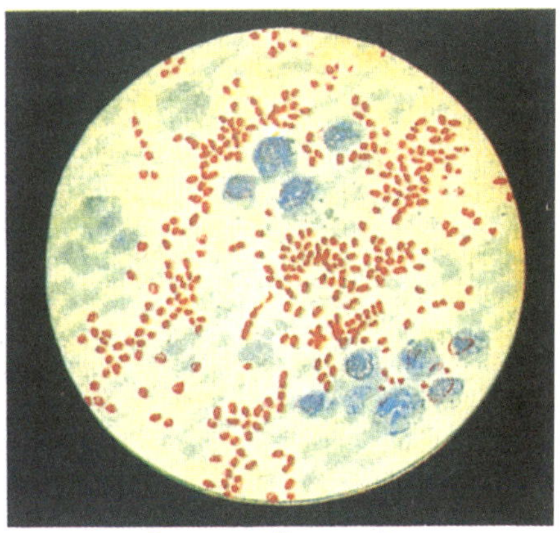

Pasteurella pestis.
Pappenheim's stain.

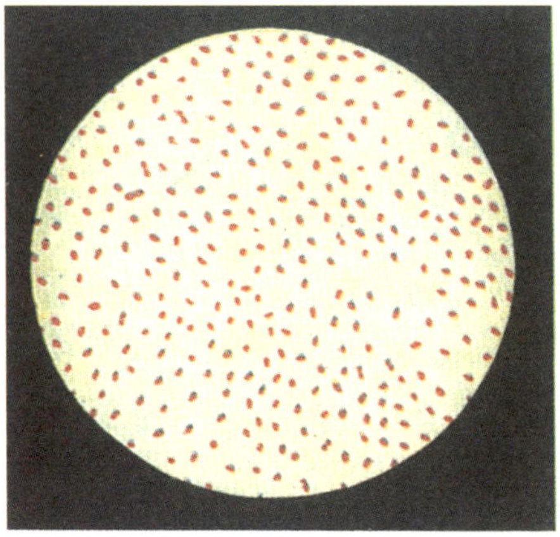

Brucella melitensis.
Carbol-fuchsin stain.

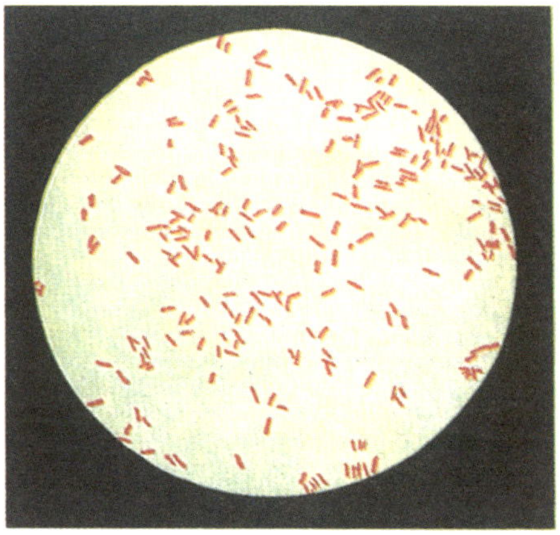

Pseudomonas aeruginosa.
Gram stain.

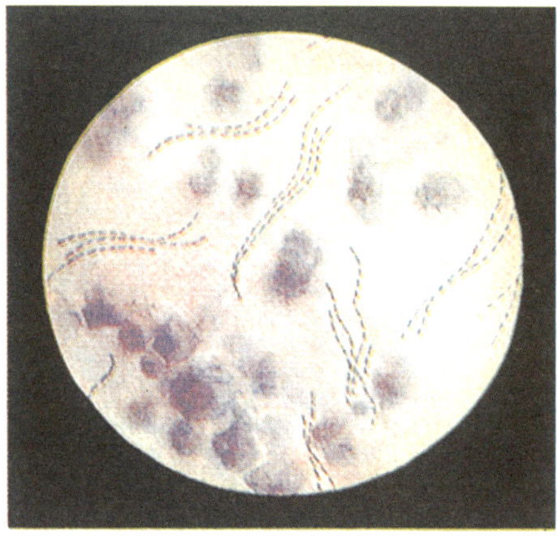

Haemophilus ducreyi.
Gentian violet stain.

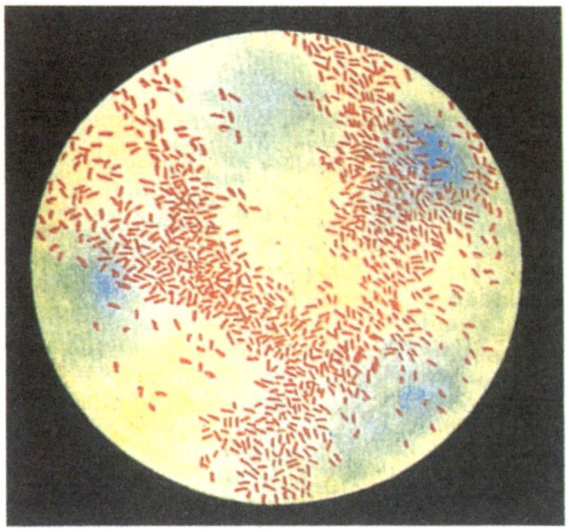

Haemophilus influenzae.
Gram stain.

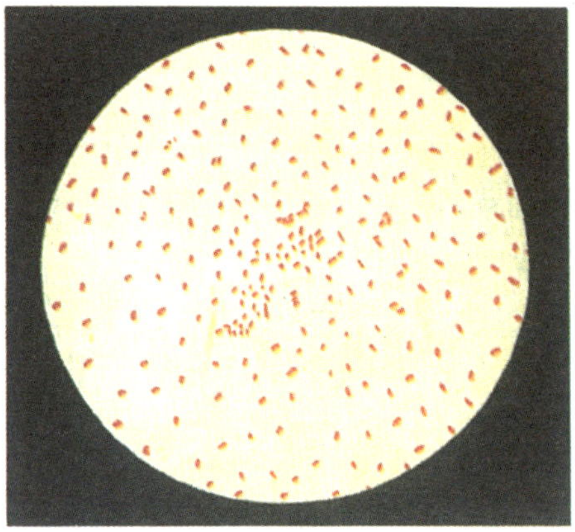

Bordetella pertussis.
Gram stain.

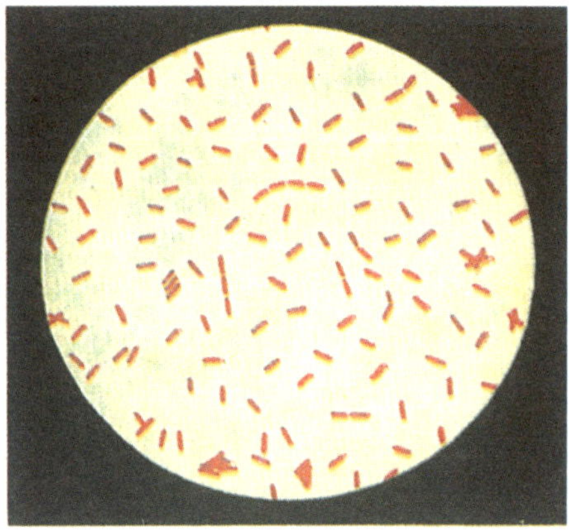

Moraxella lacunata.
Carbol-fuchsin stain.

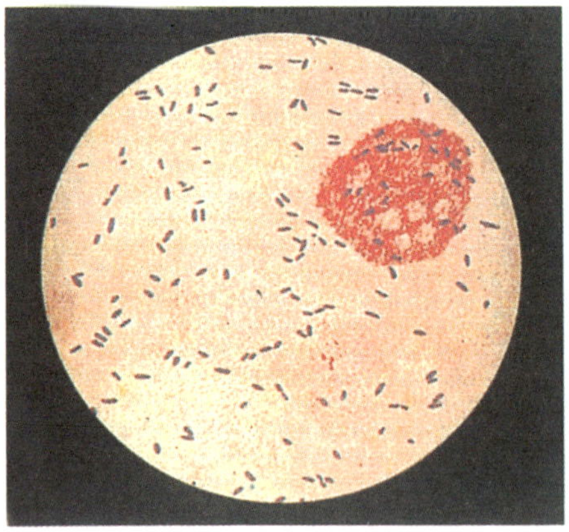

Propionibacterium acnes
Gram stain.

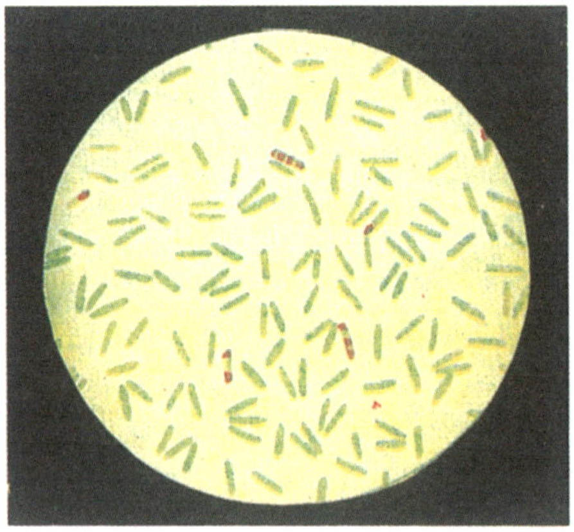

Corynebacterium xerosis
Albert's stain.

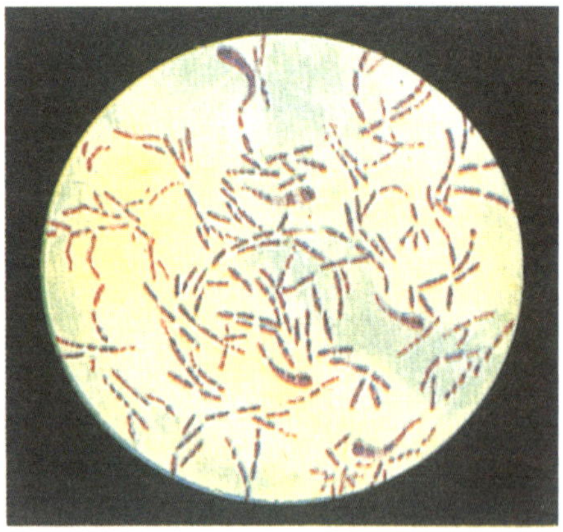

Corynebacterium diphtheriae.
Gram stain.

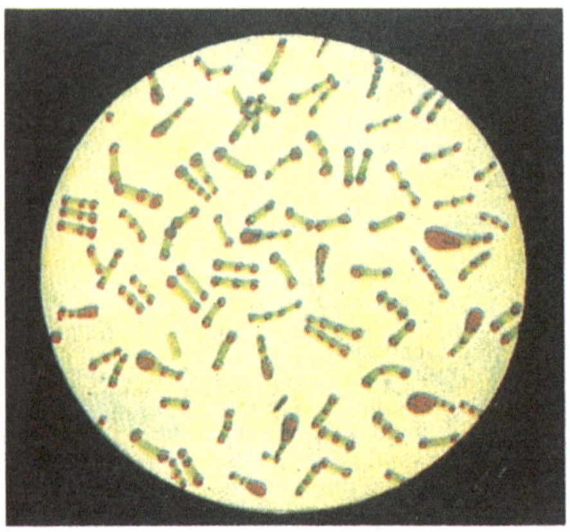

Corynebacterium diphtheriae.
Albert's stain.

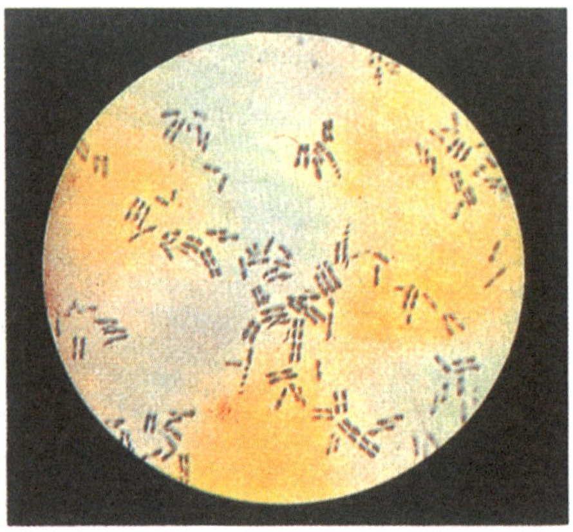

Corynebacterium pseudodiphtheriticum.
Gram stain.

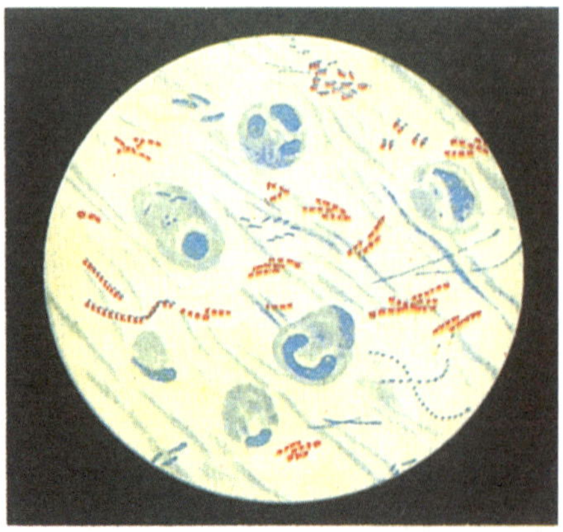

Mycobacterium tuberculosis.
Ziehl-Neelsen stain.

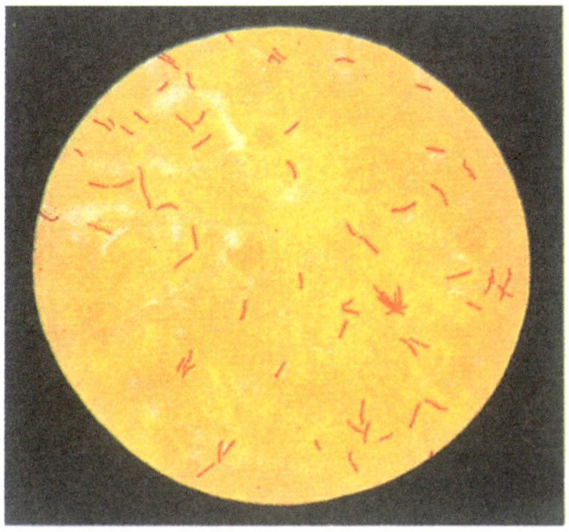

Mycobacterium tuberculosis. Spengler stain.

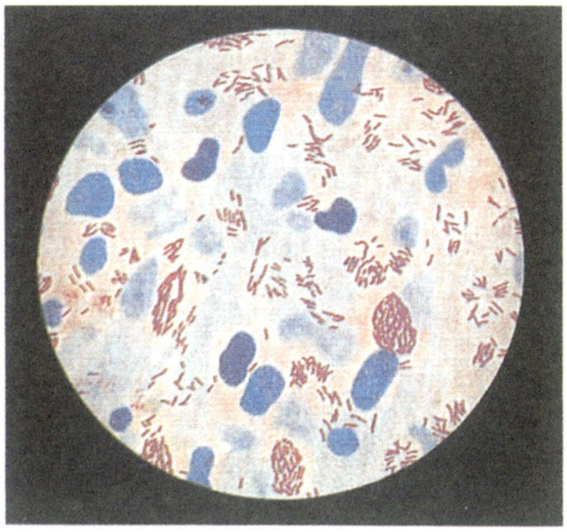

Mycobacterium leprae. Ziehl-Neelsen stain.

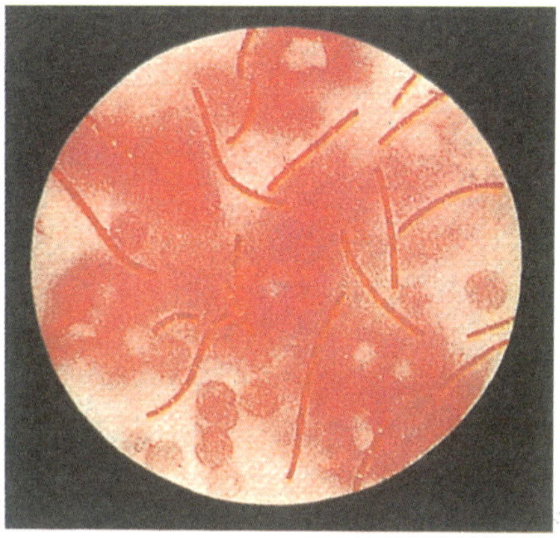

Bacillus anthracis. Carbol-fuschin stain.

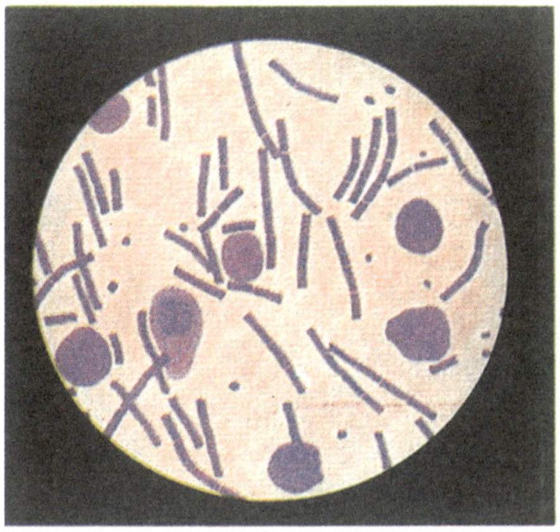

Bacillus anthracis. Hiss capsule stain.

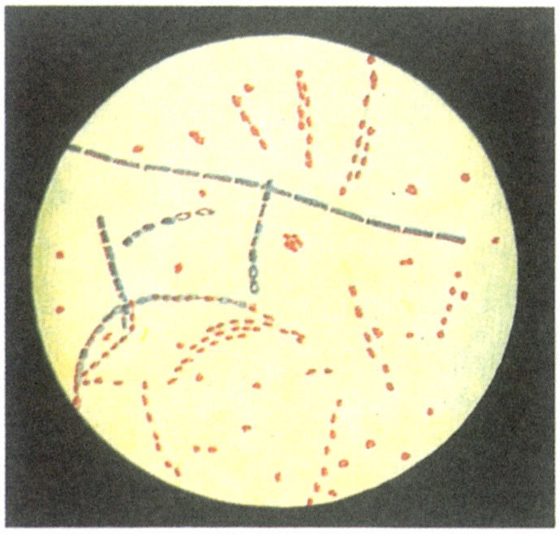

Bacillus anthracis. Fuchsin-methylene blue stained spores.

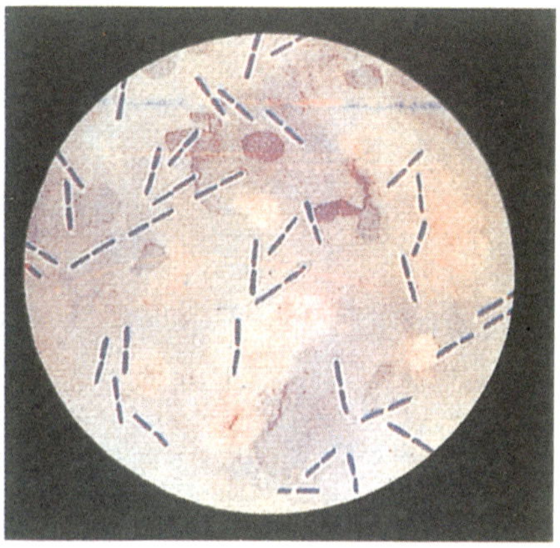

Clostridium perfringens. Gram stain.

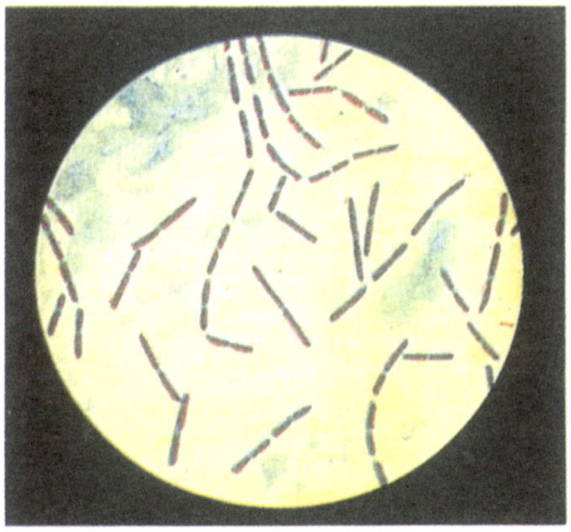

Clostridium septicum. Methylene blue stain.

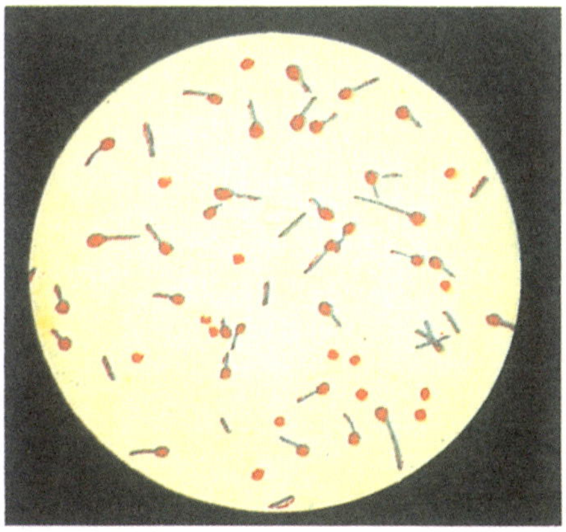

Clostridium tetani. Fuschin-methylene blue-stained spores.

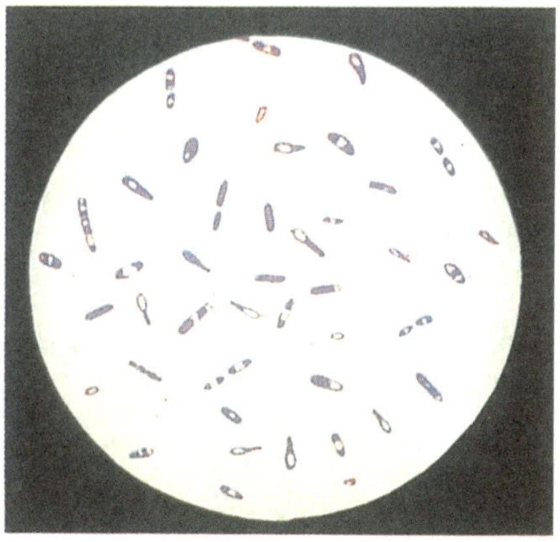

Clostridium chauvoei. Gram stain.

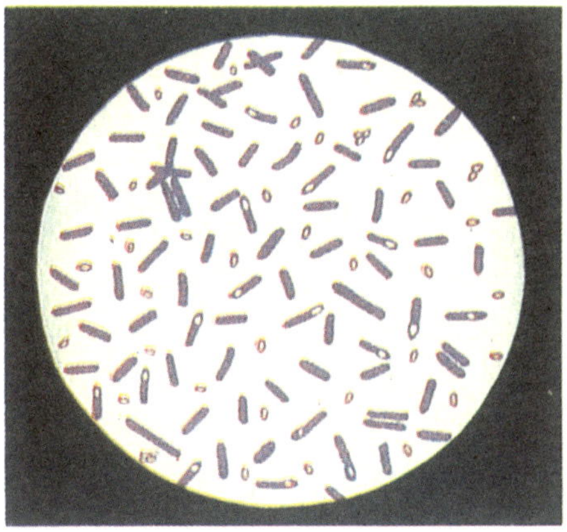

Clostridium botulinum. Gentian violet stain.

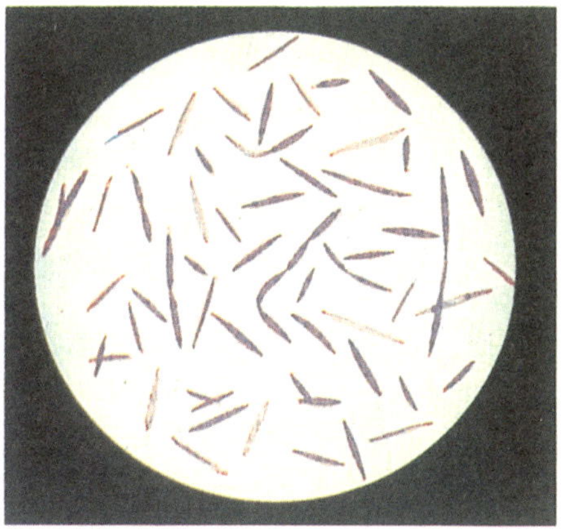

Fusobacterium nucleatum. Gentian violet stain.

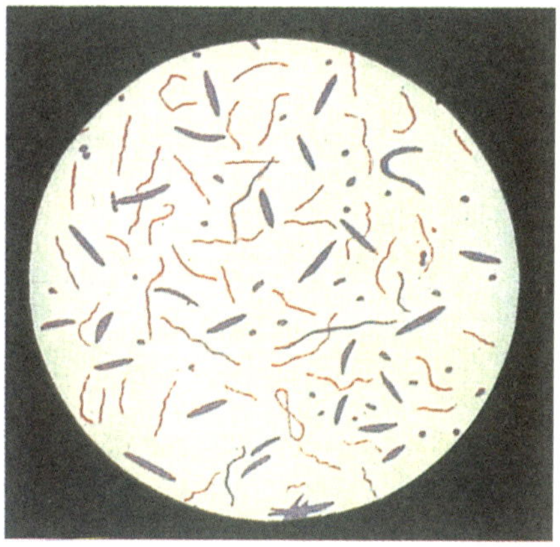

Sample from Vincent's angina lesion. Gentian violet stain.

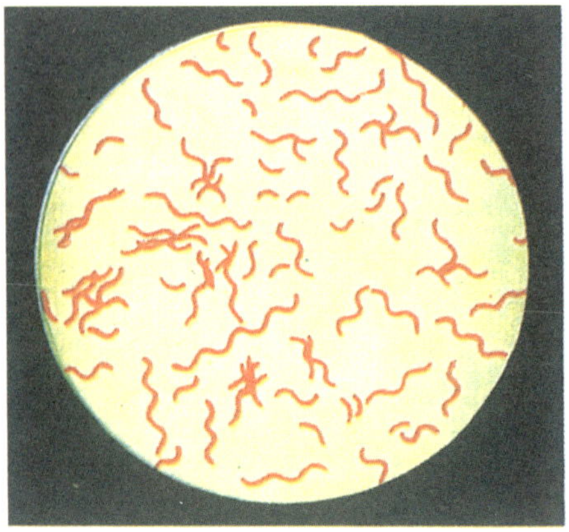

Rhodospirillum rubrum.
Carbol-fuchsin stain.

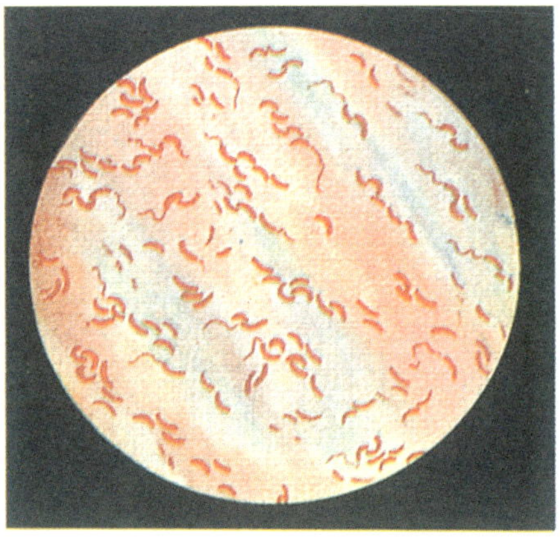

Vibrio cholerae.
Gram stain.

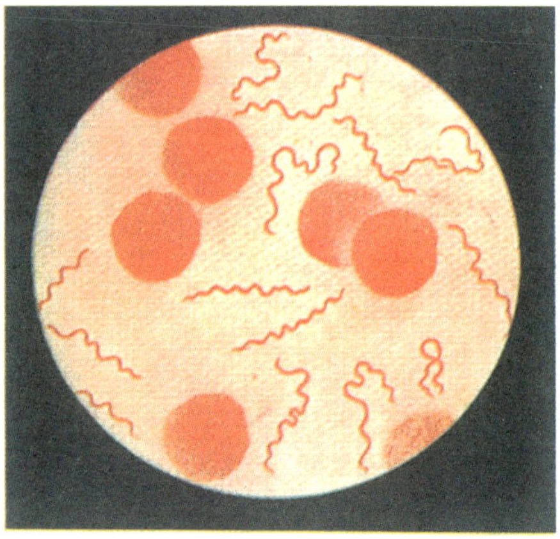

Borrelia recurrentis.
Safranin stain.

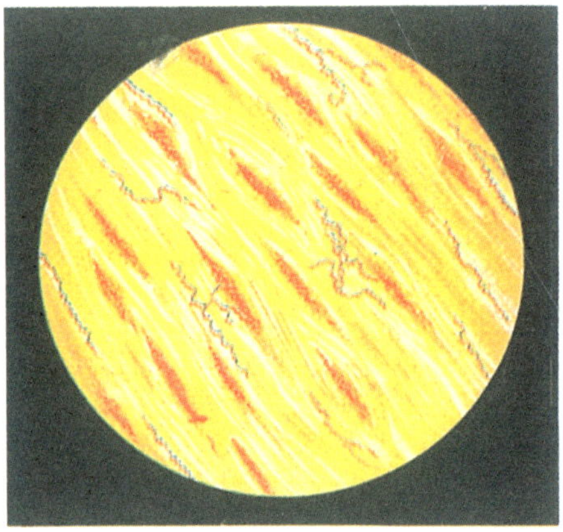

Treponema pallidum.
Levaditi's method.

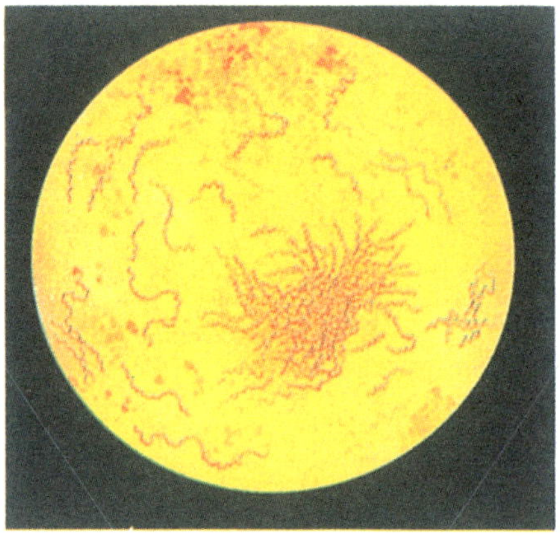

Treponema pallidum.
Fontana's stain.

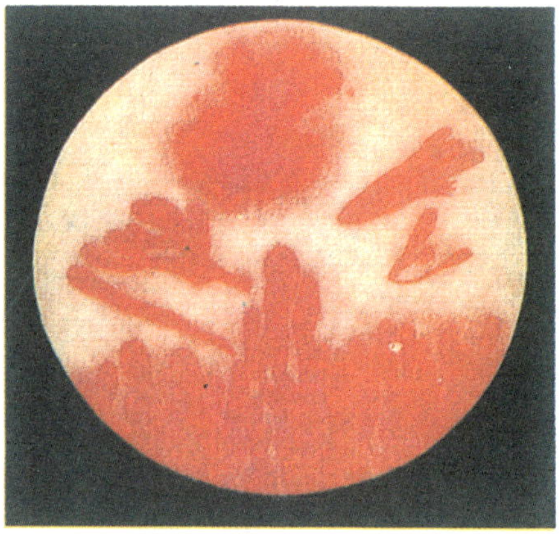

Actinomyces bovis.

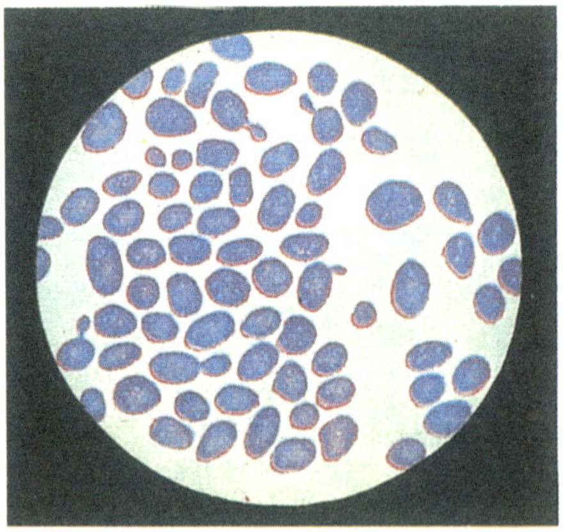

Saccharomyces sp.
Methylene blue stain.

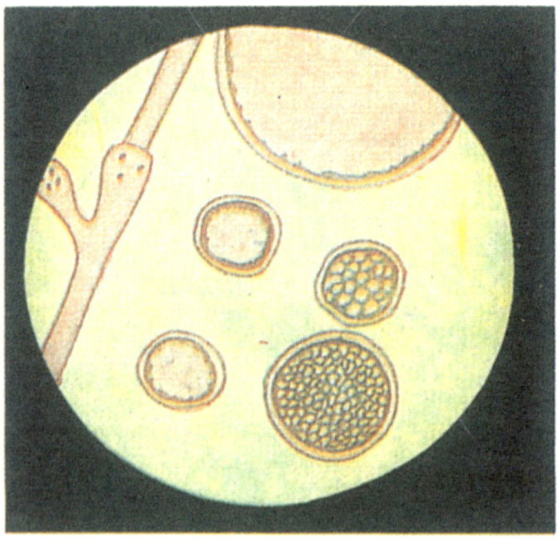

Coccidioides immitis.

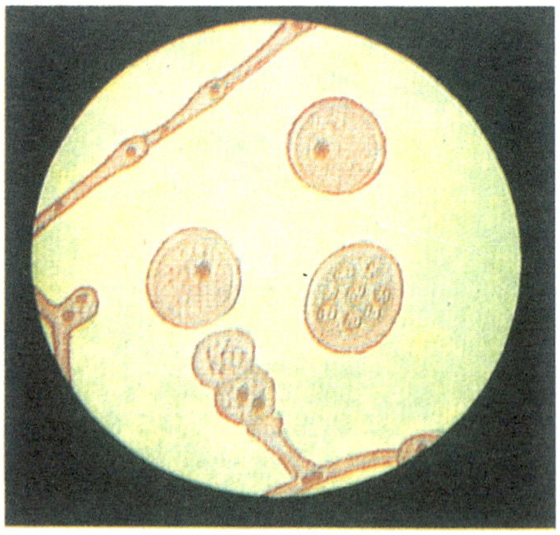

Blastomyces dermatidis.

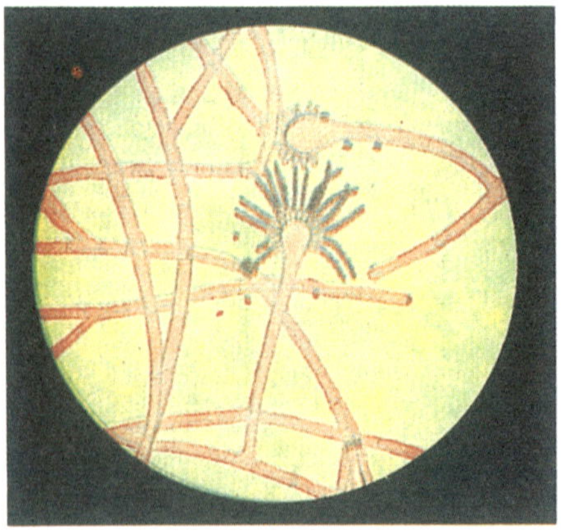

Aspergillus sp. (X 125)

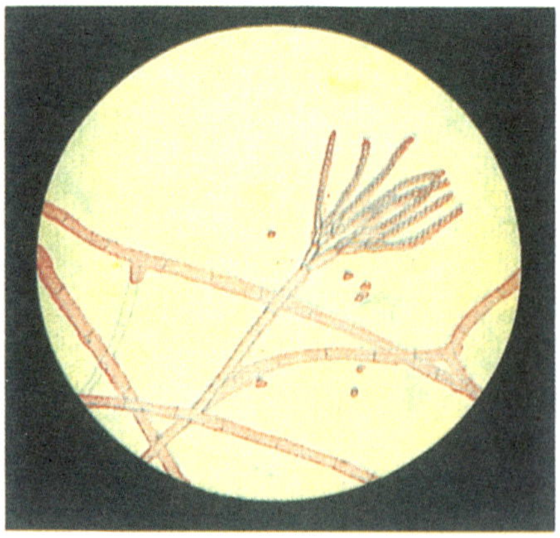

Penicillium sp. (X 125)

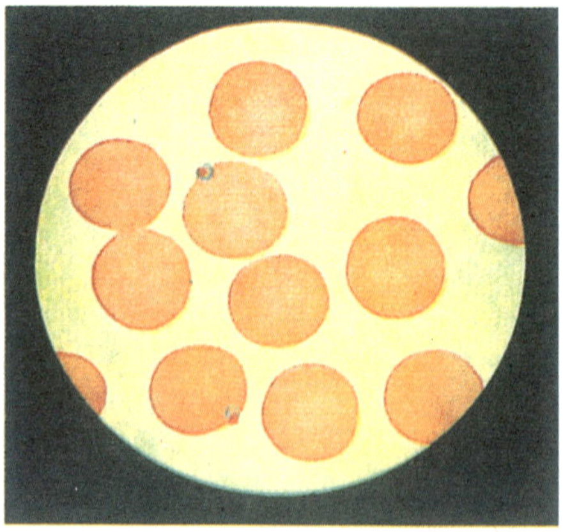

Plasmodium falciparum.
Wright's stain. (X 1500)